获中国石油和化学工业优秀教材奖

教育部高职高专规划教材

YAOPIN ZHILIANGJIANYAN SHIXUNJIAOCHENG

药品质量检验
实训教程

第二版

王金香　主编

林奇艺　主审

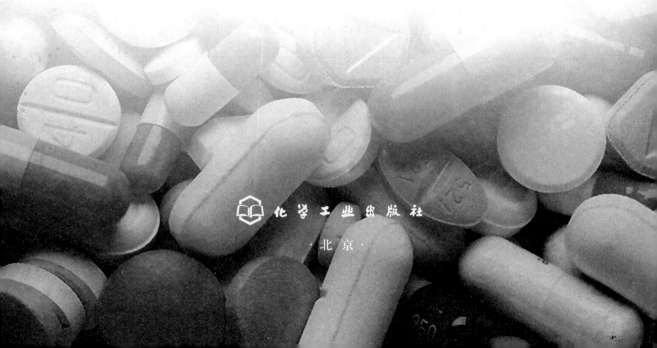

化学工业出版社

·北京·

本书分上篇、中篇、下篇及附录四部分。上篇为药品质量检验必备知识，主要介绍药品检验的分类及药品质量管理概念，药品质量检验的工作程序，药品质量检验的管理文件，检验原始记录及报告书的书写要求等内容；中篇为药品检验单元实训，主要介绍药品杂质检查常用方法，制剂常规检查法等基本检验操作；下篇为药品质量检验综合实训，主要介绍滴定液的配制与标定、代表性的化学药物及制剂、中药制剂的质量检验全过程及方法。附录主要收载了检验原始记录和报告书示例、《中华人民共和国药典》规定的检查方法等内容。

本书既可作为高职高专药品质量检测技术、药物分析技术、药物制剂技术、药学类等专业的实训教材，又可作为医药行业的职业培训教材。部分内容也可作为药物检验初级、中级、高级工实操考核的依据。对广大药品检验工作者以及兽药、化妆品及食品等行业的检验工作者也将起到一定的参考作用。

图书在版编目（CIP）数据

药品质量检验实训教程/王金香主编. —北京：化学工业出版社，2011.1
教育部高职高专规划教材
ISBN 978-7-122-10108-2

Ⅰ. 药…　Ⅱ. 王…　Ⅲ. ①药品-质量检验-高等学校：技术学院-教材　Ⅳ. R927.11

中国版本图书馆 CIP 数据核字（2010）第 241821 号

责任编辑：于　卉　　　　　　　　　　　　文字编辑：赵爱萍
责任校对：蒋　宇　　　　　　　　　　　　装帧设计：韩　飞

出版发行：化学工业出版社（北京市东城区青年湖南街 13 号　邮政编码 100011）
印　　刷：北京市振南印刷有限责任公司
装　　订：三河市宇新装订厂
787mm×1092mm　1/16　印张 14　字数 344 千字　　2011 年 1 月北京第 2 版第 1 次印刷

购书咨询：010-64518888（传真：010-64519686）　售后服务：010-64518899
网　　址：http://www.cip.com.cn
凡购买本书，如有缺损质量问题，本社销售中心负责调换。

定　　价：26.00 元

编写人员

主　　编　王金香（广东食品药品职业学院）

主　　审　林奇艺（广东省药品检验所副主任药师）

参编人员　（按姓氏笔画排序）

　　　　　　王　玲（广东食品药品职业学院）

　　　　　　孙春燕（广东食品药品职业学院）

　　　　　　卓　菊（广东食品药品职业学院）

　　　　　　陶　勇（广东食品药品职业学院）

　　　　　　黄宇平（天津生物工程职业技术学院）

　　　　　　黄艳萍（广东食品药品职业学院）

　　　　　　梁　颖（广东食品药品职业学院）

前　言

本书自 2007 年出版以来，受到全国同行及读者的充分肯定与好评，并获得了第九届中国石油和化学工业优秀教材二等奖。此次修订，全体编者共同参与，在第一版编写基础上，继续进行该教材的建设，并借助于主编主持的国家级精品课程"药物检验技术"，将本书部分实操录像、实践教学相关资源及多媒体课件等挂于该课程网站上（http：// www.jpkc-gdyzy.cn/C61），图文并茂地展示了药品检验的工作条件、方法、过程与结果，为学生预习及课后复习巩固提供了直观教学资源，将大大提高学习效果。

本书第一版是根据《中华人民共和国药典》（以下简称《中国药典》）2005 年版编写的，《中国药典》2010 年版现已发布实施，因此，本书第二版根据《中国药典》的变动情况对检验方法作了相应的修订。同时考虑到《中国药典》2010 年版的质量标准在检测技术上更为先进，许多品种的质量标准从传统的化学分析改为仪器分析，如果将本书收载的药品质量标准均改为现行版，势必会使收载的检验方法过于单一，不利于教学。为了使引用的方法更加具有代表性，更有利于学生掌握药品检验的常用技术，因此仍然保留了《中国药典》2005 年版部分药品质量标准内容。

本书既可作为高职高专药学、药物制剂技术、药物分析技术、化学制药技术等专业的实训教材，又可作为医药行业药物检验工培训教材，也可供中职药学类专业药品检验实训参考或选用。

由于编者水平有限，书中定有不妥之处，诚恳希望使用本书的读者们批评指正。

编　者
2010 年 11 月

第一版前言

专业技术的应用及职业能力的培训是职业教育的根本，为了这一目标必须加强实践教学，并大力开发实践教材。《药品质量检验实训教程》正是为体现高等职业教育的特点及要求，经过长达两年时间的酝酿及试用后作为高职高专规划教材之一而推出的。

本书主要特点：一是摒弃了过去单一从课程或几门课程的角度出发来编写相关实验教材的编写手法，而是真正从职业教育的目的出发，结合专业培养目标及专业对应的职业领域的工作实际，介绍了药品检验岗位相关知识及药品检验实操训练的具体安排与内容；二是在每一单元实训或综合实训中不是简单罗列实训的目的及方法，而是从实训目标、实训资料的来源、实训方案的设计、实训过程的实施、检验记录与报告书的书写等几个方面循序渐进地进行阐述，对药品检验的实操训练将起到指导作用；三是方便学员在实训之前进行预习与自学，提高实操训练效果。

全书分上篇、中篇、下篇及附录四部分。上篇为药品质量检验必备知识，主要介绍药品检验的分类及药品质量管理概念，药品质量检验的工作程序，药品质量检验的管理文件，检验原始记录及报告书的书写要求等内容；中篇为药品检验单元实训，主要介绍药品杂质检查常用方法、制剂常规检查法等基本检验操作；下篇为药品质量检验综合实训，主要介绍滴定液的配制与标定，代表性的化学药物及制剂、中药制剂的质量检验全过程与方法；附录主要收载了检验原始记录和报告书示例、中国药典规定的检查方法等内容。

本书由王金香高级工程师担任主编，编写人员有黄宇平副教授以及梁颖、卓菊、孙春燕、黄艳萍、王玲、陶勇等教师。分工如下：王金香（知识一、知识二）、黄宇平（知识三）、梁颖（知识四、综合实训一至综合实训三、综合实训九）、黄艳萍（单元实训一至单元实训六）、孙春燕（单元实训七至单元实训十一）、王玲（综合实训四至综合实训六）、卓菊（综合实训七、综合实训十二至综合实训十五）、陶勇（综合实训八、综合实训十、综合实训十一）。本书由林奇艺副主任药师担任主审。

本书得到了广东化工制药职业技术学院严振院长、覃文副院长、王玉生处长、唐省三主任的大力支持，特在此表示感谢！

本书既可作为高职高专药品质量检测技术、药物分析技术、药物制剂技术、化学制药、药学等专业的实训教材，又可作为医药行业的职业培训教材，部分内容也可作为药物检验的初级、中级、高级工实操考核的依据。对广大药品检验工作者以及兽药、化妆品及食品等行业的检验工作者也将起到一定的参考作用。本书还可作为中职药学类专业的实训教材之一。

由于作者水平有限，书中不妥之处在所难免，敬请读者批评指正。

编　者
2006 年 7 月

目　录

中篇　药品质量检验单元实训

下篇　药品质量检验综合实训

附　录

上 篇

药品质量检验必备知识

知识一　药品质量检验与管理概述

一、药品质量检验

（一）质量检验

质量是指产品、过程或服务能满足规定的或潜在要求（或需要）的特征及特征总和。质量检验是指对产品过程或服务的一种或多种质量特性进行测量、检查、试验、计量，并将这些特征与规定的要求进行比较的一类活动，它是质量管理的一个重要组成部分。

（二）药品质量检验

药品质量检验是指依据药品质量标准，借助于一定的检测手段，对药品进行定性、定量以及进行有效性、均一性、纯度要求与安全性检查，并将结果与规定的质量标准比较，最终判断被检验药品是否符合质量标准的质量控制活动。

（三）药品质量检验分类

按照药品生产、经营与监督环节，将药品质量检验分为三类。

第一方检验，即生产者的质量检验，也称生产检验。药品生产检验由药品生产企业完成。

第二方检验，即买方的质量检验，也称验收检验。药品验收检验由药品经营企业买方完成。

第三方检验，即质量监督管理部门的质量检验，也称仲裁与监督检验。药品仲裁与监督检验由各级药品检验所完成。

（四）各类药品质量检验的工作范畴

1. 药品生产检验

一般来说，对于多数药品生产企业，药品生产检验分别由药品生产企业的车间化验室和中心化验室承担。车间化验室主要负责药品生产过程中中间产品的质量检验，中心化验室负责进厂原辅料、包装材料、工艺用水、成品的质量检验及质量稳定性考察。药品生产检验主要是对药品内在质量进行检验。

2. 药品验收检验

药品验收检验由药品经营企业的质量验收组承担，主要是审查供货方的合法性及书面凭证，核对清点药品供货数量，检查内外包装、标签及说明书等，首次经营品种应进行药品内在质量的检验。

3. 药品仲裁与监督检验

药品仲裁与监督检验由各级药品检验所承担，药品检验所的药品检验工作范畴除仲裁与监督检验外，还包括注册检验、委托检验、复核检验、审核检验及进出口检验等，只有国家批准的口岸药品检验所才能承担药品进出口检验任务。

二、药品质量管理

质量管理是对确定和达到质量要求所必需的职能和活动的管理。药品质量管理是药品生产与经营企业全部管理职能的一个方面，其工作目的是保证药品的质量。药品生产与经营企业都必须建立健全质量管理保证体系。质量管理保证体系是为保证产品过程或服务质量满足规定的或潜在的要求，由组织机构、职责、程序、活动及能力资源等构成的有机体，其中组织机构与职责尤为重要。质量管理部门不仅要设立管理机构，而且要明确行政机构的隶属关系和制约机制。只有这样才能进行有效管理。

（一）药品生产企业质量管理

1. 药品生产企业质量管理机构

药品生产企业应设置独立于生产的质量管理部门，负责药品生产全过程的质量监控，除技术上受分管质量的负责人领导外，行政上受企业负责人直接领导。药品生产企业质量管理机构见图 1-1。

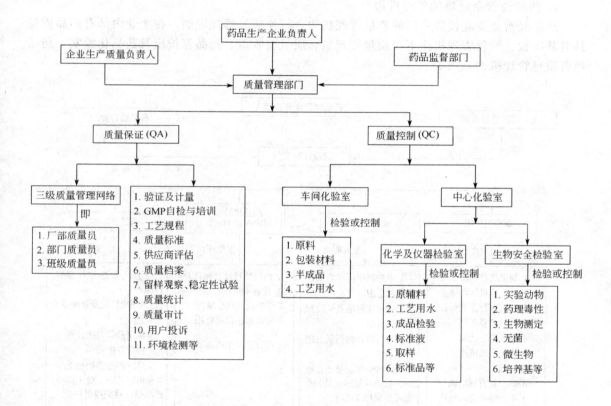

图 1-1 药品生产企业质量管理机构图

药品生产企业质量管理部门职能主要分为质量保证（QA）与质量控制（QC）两大方面。质量保证是企业为使人们确信某一产品过程或服务质量能满足规定的质量要求所必需的有计划、有系统的全部活动；质量控制是企业为保持某一产品过程或服务质量满足规定的质量要求所采取的作业技术活动。

2. 药品生产企业质量管理职责

（1）制定和修订物料、中间产品和成品的内控标准和检验操作规程，制定取样和留样制度。

（2）制定检验用设备、仪器、试剂、试液、标准品（或对照品）、滴定液、培养基、实验动物等管理办法。

（3）决定物料和中间产品的使用。

（4）审核成品发放前批生产记录，决定成品发放。

（5）审核不合格品处理程序。

（6）对物料、中间产品和成品进行取样、检验、留样，并出具检验报告。

（7）监测洁净室（区）的尘粒数和微生物数。

（8）评价原料、中间产品及成品的质量稳定性，为确定物料贮存期、药品有效期提供数据。

（9）制定质量管理和检验人员的职责。

（二）药品经营企业质量管理

1.药品经营企业质量管理机构

药品经营企业应设置专门的质量管理机构，行使质量管理职能，在企业内部对药品质量具有裁决权。质量管理机构下设质量管理组、质量验收组、药品养护组及药品化验室。药品经营质量管理机构见图1-2。

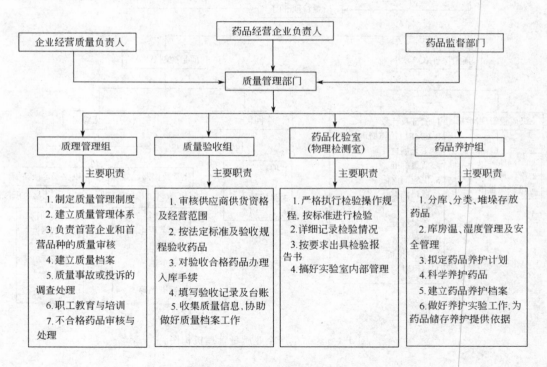

图1-2　药品经营质量管理机构图

2.药品经营企业质量管理职责

药品经营企业质量管理部门的主要职责如下。

（1）贯彻执行有关药品质量管理的法律、法规和行政规章。

（2）负责起草企业药品质量管理制度，并指导、督促制度的执行。

（3）负责首营企业和首营品种的质量审核。

（4）负责建立企业所经营药品的质量档案。

（5）负责药品质量的查询，药品质量事故或质量投诉的调查、处理及报告。

（6）负责药品的验收，指导和监督药品保管、养护和运输中的质量工作。

（7）负责质量不合格药品的审核，对不合格药品的处理过程实施监督等工作。

（三）药品检验所

1. 药品检验所组织机构

药品检验所是国家对药品质量实施技术监督检验的法定机构。国家依法设置的药品检验所包括：中国药品生物制品检定所；省、自治区、直辖市药品检验所；市（地）、自治州、盟药品检验所；县、市、旗药品检验所。各级药品检验所业务技术上接受上一级药品检验所指导。药品检验所组织机构见图1-3。

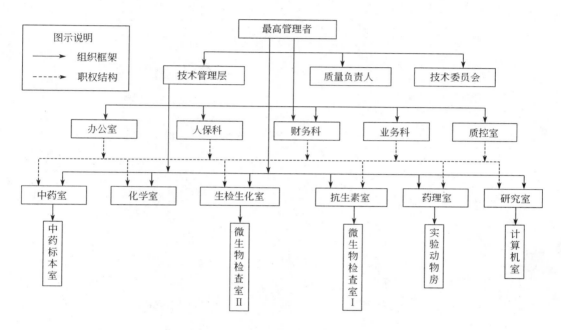

图 1-3　药品检验所组织机构图

2. 药品检验所职责

省、自治区、直辖市药品检验所的主要职责如下。

（1）负责本辖区药品生产、经营、使用单位的药品检验和技术仲裁。

（2）草拟本辖区药品抽验计划，承担抽验计划分工的抽验任务，提供本辖区药品质量公报所需的技术数据和质量分析报告。

（3）承担部分国家药品标准的起草、修订任务及二至五类新药技术初审、药品新产品及医院新制剂审批的有关技术复核工作。

（4）承担药品质量的认证工作；承担部分国家标准品、对照品的原料初选和中国药品生物制品检定所委托的协作标定工作。

（5）开展药品检验、药品质量等有关方面的科研工作，参与全国性有关药品检验的科研协作。

（6）指导本辖区药品检验所及药品生产、经营、使用单位质量检验机构的业务技术工作，协助解决技术疑难问题，培训有关的技术和管理人员。

（7）综合上报和反馈药品质量情报信息。

（8）执行食品药品监督管理局交办的有关药品监督任务。

思考题

1. 简述药品质量检验的概念。

2. 按药品检验目的和作用不同，通常将药品质量检验分为哪三类？

3. 什么是质量保证？什么是质量控制？简述一般药品生产企业质量控制的主要内容。

4. 药品检验所一般包括哪些检验工作？其主要职责是什么？

知识二 药品质量检验的工作程序

药品质量检验是一个广义的概念，它不仅包含成品的检验，也包含原辅料、包装材料、中间产品以及工艺用水等的质量检验。通常将成品的检验称为药品质量检验，将原辅料、包装材料、中间产品、工艺用水以及成品等的检验统称为药物质量检验。原辅料、中间产品以及成品检验的质量标准虽然不同，但质量检验的程序是相同的，所采用的方法及技术也是相似的。

药品检验或药物检验简称为"药检"，检验的样品简称为"检品"。根据质量标准，每一项质量指标均检验的，称为"全项检查"，简称"全检"。

在进行药品质量检验实操训练之前，应全面了解药品质量检验的工作程序。

一、药品生产企业药品质量检验工作程序

为了保证药品质量，必须按一定程序对药品进行质量检验。药品生产企业的药品质量检验一般按图 1-4 所示程序进行。

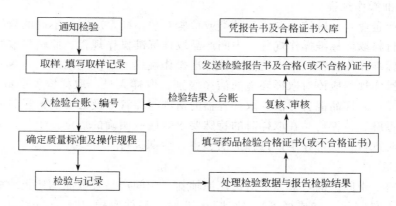

图 1-4　药品生产企业的药品质量检验工作程序流程图

（一）通知检验

在规定限度内具有同一性质和质量，并在同一连续生产周期中生产出来的一定数量的药品为一批，用于识别"批"的一组数字或字母加数字即批号。批号表示生产的编号，用于识别、追溯和审查该批药品的生产史。药品应按生产批号进行检验，即每批药品生产完毕后，生产车间应填写成品请验单（见表 1-1），每批原辅料进厂后由仓库填写原辅料请验单，并通知质量检验部门进行随机抽样检验。抽样检验是以抽取样品的检验结果作为判定整批产品质量的一种检验方式。

（二）取样

取样是指从批量物料中抽取能够代表物料特性的样品或平均试样。合理的取样是保证检验结果准确的前提，应按取样原则抽取样品。

1. 取样原则

即取样方式，应考虑到被抽物料的特性，均匀物料可以在每批的任意部位取样，非均匀物料一般采取随机取样方式。

表 1-1　成品请验单

编号：

药品名称：	请验部门：
批号：	请验者：
规格：	请验日期：　　年　　月　　日
数量：	检验目的：
备注：	

2. 取样类型

根据取样目的不同，取样分为常规取样、无菌取样及复检取样等。

3. 取样设备

根据取样物料的性质及检验要求，选择取样器具、样品盛装容器及辅助工具。

（1）对固体物料，取样器有不锈钢探子、不锈钢勺、不锈钢铲、不锈钢镊子或铗子，样品盛装容器为具有封口装置的无毒塑料袋、布袋。

（2）对液体物料，取样器有玻璃取样管、玻璃或塑料油提，样品盛装容器为具盖玻璃瓶或无毒塑料瓶。

（3）取无菌样品时，所有取样器具均应无菌。

4. 取样标准操作规程

在药品生产企业，一般按抽取样品种类或检验对象不同，应制订不同的取样标准操作规程，如：包装材料取样标准操作规程、中间产品取样标准操作规程、原辅料取样标准操作规程、成品取样标准操作规程及水质检测取样标准操作规程（示例见附录一）等。

取样标准操作规程应该对取样环境的洁净级别、取样人员、取样容器、取样部位顺序、取样方法、取样量、样品混合方法、取样容器的清洗与保管以及必要的留样时间等作相关要求。对无菌及毒麻、精神药品在取样时的特殊要求等应有明确的规定。中间产品及成品取样可在生产结束时进行，也可在生产过程的前、中、后期进行。

5. 取样数量

（1）原辅料、中间产品及成品　对进厂原辅料、中间产品及成品均按批取样检验。假设总包装件数为 n 件（箱、袋或桶等），则当 $n \leqslant 3$ 时，每件取样；当 $4 \leqslant n \leqslant 300$ 时，随机抽 $\sqrt{n}+1$ 件取样；当 $n > 300$ 时，随机抽 $\dfrac{\sqrt{n}}{2}+1$ 件取样。

（2）中药材　按批取样检验。假设总包装件数为 n 件，则当 $n < 5$ 或为贵细药材时，每件取样；当 $5 \leqslant n \leqslant 99$ 时，随机抽 5 件取样；当 $100 \leqslant n \leqslant 1000$ 时，按 5% 比例取样；$n > 1000$，超过部分按 1% 比例取样。

（3）验收抽样　药品抽样检验（包括自检和送检）的批次数，大中型企业不应少于进货总批次数的 1.5%，小型企业不应少于进货总批次数的 1%。

按批号抽取样品的数量为：每批在 50 件以下（含 50 件）抽取 2 件；50 件以上每增加 50 件多抽 1 件，不足 50 件以 50 件计。在每件中从上、中、下不同部位抽 3 个以上小包装进行检验，如外观有异常现象需复验时，应加倍抽样复查。

抽取的样品量，一般不得少于检验用量的 3 倍，即 1/3 供检验用，1/3 供复核用，1/3 供留样保存，特殊情况另定。

取样后及时填写取样记录（见表 1-2），每件被抽样的物料包装上要贴上取样证（见表 1-3），取样证上应加盖质量管理部门专用章（图中圆圈表示）。

表 1-2　取样记录

编号：

年		样品名称	样品编号	供货情况		总件数	取样件数	取样人	取样说明
月	日			企业名称	批号				

表 1-3　取样证

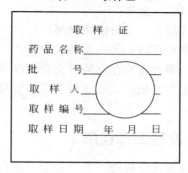

（三）入检验台账

取样后及时将抽取样品对应的批号、规格、数量及检验日期等信息入检验台账，同时给出检验编号。原辅料、成品等应分别建立检验台账，如成品检验台账（见表 1-4）。检验结束后，将检验结果、检验人及复核人等信息记录台账内。检验台账的建立，方便对各类检品的检验批次及检验结果等进行统计汇总与分析。

表 1-4　成品检验台账

编号：

检验日期	品名	批号	规格	数量	检验编号	结　论			检验人	复核人	备注
						合格	不合格	不合格项目			

（四）确定质量标准与操作规程

在药品生产企业，对原辅料、中间产品、成品及包装材料等的检验均要根据质量标准编制相应的检验标准操作规程（SOP）。必须按质量标准及标准操作规程进行检验。

检验标准操作规程的内容一般包括检品名称、代号或编号、结构式、分子式、相对分子质量、性状、鉴别、检查项目与限度以及检验操作方法等。检验操作方法必须规定检验使用试剂、设备和仪器、操作原理和方法、计算公式及允许误差等内容。检验标准操作规程经质量部门负责人审核、企业分管负责人批准并签章后执行。

（五）检验与记录

按检验标准操作规程进行检验，及时做好检验原始记录（示例见附录二）。检验原始记录为检验过程中所得的实验数据、实验现象及运算过程等原始资料，检验原始记录一定要保持真实性、完整性、可靠性及原始性，能有效地追溯检品的质量状况及检验情况。

（六）处理检验数据与报告检验结果

检验仅仅是获得检测数据，要对检验结果的可靠性作出合理的判断，还必须用统计学的方法对检验数据进行必要的处理。在数据处理过程中，要注意有效数字的使用及运算法则，能用误差及标准偏差等概念准确地描述测定结果的准确度或精密度。

根据检验结果填写检验报告书（示例见附录三）以及合格证书或不合格证书。

（七）审核检验原始记录与报告书

检验原始记录由检验人签章，专业技术人员复核。检验报告书要有检验依据、检验结论等信息，检验报告书必须经检验人员及复核人员签章，最后由质量管理部门负责人审核签字并加盖质量管理部门专用公章。

成品检验原始记录及检验报告书应保存 3 年或至有效期后 1 年，便于追溯。

（八）发送检验报告书与入仓

一般来说，检验报告书一式四份，一份由检验部门存档，三份送交生产部门（其中一份生产部门存档，一份转交生产管理部门，另一份转交仓库）；对进厂原辅料，送交仓库的检验报告书由仓库存档；对成品，则由仓库在发货时交销售部门转交客户。

原辅料合格方可进仓，供生产使用；成品合格后凭检验报告书及合格证书方可放进仓库合格区，并置绿色标牌。

二、药品检验所药品质量检验工作程序

药检所药品质量检验通常分为注册检验、监督检验、进口检验、复验、委托检验及合同检验等几种检验类型。查询相关药品检验所的网站，可以获得各种检验类型的工作流程、检验须知以及表格下载等信息。如广东省药品检验所网站详细介绍了注册检验、监督检验、进口检验、复验及委托检验等检验的流程，同时对每一种检验应提交的资料及注意事项作了进一步的规定与要求，一目了然。

药检所药品检验工作一般按图 1-5 所示程序进行。

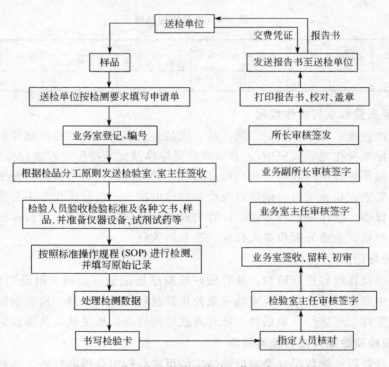

图 1-5 药品检验所药品检验工作程序流程图

（一）送检

（1）送检前应查阅相关药品检验所网站，了解其检验工作程序与要求。

（2）送检者须持单位介绍信或法人授权书，代表单位送检。

（3）送检时须按检验类别要求分别填写注册检验、监督检验、进口检验、复验或委托检验申请表（见表1-5）。

表 1-5 检验申请表（委托检验）

检品编号（收检办填）：_____

检品通用名称		
检品英文名称		
检品商品名称		
生产单位/产地		
供样单位（委托单位）		
检验目的		
检验依据		
检验项目	包装规格	
剂型/型号	规格	

批号/编号	
检品数量	
有效期至	

生产单位地址、邮编、电话、传真、E-mail		
供样单位（委托单位）地址、邮编、电话、传真、E-mail		
所附资料		
付款单位	全称	
	开户银行、账号	
	地址、邮编	
	联系人、电话	
送样人	送样日期	
备注：		

表 1-6 药品抽样记录及凭证

抽样单位：　　　　检验单位：

抽样编号：　　　　抽样日期：　年　月　日

药品名称：　　　　生产、配置单位或产地：

规格：　　　　批号：

效期：　　　　生产、配制或购进数量：

被抽样单位：　　　　被抽样场所：

被抽样单位地址：　　　　联系电话：

1. 药品种类：　　　　注：是 √ 否 ×

进厂原辅料、包装材料 □；中间体（半成品）□；制剂 □；原料药 □；药材 □。

2. 外包装情况：

(1)硬纸箱 □；麻袋 □；木箱 □；纤维桶 □；蛇皮袋 □；铁桶 □；牛皮纸袋 □；其他 □。

(2)药品名称、批号、生产厂家、批准文号、商标是否相符 □。

(3)包装无破损 □；无水迹 □；无霉变 □；无虫蛀 □；无污染 □；其他 □。

(4)库存条件是否符合要求 □。

3. 抽样情况：

(1)样品包装：玻瓶 □；纸盒 □；塑料袋□；铝塑 □；其他□。

(2)抽样数量：

(3)抽样说明：

备注：

抽样单位经手人签名：

检验单位经手人签名：

被抽样单位经手人签名(盖章)：

（4）送检样品应有完整包装，标签内容应符合相关文件规定，无正规标签的样品必须贴有临时标签，标签上应注明检品名称、规格或型号、批号或编号、效期、生产单位，以及特殊贮存条件等，标签上所载明的内容，必须与检验申请函及相关资料中相应内容一致。抽样检品应保持封签完整。

（5）检品量一般为一次全项检验用量的3倍。

（6）送检时须按要求提供必要的资料。例如中国生物制品检定所有如下规定。

① 注册检验。需提供注册检验通知书或检验委托书（见文书格式1-1）及有关申报资料。如质量标准及起草说明、自检记录及自检报告以及其他与质量有关的申报资料。

② 监督抽验。需提供抽样记录及凭证（见表1-6）。必要时可视情况提供以下文件证明：被抽样单位属生产企业的，应提供生产许可证及批准文号复印件、自检记录或自检报告，以及质量标准（国家公开发行成册标准除外）等；被抽样单位属经营企业的，应提供经营许可证、进货凭证、合格证明复印件等；被抽样单位属医疗机构的，应提供医疗机构许可证、进

货凭证、合格证明复印件等。

③ 进口检验。按照《药品进口管理办法》第十三条的要求提供资料。如《进口药品口岸检验通知书》；《进口注册证书》或《医药产品注册证》或《进口准许证》或批件；报验单位的经营许可证或营业执照；原产地证明；购货合同；装箱单、提运单及货运发票；出厂检验报告；属批签发管理的生物制品还需提供生产检定记录和原产国批签发证明文件；必要时还应提供药品质量标准、对照品等。

④ 申请复验。应在《药品管理法》规定的时限内，提供加盖单位公章的《药品复验申请表》、单位法人授权书原件，以及原药品检验单位的药品检验报告。样品必须是原检验样品的留样。

⑤ 委托检验。行政执法委托检验、司法委托检验或仲裁委托检验均应提供加盖单位公章的委托书以及相关部门的介绍信或上级主管部门的送样通知等证明文件；检验依据（国家公开发行成册标准除外）及其他与样品有关资料。

⑥ 合同检验。应提供加盖公章的合同书复印件或检验申请函（见文书格式1-2）原件，同时提供检验标准及有关资料（国家公开发行成册标准除外）。

文书格式 1-1　检验委托书	**文书格式 1-2　检验申请函**
×××药品检验所： 　　我单位现有标示为×××单位生产的××××（检品名称），因××××（原因），需送你所按照××××××（标准名称及编号）进行××（全项、部分、单项）检验，请接收为盼。 　　要求部分检验的项目如下：××、××、××。 　　（送检医疗器械样品，型号、编号等不同，需列出清单） 　　　　×××××××（委托检验单位名称、公章） 　　　　　　　年　　月　　日	×××药品检验所： 　　我单位生产（或代理）的××××（检品名称），因××××（原因），需送你所按照××××××（标准名称及编号）进行××（全项、部分、单项）检验，请接收为盼。 　　要求部分检验的项目如下：××、××、××。 　　（送检医疗器械样品，型号、编号等不同，需列出清单） 　　　　×××××××（申请单位名称、公章） 　　　　　　　年　　月　　日

（二）检品的收检

（1）检品收检统一由业务技术科（室）办理，其他科室或个人不得擅自接收。

（2）除报批产品外，凡未经国家食品药品监督管理局批准生产、试生产的药品不予收检，个人送检的药品不予收检。

（3）接受的检品要求检验目的明确、包装完整、标签批号清楚、来源确切。中药材应注明产地或调出单位。特殊管理的药品（毒性药品、麻醉药品、精神药品、放射性药品等）及贵重药品应由委托单位加封或当面核对名称、批号、数量等后方可收检。

（4）对注册检验、监督检验、进口检验、复验、委托检验及合同检验等应按要求收取相关资料。

（5）业务技术科（室）将检品及检验申请表等资料进行统一编号、登记，填写检验卡，然后送到有关检验科室签收。如检品项目涉及两个或两个以上检验科室时，由主检科室分送有关资料和检品到协检科室。

（三）检验

（1）检验科室接受检品后，首先核对检品与检验卡是否相符，如有问题应及时提出，然后进行检品登记，再交给检验人员。

（2）检验者接受检品后，首先对检验卡与样品中的品名、批号、生产厂家、检验依据、检验项目、包装、数量、编号等进行核对，确认无误后，按照质量标准及有关检验标准操作规程进行检验，并按要求记录。严禁事先记录、补记或转抄，并逐项填写检验卡的有关项目，根据检验结果书写检验报告书。

（3）检品检验结束后必须留样。一般检品保存 1 年，进口检品保存 2 年，中药材保存半年，医院制剂保存 3 个月。

（四）审核与报告

（1）剩余检品和原始记录先经复核人员逐项核对，再由室主任全面审核签名后与剩余检品一并送交业务技术科（室）。

（2）由协检科室检验的项目，应由协检科室核对、审核后，将协检卡、原始记录连同剩余检品交主检科室，最后由主检科室审核检验卡和检验报告书。

（3）在未出具正式检验报告前，有关科室和人员不得将检验情况和结果私自泄露。

（4）要发出的检验报告书应附检验卡、原始记录，由业务技术科（室）审查，送业务副所长审核签字后方可打印、盖章、发出。

（5）所有检验原始记录及相关资料由主检科室整理交业务室存档。

思考题

1. 在药品生产企业，药物质量检验的对象主要有哪些？
2. 简述药品生产企业药品质量检验工作的一般程序。
3. 简述药品检验所药品质量检验工作的一般程序。
4. 简述取样的基本要求。
5. 一般通过何种途径可以了解各药品检验所药品检验工作的程序？并举例说明如何进行送检？

知识三　药品质量检验管理文件

在药品实际检验工作中，必须严格按 GMP 等有关药品质量管理规范的规定要求，围绕药品质量检验的工作场所、工作条件、检验依据与手段、检验结果分析判断等环节，制定一系列的管理制度与标准操作规程等质量检验的管理文件，从而科学规范地开展药品质量检验工作，有效完成药品质量检验任务。

药品质量检验管理文件通常分为以下四大类。

（1）管理制度　如化验室安全管理制度，留样观察制度，标准品、滴定液、标准溶液和检定菌管理制度，检验原始记录及复核、复验管理制度，实验动物管理制度等。

（2）质量标准　如成品法定质量标准，企业内控产品质量标准，原辅料、包装材料质量标准，中间产品质量标准，工艺用水质量标准等。

（3）操作规程　如取样标准操作规程，原辅料、包装材料检验标准操作规程，中间产品、副产品检验标准操作规程，成品检验标准操作规程，工艺用水检验标准操作规程，各类仪器标准操作规程，实验动物饲养标准操作规程等。

（4）工作程序　如检验方法验证程序、稳定性试验程序、原料合格证发放程序、成品合格证发放程序、偏差分析处理程序等。

本节仅对化验室安全管理、试药管理、留样观察管理等内容进行重点介绍。

一、化验室的安全管理

在药物检验工作中经常接触到有腐蚀性、毒性或易燃易爆的化学药品，化验室中也有各种电器设备，如使用不慎易发生危险。检验人员必须了解并严格遵守化验室安全操作规程，避免事故的发生。

（一）一般化验室的安全管理要求

（1）化验室要做到文明卫生，整洁有序。工作完毕应及时整理现场，清洗干净用具。

（2）所有的试剂、试药分类摆放，标志明显。毒剧药品应按要求双人双锁制度保管，每次使用，做好领用记录。

（3）化验室应配置必要的消防设施，摆放合理且处于完好状态。

（4）进入化验室应按规定穿戴工作服和防护用品；凡正在进行检验工作时，不得擅自离开工作岗位，以免发生意外。

（5）禁止在化验室内饮食、吸烟，更不能用实验容器作食具，不准摆放与检验工作无关的物品。

（6）化验室只允许贮存少量必需使用的试药试剂，多余的化学试剂须贮存在规定的贮存室中。

（7）在使用试药试剂时，应仔细核对品名、规格，以免出差错。

（8）严禁试剂入口，在吸取试液时，禁止用嘴吸取；严禁以鼻子接近试药口，以防事故发生。

（9）凡使用有毒、有刺激、易爆试药试剂或产生有毒有刺激气体时，应在通风橱内进行，并按规定戴好防护镜、乳胶手套、口罩或防毒面具等。

（10）开启易挥发的试剂瓶时，不可使瓶口对着自己或他人，室温较高时，还应先在冷水里浸一段时间后再开启瓶盖。

（11）检验过程中要加热去除易挥发或易燃性有机溶剂时，应在水浴锅、油浴锅或严密的电热板上缓慢进行。严禁用明火或电炉直接加热。

（12）使用后的废弃毒性试剂或试液，需进行减毒处理后方可丢弃。

（13）使用电器应注意安全，不得用潮湿物接触电器。如发现仪器设备在通电情况下发生异常，应立即切断电源，并通知电工来修理，不得擅自动手。电器设备使用后应及时关闭开关。

（14）使用有毒有刺激试药试剂，工作完毕后应及时仔细地洗手和漱口。

（15）工作结束或离开化验室前应检查并关闭室内的水阀、气阀、电源等。

（二）分析仪器室的安全管理要求

（1）仪器室内应保持整洁、干净，有防尘、防震、防静电设施和温、湿度监控装置，温度、湿度应符合要求。普通仪器工作室室内温度 10～30℃，相对湿度 45％～75％；精密仪器室室内温度 15～25℃，相对湿度小于 65％。

（2）检验用仪器须专人负责保管、使用、维修、保养和定期校验。校验后的仪器合格后，应贴上合格证。

（3）所有仪器应建立相应的档案，内容包括：仪器名称、仪器型号、生产厂家、供应商、制造日期、购买日期、使用日期、价格、安放地点、仪器备品与备件、仪器所附资料、检查保养及校正周期、维修记录、主管人员姓名等。

（4）所有仪器均应有标准操作规程。仪器须由经过专业培训的检验人员按相应标准操作规程操作，每次仪器使用完毕后，必须做好使用登记。

（5）仪器发生故障时应及时报告，由专人维修，不得自行处理。

（6）工作结束后应关掉电源、稳压器，洗好测量器具，罩上仪器外罩，清理工作台上各种物品，清洁台面、地面。

（三）微生物检测室的安全管理要求

（1）室内要保持清洁整齐。

（2）工作时应穿工作衣、戴工作帽，私人的外衣不得与工作服放置在一处。穿着工作服后，不准去非实验工作场所。

（3）污染有细菌的物品、器具、实验桌面等应及时处理，严格消毒。

（4）一切有细菌或霉菌的培养物，观察完毕后，由实验人员将其放入有盖的搪瓷桶内，在桶底部应覆盖浸湿 5％石炭酸的纱布。将搪瓷桶置蒸气灭菌器内，121℃灭菌 30 分钟。

（5）如手部触及细菌培养物，应立即浸入 1∶1000 新洁尔灭液中消毒。完成细菌检测操作后，亦应如法清洗双手，再用肥皂洗净。

（6）遇装有细菌培养物的器皿，如培养有细菌的试管或双碟掉地破碎时，禁止操作人员在室内或至室外走动，应立即由旁人进行消毒处理，将残片及培养物，用长镊子或其他方法移入搪瓷桶内，污染的地面用浸湿 5％石炭酸的纱布覆盖。如操作人员衣服也被污染时，应将衣服及时进行适当的消毒处理。

（7）一切检验用菌种应按照规定，定期传代，每次应记录接种的数量、支数及保存的总支数。一切试验菌种，均按菌种保存管理规则，非经领导批准，不得接种转送。

（8）无菌试验用活性的培养物，应灭菌处理后再清洗。

二、玻璃仪器的洗涤、干燥与灭菌

(一) 洗涤剂种类及其使用范围

1. 洗涤剂种类

最常用的洗涤剂有肥皂、洗衣粉、去污粉、洗洁精、洗液及有机溶剂等。

2. 洗涤剂使用范围

(1) 肥皂、洗衣粉、去污粉等一般用于可以用刷子直接刷洗的仪器，如锥形瓶、烧杯、试剂瓶等。

(2) 洗液多用于不便用刷子洗刷的仪器，如滴定管、移液管、容量瓶、比色管、垂熔玻璃漏斗、凯氏烧瓶等特殊要求与形状的仪器；也常用于难以用肥皂、洗衣粉、去污粉洗净或沾有油污、污斑的仪器。常用洗液的配制、用途与注意事项见表 1-7。

(3) 有机溶剂，如氯仿、乙醚、乙醇、丙酮、甲苯、汽油等可用于油脂性污物较多的仪器。

表 1-7　常用洗液的配制与注意事项

洗液名称	配制方法	用途与注意事项
铬酸洗液	1. 将 20g $K_2Cr_2O_7$ 溶于 20ml 水中,再慢慢加入 400ml 浓硫酸 2. 在 35ml 饱和 $Na_2Cr_2O_7$ 溶液中,慢慢地加入 1000ml 浓硫酸	1. 主要用于洗除被有机物质和油污沾污的玻璃器皿 2. 强氧化性洗液,对染有钡、铅盐类和水玻璃痕迹,以及对高锰酸钾、氧化铁无清除能力。易造成铬污染,不适用于对铬的微量分析 3. 具有强腐蚀性,防止烧伤皮肤、烧坏衣物 4. 用毕回收,可反复使用。若洗液变成墨绿色则失效,可加入浓硫酸将 Cr^{3+} 氧化后继续使用
碱性乙醇洗液	将 120g NaOH 固体溶解于 120ml 水中,放冷后加工业酒精稀释成 1000ml	1. 在铬酸洗液洗涤无效时,用于清洗各种油污 2. 由于碱对玻璃的腐蚀,玻璃磨口长期暴露在该洗液中易被损坏 3. 须存放于胶塞瓶中,防止挥发,防火,久贮易失效
碱性高锰酸钾洗液	4g $KMnO_4$ 固体溶于少量水中,再缓缓加入 100ml 10% NaOH 溶液	1. 清洗玻璃器皿内的油污或其他有机物质 2. 浸泡后器壁上会析出一层 MnO_2,需用盐酸溶液或盐酸加过氧化氢溶液或草酸溶液除去
酸性硫酸亚铁洗液	含少量 $FeSO_4$ 的稀硫酸溶液	1. 清洗由于贮存 $KMnO_4$ 溶液而残留在玻璃器皿上的棕色污斑 2. 浸泡后刷洗

(二) 玻璃仪器的洗涤

1. 洗涤方法

玻璃仪器洗涤方法有以下几种。

(1) 水刷洗　既可溶解除去水溶性物质，也可以洗去附在仪器上的灰尘，并促使不溶物脱落，是一种最简单而又经常用的洗涤方法。应根据不同的仪器选用合适的毛刷。洗涤试管或烧瓶，可以用试管刷刷洗。刷洗时使试管刷在盛水的试管里转动或上下移动，但用力不能过猛，否则容易把试管底弄破。

(2) 洗涤剂刷洗　先将仪器用水湿润，然后用毛刷蘸取少许洗涤剂，将仪器内外刷洗一遍，然后边用水冲边刷洗，直至洗净为止。

(3) 洗液洗涤　对用上述方法仍难洗净或者不便用刷子刷洗的仪器，可以根据污物的性质，先选用适宜的洗液浸洗，再用水冲洗，直至洗净为止。

以上洗涤方法完成后均要再用少量蒸馏水冲洗 2～3 次。

2. 注意事项

(1) 使用洗液的时候，应先把仪器内的水沥干，然后往仪器内加入少量洗液，再斜着缓慢转动，使仪器的内壁全部被洗液湿润，来回转动几次后将洗液倒回原瓶回收，可反复使用。若用洗液将仪器浸泡一段时间，则去污能力更佳。

（2）应随时将装洗液的瓶子盖上瓶盖，以防吸水后溶液稀释而降低去污能力。

（3）失去去污能力的洗液的废液应在废液缸中统一处理，不得倒入下水道。

（4）在清洗仪器时，若要换用另一种洗液，一定要除尽前一种洗液，以免互相作用而降低洗涤效果，甚至生成更难洗涤的物质。

（5）凡是已洗净的器皿，决不能再用布或纸去擦拭，否则，布或纸的纤维及污物将会留在器壁上而沾污仪器。

（三）玻璃仪器的干燥与灭菌

1. 玻璃仪器的干燥

（1）晾干法　将洗干净的仪器倒置在滤纸上或干净的架子上或专用的橱内，任其自然滴水、晾干。

（2）烘干法　通常把沥干水分的玻璃仪器置于 $105\sim120℃$ 的烘箱内烘 1 小时，对于厚壁仪器、实心玻璃塞应缓慢升温，但在精密分析工作中使用的量器，如容量瓶、移液管等不能在烘箱中烘干。

（3）烤干法　亟待使用的试管、烧杯、蒸发皿等，可以用灯焰直接将仪器烤干。

2. 玻璃仪器的灭菌

对于微生物测定用的玻璃器皿在使用前须经灭菌处理，通常有湿热灭菌法和干热灭菌法。

（1）湿热灭菌　在蒸汽灭菌柜（或灭菌釜中），于 $121℃$ 灭菌 15 分钟以上或 $115℃$ 灭菌 30 分钟以上。

（2）干热灭菌　在电热灭菌烘箱中，于 $200℃$ 灭菌 30 分钟以上。

3. 玻璃仪器的保存

洗干净并经干燥的仪器通常倒置于干净的橱内保存。橱内可设带孔的隔板，以便插放仪器，橱门应随时关好，以防灰尘进入。比色皿等应在专用盒内保存。移液管要用干净的滤纸包好两头。

三、试药的管理

在《中华人民共和国药典》[1] 2010 年版二部附录中规定：试药是指供各项试验用的试剂，但不包括各种色谱用的吸附剂、载体与填充剂，除生化试剂与指示剂外，一般常用的化学试剂分为基准试剂、优级纯（G. R.）、分析纯（A. R.）与化学纯（C. P.）四个等级，优级纯、分析纯与化学纯试剂标签颜色分别为绿色、红色与蓝色。

（一）选用原则

（1）标定滴定液采用基准试剂。

（2）制备滴定液可采用分析纯或化学纯试剂，但不经标定直接按称重计算浓度者，则应采用基准试剂。

（3）制备杂质限度检查用的标准溶液，采用优级纯或分析纯试剂。

（4）制备试液与缓冲液等可采用分析纯或化学纯试剂。

此外尚有光谱纯试剂与色谱纯试剂，分别用于光谱分析与色谱分析中。

---

[1]　《中华人民共和国药典》简称《中国药典》。

（二）化学试剂的贮存与使用

1. 化学试剂的贮存环境

（1）化学试剂应单独贮存于专用的药品贮存室内。

（2）贮存室应阴凉避光，应有良好的耐腐蚀、防爆排风装置，有恒温、除湿装置等，保证随时开启，运转良好。室温一般以 5～25℃、相对湿度以 50％～75％为宜。

（3）贮存室应设在安全位置，室内严禁明火，消防灭火设施器材完备。

（4）盛放化学试剂的贮存柜需用防尘、耐腐蚀、避光的材质制成，顶部需装有通风设施，取用试剂应方便。

（5）化学性质或防护、灭火方法相互抵触的化学危险物品，不得在同一柜或同一贮存室内存放。

（6）危险品应贮存于专室或专柜中。除符合以上要求外，门窗应坚固且朝外开。照明设备采用隔离、封闭、防爆型。

2. 化学试剂的贮存保管

（1）化学试剂的贮存保管由专人负责。

（2）检验中使用的化学试剂种类繁多，须严格按其性质（如剧毒、麻醉、易燃、易爆、强挥发、强腐蚀品等）和贮存要求分类存放。

（3）试剂分类　一般按液体、固体分类。每一类又按有机、无机、危险品、低温贮存品等再次归类，按序排列，分别码放整齐，造册登记。每一类均应贴有状态标志。状态标志内容包括：类别、贮存条件、异常情况下紧急处理方法等。

（4）试剂贮存　易潮解吸湿、易失水风化、易挥发、易吸收二氧化碳、易氧化、易吸水变质的化学试剂，需密塞或蜡封贮存；见光易变色、分解、氧化的化学试剂需避光贮存；爆炸品、剧毒品、易燃品、强腐蚀品等应单独贮存；溴、氨水等应放在普通冰箱内；某些高活性试剂应低温干燥贮存。

（5）各种试剂均应包装完好，封口严密，标签完整、内容清晰，贮存条件明确。

（6）保持贮存室内清洁，保持通风和一定的温、湿度，保证贮存条件符合规定要求。

（7）每月检查一次贮存室的消防灭火器材的完好状况，保证可随时开启使用。

3. 化学试剂的发放使用

（1）试剂管理员负责试剂的发放工作。

（2）填写发放记录，内容包括：品名、规格、批号、领用量、领用人、领用日期、发放人、发放日期。

（3）发放人检查包装完好、标签完好无误方可发放。遇有瓶签字迹不清、破损难辨或超过使用期限者不得发放使用。

四、药品的留样观察管理

留样观察是药品生产企业质量管理工作中的一项重要工作。通过留样观察可以对产品质量的稳定性作进一步的考察与跟踪，为改进工艺，改进药品包装，确定药品贮存条件和运输条件，确定药品有效期，提供科学依据，同时也为药品生产出现质量问题起到追溯作用，更为药品在流通环节出现质量纠纷及时提供可靠的依据。

（一）留样范围

（1）进厂原料、辅料检验后均须留样，内包装材料、标签、标示物根据实际需要决定是否留样。进厂原料及辅料留样一般不作留样观察，留样目的主要是用以追溯生产出现异常情况。

（2）中间产品，每批均须留样，并对影响中间产品质量的指标作重点观察。

（3）成品需要留样。成品留样又分为一般留样及重点观察留样，一般留样是指每批出厂产品均要留样，用以处理用户投诉；重点观察留样是指根据企业产品的质量情况，按规定的批数（如连续 3 批）进行留样，用以考察产品在有效期内的质量稳定性，同时为建立药品的有效期提供依据。重点观察留样的对象一般是新产品、个别质量指标易波动的产品或工艺条件不够成熟的产品。留样观察记录见表 1-8。

表 1-8　留样观察记录表

留样检品名称：　　　　　　　　保存条件：温度　　　　℃，　　　相对湿度　　　　%

文件编号：

留样日期	产品规格	留样批号	观察项目	各月份观察结果										备注
				0	3 个月	6 个月	9 个月	12 个月	18 个月	24 个月	36 个月	48 个月	60 个月	
结论														
			操作者											

（二）留样数量

留样数量应能满足留样过程中检验所需的数量。

（1）一般留样的样品量　每个品种，每个批次取全检量的 3 倍。

（2）重点观察留样的样品量　每个品种连续抽取 3 个批次，每个批次取样量为应该检验次数的全检量加 1 次全检量。

（三）留样期限

规定有效期的药品留样期限为有效期后 1 年，不规定有效期的药品留样期限为 3 年；原料（西药）留样期限为原料本身的有效期满，中药材留样期限为 3 个月；直接接触药品的包装材料首次供货的留样期限均为 6 个月；进厂原辅料和中间产品留样期限为 3 个月。

（四）留样观察时间与项目

通常情况下，一般留样不作检测，必要时可仅作外观检查。

重点观察留样一般第一年每隔 3 个月进行一次，第二年每隔 6 个月进行一次，以后每年一次，即分别于 0、3 个月、6 个月、9 个月、12 个月、18 个月、24 个月、36 个月、48 个月、60 个月进行检测。其中：0、12 个月、24 个月、36 个月、48 个月、60 个月，应作全部项目检测；3 个月、6 个月、9 个月、18 个月只作部分项目的检测，检测项目可参考《中国药典》2010 版二部附录ⅪⅩC"原料药与药物制剂稳定性试验指导原则"中规定的"稳定性重点考察项目"，或由企业根据产品个别质量指标容易波动情况自定。原料药与药物制剂稳定性重点考察项目见表 1-9。

表 1-9　原料药与药物制剂稳定性重点考察项目

剂　型	稳定性重点考察项目
原料药	性状、熔点、含量、有关物质、吸湿性以及根据品种性质选定的考察项目
片剂	性状、含量、有关物质、崩解时限或溶出度或释放度
胶囊剂	性状、含量、有关物质、崩解时限或溶出度或释放度、水分，软胶囊要检查内容物有无沉淀
注射剂	性状、含量、pH 值、可见异物、有关物质，应考察无菌
颗粒剂	性状、含量、粒度、有关物质、溶化性或溶出度或释放度

（五）留样要求

（1）留样应封口严密、完好，并贴上标签，标签内容为品名、规格、批号、来源、检验编号及样品数量等。

（2）留样观察室应根据药品的贮存条件分别设置。

① 常温留样观察室：温度为 10～30℃。

② 阴凉留样观察室：温度不超过 20℃（液体制剂不能低于 0℃）。

③ 冷处留样观察室：温度为 2～10℃。

相对湿度均应保持在 45%～75%。

（3）除具有特殊要求的样品外，留样通常在常温状态下保存。

（4）重点观察留样必须是经检验合格的产品，其包装应该是按市售包装或采用模拟包装，同时根据药品的贮存条件的要求进行保存。

（5）留样室应设在阴凉、干燥、通风及避光的房间内，室内配有温湿度计、排风及调温等设施，室内面积应与生产品种及生产规模相适应，并备有存放样品的样品柜。

（6）不同品种或同一品种不同规格的样品必须分别存放，每个留样柜内的品种、批号等应有明显标志。

（7）凡在留样期间，发现样品质量变化情况异常的应及时写出留样质量变化情况汇报，并送有关部门研究处理。每年年底对留样观察情况，作出必要的文字分析说明或写出工作总结，并报告给有关领导、车间及科室。

（8）留样不得外借或擅自处理。到期处理时，由留样观察人提出书面申请，经批准后销毁，销毁时应有 2 个以上人员在场监督销毁，并做好销毁记录。

思考题

1. 药品质量检验管理文件通常分为哪几类？

2. 一般化验室的安全管理有哪些要求？

3. 简述洗涤剂种类及其使用范围。

4. 药品检验中如何选用试药？

5. 简述药品生产企业质量检验的一般程序。

6. 简述一般留样与重点观察留样的概念，对重点观察留样有哪些具体要求？

知识四 检验原始记录与检验报告书的书写要求

一、检验原始记录与检验报告书的书写要求

（一）检验原始记录的书写要求

药品检验原始记录是出具检验报告书的依据，是进行科学研究和技术总结的原始资料。为保证药品检验工作的科学性和规范化，检验记录必须做到如下几点。

（1）记录原始、数据真实，内容完整、齐全，书写清晰、整洁、无涂改。

（2）应及时、完整地记录实验数据和实验现象，严禁事先记录、事后补记或转抄。

（3）如发现记录有误，可用单线或双线划去并保持原有的字迹可辨，并在其上方写上正确的内容并署上姓名，不得擦抹涂改。

（4）检验结果（包括必要的复试），无论成败，均应详细记录、保存。对舍弃的数据或失败的试验，应及时分析其可能的原因，并在原始记录上注明。

（5）每个检验项目均应写明标准中规定的限度或范围，根据检验结果作出单项结论（符合规定或不符合规定）。

（6）检验原始记录中，可按试验的先后，依次记录各检验项目，不强求与标准上的顺序一致。项目名称应按药品标准规范书写，不得采用习惯用语，如将片剂的"重量差异"记成"片重差异"，或将"崩解时限"写成"崩解度"等。

（7）检验原始记录上不得有空项，无内容可填时应划上"/"或"—"。

（二）检验报告书的书写要求

药品检验报告书是对药品质量作出的技术鉴定，是具有法律效力的技术文件。药品检验人员应本着严肃负责的态度，根据检验原始记录，认真地、公正地填写药品检验报告书，同时必须做到以下几个方面。

（1）检验依据准确，数据无误，结论明确，文字简洁，书写清晰，有检验专用章。

（2）检验报告书的格式应规范，每一张药品检验报告书只针对一个药品批号。

（3）应在"药品检验报告书"字样之前冠以药品检验单位的全称，并依次填写检验报告书的表头内容。

（4）报告书表头之下的首行，横向列出"检验项目"、"标准规定"和"检验结果"三个栏目。"检验项目"下，按质量标准列出【性状】、【鉴别】、【检查】与【含量测定】等大项目，大项目名称需添加方括号。每一个大项下所包含的具体检验项目名称和排列顺序，应按质量标准上的顺序书写。

（5）药品检验报告书的结论应包括检验依据和检验结论。

① 全部项目检验均合格，习惯称为"全检合格"，结论写"本品按×××检验，结果符合规定"。

② 全部检验项目中只要有一项不符合规定，即判为不符合规定，结论写"本品按×××检验，结果不符合规定"。

③ 若非全部项目检验，合格的写"本品按×××检验上述项目，结果符合规定"；如有

一项不合格时，则写"本品按××××检验上述项目，结果不符合规定"。

二、药品检验原始记录与检验报告书的样张

（一）药品检验原始记录的样张

在药品质量检验之前，首先应记录检品的基本情况（见表 1-10），检品的基本情况指检品编号、检验日期、药品名称、生产单位（部门）、药品规格、批号、检验依据及结论等内容，然后在检验过程中按要求及时地将每一单项检验的具体方法、过程、结果及结论等记录下来（见表 1-11）。检验原始记录的具体示例见附录二与附录四。

表 1-10　药品检验所药品检验原始记录首页样张

编号：

药品检验所药品检验原始记录

检品编号：	检验日期：
药品名称：	原始记录共　页
生产国别，厂牌：	
药品剂型：	
药品规格：	
药品批号：	
检验依据：	
性状：	
结论：□　符合规定	□　不符合规定

检验者：　　　　　　　　　复核者：　　　　　　　　第 1 页

表 1-11　药品检验所药品检验原始记录样张

编号：

药品检验所药品检验原始记录

检品名称：	检品编号：	检验日期：
批号：	规格：	
检验项目：		
检验方法、过程：		
检验现象或结果：		
结论：　□　符合规定　　□　不符合规定		

检验者：　　　　　　　　　复核者：　　　　　　　　　第　页

（二）药品检验报告书的样张

在整个检验工作完成之后，应根据各项检验结果认真填写检验报告书，并对检品作出明确的结论。检验报告书主要是记录检品的基本情况、检验项目、标准规定、检验结果及结论等（见表 1-12）。检验报告书的具体示例见附录三与附录五。

三、检验原始记录与检验报告书的填写说明

（一）药品检验原始记录的填写说明

1.【性状】

（1）外观性状　原料药应根据检验中观察到的情况如实描述药品的外观，不可照抄标准上的规定。如标准规定其外观为"白色或类白色的结晶或结晶性粉末"，可依观察结果记录为"白色结晶性粉末"。标准中的臭、味和引湿性（或风化性）等，一般可不予记录，但遇异常时，应详细描述。

表 1-12　药品检验所药品检验报告书样张

编号：

药品检验所药品检验报告书

检品名称：	检品编号：	检验目的：
批号：	规格：	检验项目：
生产单位：	供样单位：	检验日期：
检验依据：		报告日期：

检验项目	标准规定	检验结果
【性状】		
【鉴别】		
【检查】		
【含量测定】		

结论：

负责人：　　　　　　　　　复核人：　　　　　　　　　检验人：

制剂应描述供试品的颜色和外形，如：①本品为白色片；②本品为糖衣片，除去糖衣后显白色；③本品为无色澄明的液体。外观性状符合规定者，也应记录，不可只记录"符合规定"这一结论；对外观异常者（如变色、异臭、潮解、碎片、花斑等）要详细描述。中药材应详细描述药材的外形、大小、色泽、外表面、质地、断面、气味等。

（2）溶解度　一般不作为必须检验的项目；但遇有异常需进行此项检查时，应详细记录供试品的称量、溶剂及其用量、温度和溶解时的情况等。

（3）相对密度　记录采用的方法（比重瓶法或韦氏比重秤法），测定时的温度，测定值或各项称量数据，计算式与结果。

（4）熔点　记录采用第几法，仪器型号或标准温度计的编号及其校正值，除硅油外的传温液名称，升温速度；供试品的干燥条件，初熔及全熔时的温度（估计读数到 0.1℃），熔融时是否有同时分解或异常的情况等。每一供试品应至少测定 2 次，取其平均值，并加温度计的校正值；遇有异常结果时，可选用正常的同一药品再次进行测定，记录其结果并进行比较，再得出单项结论。

（5）比旋度　记录仪器型号、测定旋光度时的温度，供试品的称量及其干燥失重或水分，供试品溶液的配制或水分，供试品溶液的配制，旋光管的长度，零点（或停点）和供试品溶液旋光度的测定值各 3 次的读数，平均值，以及比旋度的计算等。

（6）吸收系数　记录仪器型号与狭缝宽度，供试品的称量（平行试验 2 份）及其干燥失重或水分，溶剂名称与检查结果，供试品溶液的溶解稀释过程，测定波长（必要时应附波长校正和空白吸收度）与吸收度值（或附仪器自动打印记录），以及计算式与结果等。

2.【鉴别】

（1）呈色反应或沉淀反应　记录简要的操作过程，供试品的取用量，所加试剂的名称与用量，反应结果（包括生成物的颜色、气体的产生或异臭、沉淀物的颜色或沉淀物的溶解等）。采用药典附录中未收载的试液时，应记录其制备方法或出处。多批号供试品同时进行检验时，如结果相同，可只详细记录一个批号的情况，其余批号可记为同编号××××××的情况与结论；遇有结果不同时，则应分别记录。

（2）薄层色谱（或纸色谱）　记录室温及湿度，薄层板所用的吸附剂（或层析纸的预处理），供试品的预处理，供试品溶液与对照溶液的制备及其点样量，展开剂、展开距离、显色剂，色谱示意图；必要时，计算出 R_f 值。

（3）气（液）相色谱　如为引用检查或含量测定项下所得的色谱数据，记录可以简略；

但应注明检查（或含量测定）项记录的页码。

（4）可见-紫外吸收光谱特征　同吸收系数项下的要求。

（5）红外光吸收图谱　记录仪器型号，环境温度与湿度，供试品的预处理和试样的制备方法，对照图谱的来源（或对照品的图谱），并附供试品的红外光吸收图谱。

（6）离子反应　记录供试品的取样量，简要的试验过程，观察到的现象，结论。

3.【检查】

（1）pH（包括原料药与制剂采用pH检查的"酸度、碱度或酸碱度"）　记录仪器型号，室温，定位用标准缓冲液的名称，校准用标准缓冲液的名称及其校准结果，供试溶液的制备，测定结果。

（2）溶液的澄清度与颜色　记录供试品溶液的制备，浊度标准液的级号，标准比色液的色调与色号或所用分光光度计的型号和测定波长，比较（或测定）结果。

（3）氯化物（或硫酸盐）　记录标准溶液的浓度和用量，供试品溶液的制备，比较结果。必要时应记录供试品溶液的前处理方法。

（4）干燥失重　记录电子或分析天平的型号，干燥条件（包括温度、真空度、干燥剂名称、干燥时间等），各次称量（失重为1%以上者应作平行试验2份）及恒重数据（包括空称量瓶重及其恒重值，取样量，干燥后的恒重值）及计算等。

（5）水分（费休氏法）　记录实验室的湿度，供试品的称量（平行试验3份），消耗费休氏试液的体积数，费休氏试液标定的原始数据（平行试验3份），计算式与结果，以平均值报告。

（6）水分（甲苯法）　记录供试品的称量，出水量，计算结果；并应注明甲苯用水饱和的过程。

（7）炽灼残渣（或灰分）　记录炽灼温度，空坩埚恒重值，供试品的称量，炽灼后残渣与坩埚的恒重值，计算结果。

（8）重金属（或铁盐）　记录采用的方法，供试品溶液的制备，标准溶液的浓度和用量，比较结果。

（9）砷盐（或硫化物）　记录采用的方法，供试品溶液的制备，标准溶液的浓度和用量，比较结果。

（10）无菌　记录培养基的名称和批号，对照用菌液的名称，供试品溶液的制备及其预处理方法，供试品溶液的接种量，培养温度，培养期间逐日观察的结果（包括阳性管的生长情况），结果判断。

（11）（片剂或滴丸剂的）重量差异　记录20片（或丸）的总重量及其平均片（丸）重，限度范围，每片（丸）的重量，超过限度的片数，结果判断。

（12）崩解时限　记录仪器型号，介质名称和温度，是否加挡板，在规定时限（注明标准中规定的时限）内的崩解或残存情况，结果判断。

（13）含量均匀度　记录供试品溶液（必要时，加记对照溶液）的制备方法，仪器型号，测定条件及各测量值，计算结果与判断。

（14）溶出度（或释放度）　记录仪器型号，采用的方法，转速，介质名称及其用量，取样时间，限度（Q），测得的各项数据（包括供试品溶液的稀释倍数和对照溶液的制备），计算结果与判断。

（15）（注射液的）澄明度　记录检查的总支（瓶）数，观察到的异物名称和数量，不合格的支（瓶）数，结果判断（保留不合格的检品作为留样，以供复查）。

（16）微生物限度　记录供试品溶液的制备方法（含预处理方法）后，再分别记录以下内容。

①细菌数。记录各培养皿中各稀释度的菌落数，空白对照平皿中有无细菌生长，计算，结果判断。

②霉菌数和酵母菌数。分别记录霉菌及酵母菌在各培养皿中各稀释度的菌落数、空白对照平皿中有无霉菌或酵母菌生长，计算，结果判断。

③控制菌。记录供试品溶液与阳性对照菌增菌培养的条件及结果，分离培养时所用的培养基、培养条件和培养结果（菌落形态），纯培养所用的培养基和革兰染色镜检结果，生化试验的项目名称及结果，结果判断；必要时，应记录疑似菌进一步鉴定的详细条件和结果。

4.【含量测定】

（1）容量分析法　记录供试品的称量（平行试验2份），简要的操作过程，指示剂的名称，滴定液的名称及其浓度（mol/L），消耗滴定液的体积，空白试验的数据，计算式与结果。电位滴定法应记录采用的电极；非水滴定要记录室温；用于原料药的含量测定时，所用的滴定管与移液管均应记录其校正值。

（2）重量分析法　记录供试品的称量（平行试验2份），简要的操作方法，干燥或灼烧的温度，滤器（或坩埚）的恒重值，沉淀物或残渣的恒重值，计算式与结果。

（3）紫外分光光度法　记录仪器型号，检查溶剂是否符合要求的数据，吸收池的配对情况，供试品与对照品的称量（平行试验各2份）其及溶解和稀释情况，核对供试品溶液的最大吸收峰波长是否正确，狭缝宽度，测定波长及其吸收度值（或附仪器自动打印记录），计算式及结果。必要时应记录仪器的波长校正情况。

（4）薄层扫描法　除应按（2.【鉴别】（2）薄层色谱）记录薄层色谱的有关内容外，尚应记录薄层扫描仪的型号，扫描方式，供试品和对照品的称量（平行试验各2份），测定值，结果计算。

（5）气相色谱法　记录仪器型号，检测器及其灵敏度，色谱柱长与内径，柱填料与固定相，载气和流速，柱温，进样口与检测器的温度，内标溶液，供试品的预处理，供试品与对照品的称量（平行试验各2份）和制备过程，进样量，测定数据，计算式与结果；并附色谱图。标准中如规定有系统适用性试验者，应记录该试验的数据（如理论板数、分离度、校正因子的相对标准偏差等）。

（6）高效液相色谱法　记录仪器型号，检测波长，色谱柱与柱温，流动相与流速，内标溶液，供试品与对照品的称量（平行试验各2份）和溶液的制备过程，进样量，测定数据，计算式与结果；并附色谱图。如标准中规定有系统适用性试验者，应记录该试验的数据（如理论板数、分离度、校正因子的相对标准偏差等）。

（二）药品检验报告书的填写说明

1.表头栏目的填写说明

（1）检品名称　应按药品包装上的品名（中文名或外文名）填写。

（2）剂型　按检品的实际剂型填写。如片剂、胶囊剂、注射剂等。

（3）规格　按质量标准规定填写。如原料药填"原料药（供口服用）"或"原料药（供注射用）"等；片剂或胶囊剂填"××mg"或"0.×g"等；注射液或滴眼剂填"×ml：××mg"等；软膏剂填"×g：××mg"等；没有规格的填"/"或"—"。

（4）国别、厂名、生产单位或产地　"产地"仅适用于药材，其余均按药品包装实样填写。

（5）批号 按药品包装实样上的批号填写。

（6）效期 按药品包装所示填写有效期。

（7）批量 指该批药品总的数量。

（8）检验项目 有"全检"、"部分检验"或"单项检验"。"单项检验"应直接填写检验项目名称，如"热原"或"无菌"等。

（9）检验依据 国产药品按药品监督管理部门批准的质量标准检验。已成册的质量标准应写明标准名称、版本和部、册等，如：《中国药典》2010年版二部等。

（10）取样日期 按取样的年、月、日填写。

（11）报告日期 指签发报告书的日期。

2. 检验项目的填写说明

（1）【性状】 在"标准规定"下，外观性状按质量标准内容书写。"检验结果"下，合格的写"符合规定"，必要时可按实况描述；不合格的，应先写出不符合标准规定之处，再加写"不符合规定"。

熔点、比旋度和吸收系数等物理常数，在"标准规定"下，按质量标准内容书写。在"检验结果"下，写实测数值；不合格的应在数据之后加写"不符合规定"。

（2）【鉴别】 常由一组试验组成，应将质量标准中鉴别项下的试验序号（1）、（2）等列在"检验项目"栏下。每一序号之后应加注检验方法简称，如化学反应、薄层色谱、高效液相色谱、紫外光谱、红外光谱、显微特征等。

凡属显色或沉淀反应的，在"标准规定"下写"应呈正反应"；"检验结果"下根据实际反应情况写"呈正反应"或"不呈正反应，不符合规定"。

若鉴别试验采用分光光度法或薄层色谱法，在"标准规定"下按质量标准内容，用简洁的文字书写；"检验结果"下列出具体数据，或写"与对照图谱一致（或不一致）"或"与对照品相同（或不同）"。

（3）【检查】 pH、水分、干燥失重、炽灼残渣或相对密度。若质量标准中有明确数值要求的，应在"标准规定"下写出。在"检验结果"下写实测数值（但炽灼残渣小于0.1%时，写"符合规定"）；实测数值超出规定范围时，应在数值之后加写"不符合规定"。

有关物质、硫酸盐、铁盐、重金属、砷盐、铵盐、氯化物、碘化物、澄明度、澄清度、溶液颜色、酸碱度、易炭化物、重量差异、崩解时限、含量均匀度、不溶性微粒、热原、异常毒性、降压物质、过敏试验或无菌等检查方法是若质量标准中有明确数值要求的，应在"标准规定"下写出；但以文字说明为主，且不易用数字或简单的语言确切表达的，此项可写"符合规定"。在"检验结果"下如测得有准确数值的，写实测数据，数据不符合标准规定时，应在数据之后加写"不符合规定"；如仅为限度，不能测得准确数值的，则写"符合规定"或"不符合规定"。文字叙述中不得夹入数学符号，如"不得过……"不能写成"≤……"，"百万分之十"不能写成"10ppm"等。

溶出度（或释放度）是指在"标准规定"下写出具体限度，如"限度（Q）为标示含量的××%"或"不得低于标示含量的××%"。检验合格的，在"检验结果"下写"符合规定"；如不合格，应列出具体测定数据，并加写"不符合规定"。

微生物限度检验合格的，在"标准规定"下写"应符合规定"，在"检验结果"下写"符合规定"；检验不合格的，在"标准规定"与"检验结果"下均应写具体。

（4）【含量测定】 在"标准规定"下，按质量标准的内容和格式书写；在"检验结果"

下写出相应的实测数值，数值的有效位数应与质量标准中的要求一致。

思考题

　　1．试述药品检验原始记录和药品检验报告书的异同，书写时的一般要求是什么？

　　2．查阅附录中药品检验所和药品生产企业的药品检验原始记录和药品检验报告书，并解释表中各栏的含意。

　　3．书写药品检验报告书的结论时应注意什么？试举例说明。

　　4．药品检验报告书中检验项目的填写，在"标准规定"下应如何填写？试举例说明。

中 篇

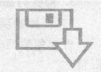

药品质量检验单元实训

单元实训一 一般杂质检查法（一）

一、实训目标

通过本实训，要求掌握药品的溶液澄清度与颜色，氯化物、硫酸盐、铁盐、重金属检查的方法及操作技能，掌握杂质限量的计算方法及检查结果的判断，能够规范书写检验原始记录及检验报告书。

二、实训资料

以下内容均引自《中华人民共和国药典》。

（一）检验药品

1. 检验药品的名称： 葡萄糖。

2. 检验药品的来源： 市场购买或送检样品。

3. 检验药品的规格、批号、包装及数量： 根据药品包装确定，并记录有关情况。

（二）检验项目

检查葡萄糖的溶液澄清度与颜色；检查葡萄糖中的氯化物、硫酸盐、铁盐以及重金属限量。

（三）质量标准

【检查】溶液的澄清度与颜色 取本品 5.0g，加热水溶解后，放冷，用水稀释至 10ml，溶液应澄清无色；如显浑浊，与 1 号浊度标准液（附录❶ⅨB）比较，不得更浓；如显色，与对照溶液（取比色用氯化钴液 3.0ml、比色用重铬酸钾液 3.0ml 与比色用硫酸铜液 6.0ml，加水稀释成 50ml）1.0ml 加水稀释至 10ml 比较，不得更深。

氯化物 取本品 0.60g，依法检查（附录Ⅷ A），与标准氯化钠溶液 6.0ml 制成的对照溶液比较，不得更浓（0.01%）。

硫酸盐 取本品 2.0g，依法检查（附录Ⅷ B），与标准硫酸钾溶液 2.0ml 制成的对照溶液比较，不得更浓（0.01%）。

铁盐 取本品 2.0g，加水 20ml 溶解后，加硝酸 3 滴，缓缓煮沸 5 分钟，放冷，用水稀释制成 45ml，加硫氰酸铵溶液（30→100）3.0ml，摇匀，如显色，与标准铁溶液 2.0ml 用同一方法制成的对照溶液比较，不得更深（0.001%）。

重金属 取本品 4.0g，加水 23ml 溶解后，加醋酸盐缓冲液（pH3.5）2ml，依法检查（附录Ⅷ H 第一法），含重金属不得过百万分之五。

（四）检查方法

1. 澄清度检查法

在室温条件下，将用水稀释至一定浓度的供试品溶液与等量的浊度标准液分别置于配对的比浊用玻璃管（内径 15～16mm，平底，具塞，以无色、透明、中性硬质玻璃制成）中，

---

❶ 指《中华人民共和国药典》附录，其余同。

在浊度标准液制备 5 分钟后，在暗室内垂直同置于伞棚灯下，照度为 1000lx，从水平方向观察、比较；用以检查溶液的澄清度或其浑浊程度。

2. 溶液颜色检查法

药品溶液的颜色及其与规定颜色的差异能在一定程度上反映药物的纯度。《中国药典》2010 年版二部附录共收载了三种方法，即：第一法（目视比色法）、第二法（分光光度法）、第三法（色差计法）。本实训是采用第一法，即取规定量的供试品，加水溶解，置于 25ml 的纳氏比色管中，加水稀释至 10ml。另取规定色调和色号的标准比色液 10ml，置于纳氏比色管中，两管同置白色背景上，自上向下透视，或同置白色背景前，平视观察；供试品管呈现的颜色与对照管的颜色比较，不得更深。

3. 氯化物检查法

取规定量的供试品，加水溶解使成 25ml，再加稀硝酸 10ml；溶液如不澄清，应滤过；置 50ml 纳氏比色管中，加水使成约 40ml，摇匀，即得供试品溶液。另取规定量的标准氯化钠溶液，置 50ml 纳氏比色管中，加稀硝酸 10ml，加水使成 40ml，摇匀，即得对照溶液。于供试品溶液与对照溶液中，分别加入硝酸银试液 1.0ml，用水使成 50ml，摇匀，在暗处放置 5 分钟，同置黑色背景上，从比色管上方向下观察、比较，即得。

4. 硫酸盐检查法

取规定量的供试品，加水溶解使成约 40ml，溶液如不澄清，应滤过；置 50ml 纳氏比色管中，加稀盐酸 2ml，摇匀，即得供试品溶液。另取规定量的标准硫酸钾溶液，置 50ml 纳氏比色管中，加水使成 40ml，加稀盐酸 2ml，摇匀，即得对照溶液。于供试品溶液与对照溶液中，分别加入 25％氯化钡溶液 5ml，用水使成 50ml，充分摇匀，放置 10 分钟，同置黑色背景上，从比色管上方向下观察、比较，即得。

5. 铁盐检查法

取规定量的供试品，加水溶解使成 25ml，移置 50ml 纳氏比色管，加稀盐酸 4ml 与过硫酸铵 50mg，用水稀释使成 35ml 后，加 30％硫氰酸铵溶液 3ml，再加水适量使成 50ml，摇匀；如显色，立即与标准铁溶液一定量按相同方法制成的对照溶液比较，即得。

6. 重金属检查法

重金属系指在规定的实验条件下能与硫代乙酰胺或硫化钠作用显色的金属杂质。《中国药典》2010 年版二部附录共收载了 3 种方法，即：第一法硫代乙酰胺法、第二法炽灼残渣法、第三法硫化钠法。本实训是采用第一法，即取 25ml 纳氏比色管 3 支，甲管中加标准铅溶液一定量与醋酸盐缓冲液（pH3.5）2ml 后，加水稀释成 25ml，乙管中加入质量标准中规定的方法制成的供试品溶液 25ml，丙管中加入与乙管相同量的供试品，加配制供试品溶液的溶剂适量使溶解，再加与甲管相同量的标准铅溶液与醋酸盐缓冲溶液（pH3.5）2ml 后，用溶剂稀释成 25ml。若供试品溶液带颜色，可在甲管中滴加少量的稀焦糖溶液或其他无干扰的有色溶液，使之与乙管一致；再在甲、乙、丙三管中分别加硫代乙酰胺试液各 2ml，摇匀，放置 2 分钟，同置白纸上，自上向下透视，当丙管中显出的颜色不浅于甲管时，乙管中显出的颜色与甲管比较，不得更深。

以上检查的具体方法见本书附录八。

三、实训方案

（一）实训形式

试液等的制备分成 8 人一组，8 个同学分工合作，制备量按 8～10 人次用量计算；其余操作由每个学生独立完成。

（二）实训程序

1. 仪器的准备与清洗

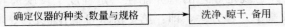

确定仪器的种类、数量与规格 → 洗净、晾干、备用

2. 试液、浊度标准液、标准比色液及标准溶液的制备

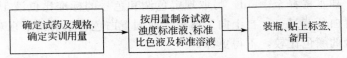

确定试药及规格，确定实训用量 → 按用量制备试液、浊度标准液、标准比色液及标准溶液 → 装瓶、贴上标签、备用

3. 杂质的检查

（1）氯化物、硫酸盐、铁盐、重金属的检查

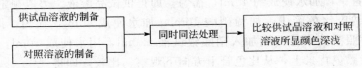

供试品溶液的制备 / 对照溶液的制备 → 同时同法处理 → 比较供试品溶液和对照溶液所显颜色深浅

（2）溶液澄清度与颜色的检查

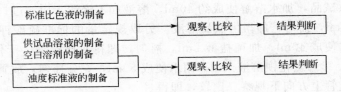

标准比色液的制备 → 观察、比较 → 结果判断

供试品溶液的制备 空白溶剂的制备 / 浊度标准液的制备 → 观察、比较 → 结果判断

（三）实训时间

实训总时间约需 2 学时（100 分钟），实训报告课后完成，具体实训时间安排可参考表 2-1。

表 2-1　氯化物等一般杂质检查的实训时间安排

实训内容	实训时间/分钟	备　　注
仪器的准备	10	备齐实训用各种仪器，除另有规定外，清洗干净，备用
试药准备及试液、浊度标准液、标准比色液、标准溶液的制备	15	试药由实训教师准备，学生应在实训前检查是否齐全，如有缺少应及时补齐。浊度标准贮备液、浊度标准原液、比色用原液由实训指导教师指导部分学生在课余时间完成；其余标准溶液、试液由学生分组制备
溶液颜色与澄清度的检查	20	按规定的方法合理、交叉进行
氯化物的检查	15	
硫酸盐的检查	15	
铁盐的检查	10	
重金属的检查	15	
	100	实训总时间

四、实训过程

（一）澄清度与颜色的检查

1. 实训用仪器与试药的准备

仪器：电子或分析天平（感量 0.1mg）、托盘天平、纳氏比色管（25ml、50ml）、吸量管（2ml、5ml、10ml、15ml）、量瓶（100ml、1000ml）、滤纸、秒表及澄明度检测仪。

试药：重铬酸钾、硫酸铜、醋酸、碘化钾、淀粉、硫代硫酸钠、氯化钴、乙二胺四醋酸二钠、醋酸钠、二甲酚橙、硫酸肼及乌洛托品。

2. 实训用液的制备

（1）盐酸（1→40）试液的制备　取盐酸 1ml，加水至 40ml，搅拌均匀，即得。

（2）0.5 号浊度标准液的制备　按附录八"一、澄清度检查法"中介绍的方法依次制备浊度标准贮备液、浊度标准原液。

临用前，取 0.25ml 浊度标准原液于 25ml 纳氏比色管中，加水至 10ml，即得。

（3）1 号浊度标准液的制备　临用前，取 0.5ml 浊度标准原液于 25ml 纳氏比色管中，加水至 10ml，即得。

（4）比色用对照溶液的制备　按附录八"二、溶液颜色检查法"中介绍的方法依次制备比色用氯化钴溶液、比色用重铬酸钾溶液、比色用硫酸铜溶液。

取比色用氯化钴溶液 3.0ml，比色用重铬酸钾溶液 3.0ml 与比色用硫酸铜溶液 6.0ml 至 50ml 容量瓶中，加水稀释至刻度，摇匀。取其 1.0ml 置 25ml 纳氏比色管，加水稀释至 10ml，即得。

（5）空白溶剂的制备　取 25ml 纳氏比色管，加水至 10ml，即得。

3. 检查方法

（1）供试品溶液的制备　称取葡萄糖 4.95～5.05g，加热水溶解后，冷却，置 25ml 纳氏比色管中，用水稀释至 10ml，摇匀，即得。

（2）比浊方法　分别将空白对照溶液 0.5 号、1 号浊度标准液与供试品溶液同时置澄明度检测仪黑色背景前，从水平方向观察和比较。

（3）比色方法　将供试品溶液和空白溶剂或供试品溶液和比色用对照溶液同置于白色背景上，打开比色管的盖子，自上而下透视，或同置于白色背景前，平视观察、比较。

4. 结果判断

（1）溶液澄清度检查结果判断　如供试品溶液澄清度和空白溶剂相同，即为"澄清"，判为符合规定；如供试品溶液比空白溶剂浊，则与 0.5 号浊度标准液比较，如供试品溶液的浊度浅于或等于 0.5 号浊度标准液，也为"澄清"，判为符合规定；如供试品溶液的浊度浓于 0.5 号浊度标准液，则再与 1 号浊度标准液比较，如浅于或等于 1 号浊度标准液，即为"溶液的澄清度小于 1 号浊度标准液"，判为符合规定；如浓于 1 号浊度标准液，则判为不符合规定。

（2）溶液颜色检查结果判断　如供试品溶液和空白溶剂颜色相同，即为"无色"，判为符合规定；如供试品溶液比空白溶剂颜色深，则再与比色用对照溶液比较，颜色相似或更浅，则判为符合规定；如更深，则判为不符合规定。

（二）氯化物的检查

1. 实训用仪器与试药的准备

仪器：电子或分析天平（感量 0.1mg）、托盘天平、量瓶（100ml、1000ml）、纳氏比色管（50ml）、称量瓶、漏斗、干燥器、比色管架、滤纸、量筒（50ml）、量杯（10ml）、吸量管（1ml、10ml）、时钟、试剂瓶、电热恒温干燥箱、烧杯（100ml）及玻璃棒。

试药：硝酸、氯化钠及硝酸银。

2. 实训用液的制备

（1）试液的制备　稀硝酸：取硝酸 105ml，加水稀释至 1000ml，即得。本液含 HNO_3 应为 9.5%～10.5%。

硝酸银试液：取硝酸银 17.5g，加水适量使溶解成 1000ml，摇匀。本液浓度为

0.1mol/L。

（2）标准氯化钠溶液的制备　称取氯化钠0.165g，置1000ml容量瓶中，加水适量使溶解并稀释至刻度，摇匀，作为贮备液。临用前，精密量取贮备液10ml，置100ml容量瓶中，加水稀释至刻度，摇匀，即得（每1ml相当于10μg的Cl）。

3. 检查方法

（1）供试品溶液的制备　称取葡萄糖0.595～0.605g，加水溶解至约25ml，再加稀硝酸10ml，置50ml纳氏比色管中，加水稀释至约40ml，摇匀，即得。

（2）对照溶液的制备　另取标准氯化钠溶液6.0ml，置50ml纳氏比色管中，加稀硝酸10ml，加水稀释至约40ml，摇匀，即得。

（3）于供试品溶液与对照溶液中，分别加入硝酸银试液1.0ml，用水稀释至50ml，摇匀，在暗处放置5分钟。

（4）同置黑色背景上，从比色管上方向下观察比较，比较供试品溶液和对照溶液所显乳光。

4. 结果判断

供试品溶液所显乳光不超过对照溶液，即为"氯化物限量小于或等于0.01％"，判为符合规定；超过对照溶液则判为不符合规定。

5. 限量计算

按下式计算杂质限量：

$$杂质限量 = \frac{标准溶液的浓度 \times 标准溶液的体积}{供试品量} \times 100\%$$

（三）硫酸盐的检查

1. 实训用仪器与试药的准备

仪器：电子或分析天平（感量0.1mg）、托盘天平、量瓶（100ml、1000ml）、纳氏比色管（50ml）、称量瓶、漏斗、干燥器、比色管架、滤纸、量筒（50ml）、量杯（10ml）、吸量管（2ml）、时钟、试剂瓶、电热恒温干燥箱、烧杯（100ml）及玻璃棒。

试药：盐酸、硝酸、硫酸钾及氯化钡。

2. 实训用液的制备

（1）试液的制备　稀盐酸：取盐酸234ml，加水稀释至1000ml，即得。本液含HCl应为9.5％～10.5％。

稀硝酸：按本实训"四、（二）2.（1）"下的方法制备，即得。

（2）标准硫酸钾溶液的制备　称取硫酸钾0.181g，置1000ml量瓶中，加水适量使溶解并稀释至刻度，摇匀，即得（每1ml相当于100μg的SO$_4$）。

3. 检查方法

（1）供试品溶液的制备　称取葡萄糖1.95～2.05g，加水溶解使成约40ml；溶液如不澄清，应滤过；置50ml纳氏比色管中，加稀盐酸2ml，摇匀，即得。

（2）对照溶液的制备　另取标准硫酸钾溶液2.0ml，置50ml纳氏比色管中，加水使成约40ml，加稀盐酸2ml，摇匀，即得。

（3）于供试品溶液与对照溶液中，分别加入25％的氯化钡溶液5ml，再用水稀释成50ml，充分摇匀，放置10分钟。

（4）同置黑色背景上，从比色管上方向下观察，比较供试品溶液和对照溶液所显乳光。

4. 结果判断

供试品溶液所显乳光不超过对照溶液，即为"硫酸盐限量小于或等于0.01%"，判为符合规定；超过对照溶液，则判为不符合规定。

5. 限量计算

按本实训"四、（二）5."项下方法计算硫酸盐杂质限量。

（四）铁盐的检查

1. 实训用仪器与试药的准备

仪器：电子或分析天平（感量0.1mg）、托盘天平、量瓶（100ml、1000ml）、纳氏比色管（50ml）、吸量管（2ml）、烧杯（100ml）及玻璃棒。

试药：硫酸、硝酸、硫酸铁铵及硫氰酸铵。

2. 实训用液的制备

（1）试液的制备 硫氰酸铵溶液：取硫氰酸铵30g，加水适量使溶解成100ml，摇匀，即得。本液浓度为30%。

（2）标准铁溶液的制备 称取硫酸铁铵 $[FeNH_4(SO_4)_2 \cdot 12H_2O]$ 0.863g，置1000ml量瓶中，加水溶解后，加硫酸2.5ml，用水稀释至刻度，摇匀，作为贮备液。

临用前，精密量取贮备液10ml，置100ml量瓶中，加水稀释至刻度，摇匀，即得（每1ml相当于10μg的Fe）。

3. 检查方法

（1）供试品溶液的制备 称取葡萄糖1.95～2.05g，加水20ml溶解后，加硝酸3滴，缓缓煮沸5分钟，放冷，转移至50ml纳氏比色管中，加水稀释使成45ml。

（2）对照溶液的制备 另取标准铁溶液2.0ml，加水20ml，加硝酸3滴，缓缓煮沸5分钟，放冷，转移至50ml纳氏比色管中，加水稀释使成45ml。

（3）于供试品溶液与对照溶液中，加硫氰酸铵溶液3.0ml，摇匀。

（4）将供试品溶液和对照溶液管同置于白色背景上，打开比色管的盖子，自上而下透视，或同置于白色背景前，平视观察、比较。

4. 结果判断

供试品溶液所显颜色比对照溶液颜色浅或持平，即为"铁盐限量小于或等于0.001%"，判为符合规定；所显颜色超过对照溶液，判为不符合规定。

5. 限量计算

按本实训"四、（二）5."项下方法计算铁盐杂质限量。

（五）重金属的检查

1. 实训用仪器与试药的准备

仪器：电子或分析天平（感量0.1mg）、托盘天平、量瓶（100ml、1000ml）、纳氏比色管（25ml）、扁形称量瓶、干燥器、比色管架、滤纸、量筒（50ml）、量杯（10ml）、1ml吸量管、10ml吸量管、试剂瓶、烧杯（100ml）、玻璃棒及pH计。

试药：硝酸铅、醋酸铵、盐酸、硝酸、硫酸、氨水、甘油及氢氧化钠。

2. 实训用液的制备

（1）试液的制备 混合液：由1mol/L氢氧化钠溶液15ml、水50ml、甘油20ml混合组成。

硫代乙酰胺试液：称取硫代乙酰胺4g，加水使溶解，稀释至100ml，置冰箱中保存，即得硫代乙酰胺溶液。临用前取混合液5.0ml加硫代乙酰胺溶液1.0ml，置水浴加热20秒，冷却，立即使用。

醋酸盐缓冲液（pH3.5）：取醋酸铵 25g，加水 25ml 溶解后，加 7mol/L 盐酸溶液 38ml，用 2mol/L 盐酸溶液或 5mol/L 氨溶液准确调节 pH 至 3.5（用电位法指示），用水稀释至 100ml，即得。

（2）标准铅溶液的制备　称取硝酸铅 0.160g，置 1000ml 容量瓶中，加硝酸 5ml 与水 50ml 溶解后，用水稀释至刻度，摇匀，作为贮备液。

精密量取贮备液 10ml，置 100ml 量瓶中，加水稀释至刻度，摇匀，即得（每 1ml 相当于 10μg 的 Pb）。本液仅供当月使用。

3. 操作方法

（1）甲管　取 25ml 纳氏比色管，加标准铅溶液 2ml，加 pH3.5 的醋酸盐缓冲液 2ml，加水稀释成 25ml。

（2）乙管　称取葡萄糖 3.95～4.05g，加水 23ml 溶解，置 25ml 纳氏比色管中，再加醋酸盐缓冲液 2ml。

（3）丙管　称取葡萄糖 3.95～4.05g，加水适量溶解，置 25ml 纳氏比色管中，加标准铅溶液 2.0ml，加醋酸盐缓冲液 2ml，再加水稀释成 25ml。

（3）再在甲、乙、丙管中分别加硫代乙酰胺试液各 2ml，摇匀，放置 2 分钟，

（4）将甲、乙、丙管同置白纸上，打开比色管盖子，自上向下透视，先比较丙管与甲管，再比较乙管与甲管。

4. 结果判断

丙管中显出的颜色不浅于甲管时，乙管中显出的颜色与甲管比较，不得更深，即为"重金属限量小于或等于百万分之五"，判为符合规定；如丙管中显出的颜色浅于甲管，应取样按第二法重新检查。

5. 限量计算

按本实训"四、（二）5."项下方法计算重金属杂质限量。

（六）数据处理与检验报告

按规定要求进行数据处理并书写检验报告书。

五、注意事项

（一）溶液的澄清度与颜色检查法

（1）制备浊度标准贮备液、浊度标准原液及浊度标准液应用新鲜、澄清的水（可用 0.45μm 孔径膜或 G5 垂熔玻璃漏斗滤过而得）。

（2）制备好的浊度标准原液应在 48 小时内使用，用前摇匀。浊度标准液应临用新配。

（3）检查时光线应明亮。

（4）如果供试品管呈现的颜色与对照管接近，应变换供试品管和对照管的位置后再进行观察。

（5）宜用质料相同、直径和高度一致的平底比色管，以免引入误差。

（6）要同时制备对照溶液和供试品溶液，比色操作也必须在一定时间内完成。

（二）氯化物检查法

（1）应选玻璃质量较好、无色（尤其管底）、管的直径大小相等、管上的刻度高低一致的纳氏比色管进行实验，且纳氏比色管应配对使用，每对比色管不得有色差。

（2）供试品溶液与对照溶液的操作应同时进行，加入试剂顺序应一致。

（3）应注意操作顺序，先制成 40ml 水溶液，再加入硝酸银试液 1.0ml，以免在较高浓

度的氯化物下局部产生浑浊，影响比浊。

（4）加入硝酸银试液后，<u>应立即充分摇匀</u>，以防止局部过浓而影响产生的浑浊。

（5）供试品溶液如不澄清，可预先用含硝酸的水洗净滤纸中的氯化物，再滤过供试品溶液，使其澄清。

（6）纳氏比色管用后应立即用水冲洗，不应用毛刷刷洗，以免出现条痕损伤比色管。

（7）供试品溶液如带颜色，可用内消色法处理。

（三）硫酸盐检查法

（1）用滤纸滤过时，为清除滤纸上的硫酸根离子，滤纸应先用含盐酸的水溶液洗净后使用。

（2）25％氯化钡溶液存放时间过久，如有沉淀析出，应取上清液使用。

（3）加入氯化钡溶液后，应立即充分摇匀，防止局部过浓而影响产浑浊的程度。

（四）铁盐检查法

（1）供试品溶液与对照溶液的颜色不一致时，可分别加正丁醇 20ml 提取，待分层后，将正丁醇层移置 50ml 纳氏比色管中，用正丁醇稀释至 25ml，再行比较。

（2）光线、温度影响颜色的稳定性。光线能促使硫氰酸铁还原或分解褪色。温度越高褪色越快，故测定时应特别注意供试品溶液与对照溶液的试验条件应一致。

（3）Fe^{3+} 浓度范围为每 50ml 内含 $20\sim50\mu g$，色泽明显。

（4）标准铁贮备液应存放在阴凉处，存放期如出现浑浊或其他异常情况时，不得再使用。

（五）重金属检查法

（1）供重金属检查用的试剂和器具均不得含铅。

（2）标准铅溶液应在临用前精密量取标准铅贮备液新鲜稀释制备，以防止硝酸铅水解而造成误差。

（3）硫代乙酰胺试液与重金属反应的最佳 pH 是 $3.0\sim3.5$，故制备醋酸盐缓冲液（pH 3.5），要用 pH 计调节；硫代乙酰胺试液加入量以 2ml 时呈色最深。

（4）硫代乙酰胺试液的最佳显色时间为 2 分钟。

（5）如用炽灼残渣项下遗留的残渣作重金属检查时，炽灼残渣温度控制在 $500\sim600℃$，以免重金属损失。

思考题

1. 检查药品溶液的澄清度时需要注意的事项有哪些？
2. 举例说明不同色调色号标准比色液的制备方法。
3. 举例说明不同级号浊度标准液的制备方法。
4. 试述氯化物检查的基本原理和条件。氯化物检查中，为什么要加稀硝酸？
5. 氯化物、硫酸盐检查时如何控制其反应条件？
6. 供试品溶液如带颜色时，如何进行氯化物和硫酸盐检查？
7. 硫酸盐和氯化物检查中，如用滤纸滤过，分别应如何处理？
8. 简述铁盐检查的基本原理和条件，检查中为什么要加入过量的硫氰酸铵？
9. 铁盐检查时，供试品溶液与标准溶液颜色不一致时，应如何处理？
10. 硫代乙酰胺法试液为什么要临用新配？重金属检查中丙管的目的和意义是什么？

单元实训二 一般杂质检查法（二）

一、实训目标

通过本实训，要求掌握药品的干燥失重、炽灼残渣、砷盐检查及 pH 测定的方法及操作技能，掌握限量的计算方法及检查结果的判断，能够规范书写检验原始记录及检验报告书。

二、实训资料

以下内容均引自《中华人民共和国药典》。

（一）检验药品

1. 检验药品的名称：葡萄糖、头孢氨苄。

2. 检验药品的来源：市场购买或送检样品。

3. 检验药品的规格、批号、包装及数量：根据药品包装确定，并记录有关情况。

（二）检验项目

检查葡萄糖的干燥失重、炽灼残渣及砷盐；测定头孢氨苄的酸度。

（三）质量标准

1. 葡萄糖

【检查】干燥失重 取本品，在 105 ℃干燥至恒重，减失重量不得过 7.5%～9.5%（附录Ⅷ L）。

炽灼残渣 不得过 0.1%（附录Ⅷ N）。

砷盐 取本品 2.0g，加水 5ml 溶解后，加稀硫酸 5ml 与溴化钾溴试液 0.5ml，置水浴上加热约 20 分钟，使保持稍过量的溴存在，必要时，再补加溴化钾溴试液适量，并随时补充蒸散的水分，放冷，加盐酸 5ml 与水适量使成 28ml，依法检查（附录Ⅷ J 第一法）应符合规定（0.0001%）。

2. 头孢氨苄

【检查】酸度 取本品 50mg，加水 10ml 溶解后，依法测定（附录Ⅵ H），pH 应为 3.5～5.5。

（四）检查方法

1. 干燥失重测定法

干燥失重系指药品在规定的条件下，经干燥后所减失的量。即取规定量的供试品，置与供试品相同条件下干燥至恒重的扁形称量瓶中，在 105℃干燥至恒重，由减失的重量和取样量即可计算供试品的干燥失重。

2. 炽灼残渣检查法

炽灼残渣系指有机药物经炭化或挥发性无机药物加热分解后，高温炽灼，所产生的非挥发性无机杂质的硫酸盐。即取规定量的供试品，置已炽灼至恒重的坩埚中，精密称定，缓缓炽灼至完全炭化，放冷；除另有规定外，加硫酸 0.5～1ml 使湿润，低温加热至硫酸蒸气除尽后，在 700～800℃炽灼使完全炭化，移置干燥器内，放冷，精密称定后，再在 700～800℃炽灼至恒重，即得。

3. 砷盐检查法

《中华人民共和国药典》2010 年版二部附录共收载了两种方法，即：第一法（古蔡氏法）、第二法（二乙基二硫代氨基甲酸银法）。本实训是采用第一法，即古蔡氏法。该法是利用金属锌与酸作用产生新生态的氢与药品中微量砷盐反应生成具有挥发性的砷化氢，遇溴化汞试纸产生黄色至棕色的砷斑，与同一条件下定量标准砷溶液所产生的砷斑比较，以判定砷盐的限量。

4. pH 值测定法

除另有规定外，水溶液的 pH 应以玻璃电极为指示电极，饱和甘汞电极为参比电极进行测定。酸度计应定期进行计量检定，并符合国家规定。测定前应选用标准缓冲液对酸度计进行校正。

以上检查的具体方法见本书附录九。

三、实训方案

（一）实训形式

8 人一组进行试液、缓冲液等的制备，8 个同学分工合作，制备量按 8～10 人次用量计算。干燥失重操作每 4～6 人一组，灼烧残渣操作每 8～10 人一组，其余操作由每个学生独立完成。

（二）实训程序

1. 仪器的准备与清洗

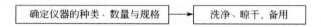

2. 试液的制备

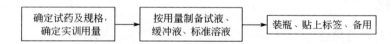

3. 杂质的检查

（1）干燥失重的测定

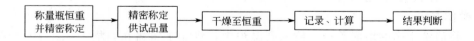

（2）炽灼残渣的检查

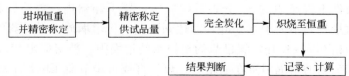

（3）砷盐的检查

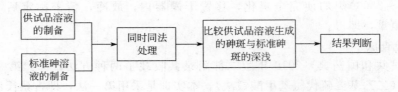

（4）酸度的检查

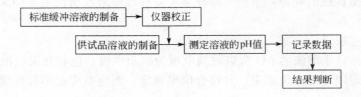

（三）实训时间

实训总时间约需 2 学时（100 分钟），实训报告课后完成，具体实训时间安排可参考表 2-2。

表 2-2　砷盐等一般杂质检查的实训时间安排

实训内容	实训时间/分钟	备　　注
仪器的准备	10	备齐实训用各种仪器,除另有规定外,清洗干净,备用
试药准备及试液、标准溶液制备	30	标准溶液由实训教师制备,试液由学生根据实训需要分组制备
干燥失重的测定	—	按规定的方法合理交叉进行
炽灼残渣的检查	—	干燥失重及炽灼残渣测定均需若干小时,可在综合实训时间安排
砷盐的检查	40	
酸度的测定	20	
	100	实训总时间

四、实训过程

（一）炽灼残渣的检查

1. 实训用仪器与试药的准备

仪器：电子或分析天平（感量 0.1mg）、托盘天平、高温炉（可调节温度 500～800℃）、瓷坩埚、酒精灯、煤气灯或可调节器压电炉、干燥器、量筒或吸管及坩埚钳。

试药：硫酸、五氧化二磷或变色硅胶。

2. 操作方法

（1）将清洗干净的坩埚盖子，放入高温炉中，将盖子斜盖在坩埚上，经 700～800℃ 炽灼 30～60 分钟，使高温炉停止加热，待温度降至 300℃ 左右时，用坩埚钳将坩埚盖盖好，取出，放入有干燥剂的干燥器中，放冷至室温（一般约需 60 分钟）精密称定其重量。

（2）在上述条件下继续炽灼 30 分钟后，取出，置干燥器内，放冷，称重；重复数次，直至连续两次的重量相差不大于 0.3mg，即达到恒重，将坩埚放入干燥器中备用。

（3）称取葡萄糖 0.6～1.4g，置已炽灼至恒重的坩埚中，精密称定其重量。

（4）将盛有葡萄糖的坩埚斜置在酒精灯、煤气灯或可调节器压电炉上缓缓炽灼（避免供试品骤然膨胀而逸出），炽灼至供试品全部炭化呈黑色，并不冒浓烟，放冷至室温。

（5）滴加浓硫酸 0.5～1.0ml，使炭化物全部湿润，继续在酒精灯、煤气灯或可调节器压电炉上加热至硫酸蒸气除尽后，白烟完全消失，将坩埚移至高温炉中，将盖子斜盖在坩埚上，经 700～800℃ 炽灼 60 分钟，使葡萄糖完全炭化。

（6）完全炭化后停止加热，待温度降至 300℃ 左右时，用坩埚钳将坩埚盖盖好，取出，放入有干燥剂的干燥器中，放冷至室温，精密称定其重量。

（7）继续炽灼至恒重。

3. 炽灼残渣计算

按下面公式计算炽灼残渣：

$$炽灼残渣 = \frac{m_1 - m_2}{m_1 - m_0} \times 100\%$$

式中　m_0——坩埚的恒重，g；

　　　m_1——炽灼前供试品与坩埚的重量，g；

　　　m_2——炽灼后残渣与坩埚的恒重，g。

4. 结果判断

测定结果小于或等于规定限量判为符合规定，大于规定限量判为不符合规定。

（二）干燥失重的测定

1. 实训用仪器与试药的准备

仪器：电热干燥箱（温度调节范围为室温至 150℃，控温精度 ±1.0℃）、扁形称量瓶、分析天平（万分之一）、温度计（0～150℃）、镊子及干燥器。

试药：变色硅胶。

2. 操作方法

（1）将洗净的扁形称量瓶，连同敞开的玻璃盖在与供试品同在 105℃ 干燥 3 小时后，在温度降至 70～80℃ 时，取出并盖好盖子，放入干燥箱内，降至室温，精密称定其重量。用同样方法继续干燥 1 小时后，重复操作，称定重量并记录，直至恒重（连续两次干燥的重量差异在 0.3mg 以下）。

（2）称取葡萄糖 0.6～1.4g，平铺在干燥至恒重的扁形称量瓶中，精密称定其重量。

（3）将葡萄糖平铺在扁形称量瓶中，厚度不超过 5mm 为宜。

（4）将扁形称量瓶置电热干燥箱中，干燥箱的温度计水银柱应在扁形称量瓶旁边，并将扁形称量瓶的瓶盖打开，置称量瓶旁。

（5）调节干燥箱的温度至 105℃，记录时间。

（6）继续干燥 3 小时后，关闭烘箱。

（7）在温度降至 70～80℃ 时，取出扁形称量瓶并盖好盖子，放入干燥箱内，降至室温，精密称定其重量。继续干燥 3 小时后，关闭干燥箱。

（8）继续在 105℃ 干燥 1 小时后，重复操作，称定重量并记录，直至恒重。

3. 结果计算

按下面公式计算干燥失重：

$$干燥失重 = \frac{m_1 - m_2}{m_1 - m_0} \times 100\%$$

式中　m_0——称量瓶的恒重，g；

　　　m_1——干燥前供试品与称量瓶的重量，g；

m_2——干燥后供试品与称量瓶的恒重，g。

4. 结果判断

测定结果小于或等于规定限量判为符合规定，大于规定限量判为不符合规定。

（三）砷盐的检查

1. 实训用仪器与试药的准备

仪器：砷盐检查所用测砷器、台秤、尺子、吸管、计时表、恒温水浴箱、脱脂棉及滤纸。

试药：三氧化二砷、硫酸、氢氧化钠、溴化汞、乙醇、碘化钾、醋酸铅、锌粒、氯化亚锡及盐酸。

2. 试液的制备

（1）乙醇制溴化汞试液　取溴化汞 2.5g，加乙醇 50ml，微热使其溶解，即得。本试液应置玻璃塞瓶内，在暗处保存。

（2）溴化汞试纸　将滤纸条浸入乙醇制溴化汞试液中，1 小时后取出，在暗处保存。

（3）碘化钾试液　取碘化钾 16.5g，加水溶解，并稀释至 100ml，即得。

（4）酸性氯化亚锡试液　取氯化亚锡 20g，加盐酸溶解成 50ml，滤过，即得。本液配成后 3 个月即不适用。

（5）醋酸铅试液　取醋酸铅 10g，加新煮沸过的冷水溶解后，滴加醋酸使溶液澄清，再加新煮沸过的冷水稀释至 100ml，即得。

（6）醋酸铅棉花　取脱脂棉 1.0g 入醋酸铅试液与水等容的混合液 12ml 中，湿透后，挤压除去过多的溶液，并使之疏松，在 100℃以下干燥，贮于玻璃塞瓶中备用。

（7）稀硫酸　取硫酸 57ml，加水稀释至 1000ml，即得。本试液含 H_2SO_4 应为 9.5%～10.5%。

3. 标准砷溶液的制备

称取三氧化二砷 0.132g，置 1000ml 容量瓶中，加 20%氢氧化钠溶液 5ml 溶解后，用适量的稀硫酸中和，再加稀硫酸 10ml，用水稀释至刻度，摇匀，作为贮备液。

临用前，精密量取贮备液 10ml，置 1000ml 容量瓶中，加稀硫酸 10ml，用水稀释至刻度，摇匀，即得（每 1ml 相当于 1μg 的 As）。

4. 检查方法

（1）检砷装置的准备　取 60mg 醋酸铅棉花撕成疏松状，每次少量，用细玻璃棒轻轻而均匀地装入导气管中，装管高度为 60～80mm。用镊子取出一片溴化汞试纸（不可用手接触生成砷斑部分），至旋塞顶端平面上，盖住孔径，旋紧旋塞。

（2）标准砷斑的制备　精密量取标准砷溶液 2ml，置检砷器中，加盐酸 5ml 与水 21ml，再加碘化钾试液 5ml 与酸性氯化亚锡试液 5 滴，在室温放置 10 分钟后，加锌粒 2g，迅速将已置有醋酸铅棉花及溴化汞试纸的导气管密塞于瓶口上，并将检砷器置 25～40℃水浴中，反应 45 分钟，取出溴化汞试纸，即得。

（3）供试品砷斑制备　称取葡萄糖 1.95～2.05g，置另一检砷器中，加水 5ml 溶解后，加稀硫酸 5ml 与溴化钾溴试液 0.5ml，置水浴上加热约 20 分钟，使保持稍过量的溴存在，必要时，再补加溴化钾溴试液适量，并随时补充蒸散的水分，放冷，加盐酸 5ml 与水适量使成 28ml，加碘化钾试液 5ml 与酸性氯化亚锡试液 5 滴，在室温放置 10 分钟后，加锌粒 2g，迅速将已置有醋酸铅棉花及溴化汞试纸的导气管密塞于瓶口上，并将检砷器置 25～40℃水浴中，反应 45 分钟，取出溴化汞试纸，即得。

5. 结果判断

供试品生成的砷斑比标准砷斑浅或持平判为符合规定，超过标准砷斑判为不符合规定。

6. 限量计算

按单元实训一"四、（二）5."项下方法计算砷盐杂质限量。

（四）pH 的测定

1. 实训用仪器与试药的准备

仪器：酸度计、玻璃电极、甘汞电极、电子或分析天平（感量 0.1mg）、烧杯（100ml）、玻璃棒、容量瓶及 pH 试纸。

试药：邻苯二甲酸氢钾、无水磷酸氢二钠及磷酸二氢钾。

2. 标准缓冲液的制备

苯二甲酸氢钾标准缓冲液和磷酸盐标准缓冲液的制备：按附录九"pH 值 测定法"中的方法制备。

3. 供试品溶液的制备

称取葡萄糖 49.5～50.4mg，加水 10ml 溶解，即得。

4. 检查方法

（1）接通电源，将电源开关置开的位置，预热半小时。

（2）在供试品溶液规定值的左右各选一种标准缓冲溶液（相差约 3 个 pH）进行定位与校对。

（3）将电极和测温传感器冲洗干净，用滤纸吸干，插入与头孢氨苄 pH 接近的标准缓冲溶液中，将仪器选择开关置"T"处，数字显示值即为测温传感器所测温度值，同时温度值信号送入电路进行运算，温度即能自动补偿，如果用手动补偿则不可插入测温传感器，而用手调温度补偿器使数字显示至被测溶液温度，再将选择开关置"T"处，信号同样送入电路进行运算，温度亦能自动补偿。

（4）将选择开关置于 pH 处，调"定位"调节器，使数字显示值为标准缓冲溶液的 pH 值。再取出电极用水冲洗干净，用滤纸吸干，插入另一种标准缓冲液，使示值稳定，如果示值与标准缓冲溶液的 pH 相差小于 0.02 个单位，则校正合格；如果示值相差大于 0.02 个单位，可调节斜率调节器，使读数为该标准缓冲溶液的值，然后再用第一种缓冲液定位，重复标定至第二种缓冲液的示值与标准缓冲溶液的 pH 相差小于 0.02 个单位。

（5）经上述校正以后的定位调节器和斜率调节器不能再变动。取出电极，用水冲洗干净，并用滤纸吸干，再插入被测溶液中，轻轻摇动溶液，使均匀后显示的读数即为溶液的值，反复测定两次，取平均值。

（6）测定完毕，断开电源，取出电源和测温传感器，冲洗干净，放好，以备下次再用。填写使用记录。

（五）数据处理与检验报告

按规定要求进行数据处理并书写检验报告书。

五、注意事项

（一）炽灼残渣检查法

（1）供试品分子中如含有碱金属或氟元素，则应使用铂坩埚。

（2）炽灼后的残渣留作重金属检查，则炽灼温度必须控制在 500～600℃，以防部分重金属挥发，测定结果偏低。

（3）变色硅胶使用过程中，如由蓝色变为粉红色，应将硅胶置105～110℃烘箱内烘烤2小时以上。至蓝色后，稍冷，放入干燥器内。

（4）烘试品的取样量应根据炽灼残渣限度来决定，一般规定炽灼残渣限度为0.1%～0.2%，应使炽灼残渣的量在1～2mg，故供试品取量多为1.0～2.0g。炽灼残渣限度较高或较低的品种，供试品的量应取规定量的下限。

（5）炽灼残渣检查同时做几份时，坩埚宜预先编码标记，盖子与坩埚应编码一致。坩埚从高温炉取出的先后次序、干燥器内的放冷时间以及称量顺序，均应前后一致；每一干燥器内同时放置坩埚最好不超过4个，否则不易恒重。

（6）"炭化"操作以及加浓硫酸湿润后加热至硫酸蒸气除尽均应在通风柜中进行。

（二）干燥失重检查法

（1）供试品如为较大结晶，应先迅速捣碎使成2mm以下的小粒，操作时，防止供试品吸湿。

（2）供试品如未达到规定的干燥温度即融化时，应先将供试品在较低温度下干燥至大部分水分失去后，再按规定条件干燥。

（3）供试品开启后，应快速称量，尽量避免吸潮。

（4）干燥失重测定，往往几个供试品同时进行，因此称量瓶宜用适宜的方法编码标记，瓶与瓶盖的编码一致；称量瓶放入干燥箱的位置、取出冷却和称量的顺序，应先后一致。

（5）恒重，除另有规定外，系指连续两次干燥后的重量差异在0.3mg以下的重量。干燥至恒重的第二次及以后多次称量，均应在规定条件下继续干燥1小时后进行。

（三）砷盐检查法

（1）如检验药品需要有机破坏后再进行砷盐检查，则应取标准溶液代替供试品，照各药品项下规定的方法，同法处理后，依法制备标准砷斑。

（2）所用仪器与试液用本法检查，均不生成砷斑，或至多生成仅可辨认的斑痕。

（3）标准砷斑制备应与供试品砷斑制备同时进行。

（4）所用锌粒应无砷，以能通过一号筛的锌粒为宜，如使用的锌粒较大时，应酌情增加用量，反应时间应延长为1小时。

（四）酸度检查法

（1）每次更换标准缓冲液或供试品溶液前，应用水充分洗涤电极，然后将水吸尽，也可用所换的标准缓冲液或供试品溶液洗涤。

（2）制备标准缓冲液与溶解供试品的水，应是新煮沸过的冷水，其pH应为5.5～7.0。

思考题

1. 检查干燥失重和炽灼残渣，各检查的是什么杂质？

2. 简述恒重的概念，试举例说明如何操作。

3. 联系实训，简述炽灼残渣检查时的注意事项。

4. 砷盐检查的原理是什么？导气管中加醋酸铅棉花起什么作用？

5. 检品溶液的pH值测定结束后，为什么还要进行验证？

单元实训三　特殊杂质检查法

一、实训目标

通过本实训，要求掌握用目视比色法、薄层色谱法及紫外-可见分光光度法检查特殊杂质的方法及操作技能，掌握检查结果的判断，能够规范书写检验原始记录及检验报告书。

二、实训资料

以下内容均引自《中华人民共和国药典》。

（一）检验药品

1. 检验药品的名称：阿司匹林、布洛芬及肾上腺素。

2. 检验药品的来源：市场购买或送检样品。

3. 检验药品的规格、批号、包装及数量：根据药品包装确定，并记录有关情况。

（二）检验项目

阿司匹林中游离水杨酸的检查，布洛芬中有关物质的检查，肾上腺素中酮体的检查。

（三）质量标准

1. 阿司匹林

【检查】**游离水杨酸**　取本品 0.10g，加乙醇 1ml 溶解后，加冷水适量使成 50ml，立即加新制的稀硫酸铁铵溶液［取盐酸溶液（9→100）1ml，加硫酸铁铵指示液 2ml后，再加水适量使成 100ml］1ml，摇匀；30 秒内如显色，与对照溶液（精密称取水杨酸 0.1g，加水溶解后，加冰醋酸 1ml，摇匀，再加水使成 1000ml，摇匀，精密量取 1ml，加乙醇 1ml、水 48ml 与上述新制的稀硫酸铁铵溶液 1ml，摇匀）比较，不得更深（0.1%）。

2. 布洛芬

【检查】**有关物质**　取本品，加三氯甲烷制成每 1ml 中含 100mg 的溶液，作为供试品溶液；精密量取适量，用三氯甲烷定量稀释制成每 1ml 含 1mg 的溶液，作为对照溶液。照薄层色谱法❶（附录 ⅤB）试验，吸取上述两种溶液 5μl，分别点于同一硅胶 G 薄层板上，用正己烷-乙酸乙酯-冰醋酸（15：5：1）为展开剂，展开后，取出晾干，喷以 1% 高锰酸钾的稀硫酸溶液，在 120℃加热 20 分钟，置紫外光灯（365nm）下检视。供试品如显杂质斑点，与对照溶液的主斑点比较，不得更深。

3. 肾上腺素

【检查】**酮体**　取本品，加盐酸溶液（9→2000）制成每 1ml 中含 2.0mg 的溶液，照紫外-可见分光光度法（本书附录十一），在 310nm 的波长处测定，吸光度不得过 0.05。

---

❶　① 本书附录十已收载。

（四）检查方法

1. 目视比色法

方法与一般杂质如铁盐、重金属检查法相同。

2. 薄层色谱法

薄层色谱法，系将供试品溶液点样于薄层板上，经展开、检视所得的色谱图，与适宜的对照品按同法所得的色谱图作对比，用于药品的鉴别或杂质检查的方法。

杂质检查可采用杂质对照品法、供试品溶液自身稀释对照法或杂质对照品法与供试品溶液自身稀释对照法并用。本实训是采用供试品溶液自身稀释对照法，要求供试品溶液如显杂质斑点，与对照溶液的主斑点比较，不得更深。

3. 分光光度法

紫外-可见分光光度法检查杂质，是利用药物在某一波长处无吸收或几乎没有吸收，而杂质有吸收的性质差异进行的。本实训取规定量的供试品，加水溶解使成 10ml，于规定的波长 310nm 处测定吸光度，要求吸光度不超过规定值。

薄层色谱法和紫外-可见分光光度法的具体内容见本书附录十和附录十一。

三、实训方案

（一）实训形式

8 人一组进行试液等的制备，8 个同学分工合作，制备量按 8～10 人次用量计算；其余操作由每个学生独立完成。

（二）实训程序

1. 仪器准备与清洗

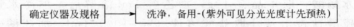

2. 试药的准备与试液、展开剂的制备

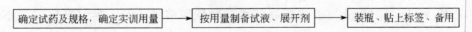

3. 薄层板的制备

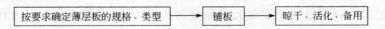

4. 杂质的检查

（1）阿司匹林中水杨酸的检查

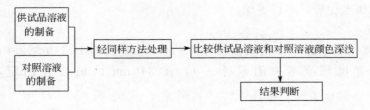

（2）布洛芬中有关物质的检查

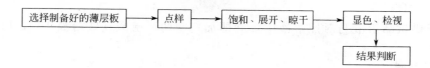

（3）肾上腺素酮体的检查

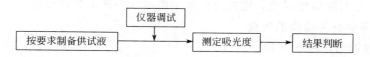

（三）实训时间

实训总时间约需 2 学时（100 分钟），数据处理及检验报告书课后完成，具体实训时间安排可参考表 2-3。

表 2-3 特殊杂质检查的实训时间安排

实训内容	实训时间/分钟	备　注
仪器准备	10	备齐实训用各种仪器，除另有规定外，清洗干净，备用
试药准备及试液、展开剂制备	20	试药由实训教师准备，学生根据实训需要分组合作制备试液、展开剂
薄层板的制备	—	预先制备，两个人制备 3 块薄层板，由实训教师负责活化、贮存备用
阿司匹林中游离水杨酸的检查		先完成布洛芬中有关物质检查项下的点样、饱和、展开过程，然后穿插做阿司匹林中水杨酸的检查及肾上腺素中酮体的检查
布洛芬中有关物质的检查	70	
肾上腺素中酮体的检查		紫外-可见分光光度计应先预热
	100	实训总时间

四、实训过程

（一）阿司匹林中水杨酸的检查

1. 实训用仪器与试药的准备

仪器：电子或分析天平（感量 0.1mg）、托盘天平、容量瓶（100ml、1000ml）、纳氏比色管（50ml）、称量瓶、干燥器、比色管架、量筒（50ml）、量杯（10ml）、刻度吸量管（1ml、2ml）、烧杯（100ml）、吸耳球及玻璃棒。

试药：乙醇、盐酸、硫酸铁铵、冰醋酸及水杨酸。

2. 实训用试液的制备

盐酸溶液（9→100）：取盐酸 9ml，加水稀释至 100ml，摇匀即得。

硫酸铁铵指示液：取硫酸铁铵 8g，加水 100ml 使溶解，即得。

稀硫酸铁铵溶液：取盐酸液（9→100）1ml，加硫酸铁铵指示液 2ml 后，再加水适量使成 100ml，即得。

3. 阿司匹林中水杨酸的检查

（1）供试品溶液的制备　称取阿司匹林 0.095～0.105g 于干燥的 50ml 比色管中，加乙醇 1ml 溶解后，加冷水（10℃以下）适量使成 50ml，摇匀，即得。

（2）对照溶液的制备　精密称取水杨酸 0.1g，加水溶解后，加冰醋酸 1ml，摇匀，再加水使成 1000ml，摇匀，精密量取 1ml，加乙醇 1ml、水 48ml 与上述新制的稀硫酸铁铵溶液

1ml，摇匀，即得。

（3）于供试品溶液与对照溶液中，立即加新制的稀硫酸铁铵溶液 1ml，摇匀，30 秒内比色。

4. 结果判断

若供试品溶液颜色浅于对照溶液颜色或持平，则判定检品中游离水杨酸符合规定；若供试品溶液颜色深于对照溶液颜色，则判定检品中游离水杨酸不符合规定。

（二）布洛芬中有关物质的检查

1. 实训用仪器与试药的准备

仪器：层析缸、玻璃板（5cm×20cm）、点样毛细管（10μl）、乳体、牛角匙、刻度吸量管（1ml）、干燥器、电热干燥箱及量瓶（10ml、100ml）。

试药：乙醇、硅胶 G、正己烷、乙酸乙酯、冰醋酸、硫酸、三氯甲烷及高锰酸钾。

2. 实训用试液的制备及薄层板的制备

（1）供试品溶液 精密称取本品适量，加三氯甲烷稀释使成每 1ml 中含布洛芬 100mg 的溶液。

（2）对照溶液 精密量取供试品溶液适量，用稀释法加三氯甲烷制成每 1ml 中含 1mg 的溶液，作为对照溶液。

（3）展开剂 按正己烷-乙酸乙酯-冰醋酸＝15：5：1 的比例，共制备 40ml，供 5 人次使用。即精密量取 28.5ml 苯、9.5ml 冰醋酸、2ml 冰醋酸混匀，即得。

（4）显色剂（1％高锰酸钾的稀硫酸溶液） 称取高锰酸钾 1g，加稀硫酸至 100ml，搅拌使其溶解，混合均匀，即得。

（5）实训用的薄层板的制备 按"附录十 薄层色谱法"项下的方法制备。

3. 操作方法

（1）点样、展开 吸取供试品溶液和对照溶液各 5μl，分别点于含同一硅胶 G 薄层板上，放入预先用正己烷-乙酸乙酯-冰醋酸（15：5：1）为展开剂饱和过的层析缸中进行展开。

（2）显色 待展开至 10～15cm，取出薄层板晾干，喷以 1％高锰酸钾的稀硫酸溶液，在 120℃加热 20 分钟，置紫外光灯（365nm）下检视。

4. 结果判断

供试品溶液如显杂质斑点，与对照溶液所显的主斑点比较，不得更深。

（三）肾上腺素中酮体的检查

1. 实训用仪器与试药的准备

仪器：紫外-可见分光光度计。

试药：盐酸。

2. 实训用试液的制备

（1）盐酸溶液（9→2000） 取盐酸 9ml，加水稀释至 2000ml，摇匀即得。

（2）供试品溶液 取本品适量，加盐酸溶液（9→2000）制成 1ml 中含 2.0mg 的溶液，即得。

3. 操作方法

（1）检查仪器是否正常工作，开机预热 20 分钟。

（2）检查仪器波长的正确性和 1cm 石英吸收池的成套性。

（3）用 1cm 石英吸收池，以水作为参比溶液，在 310nm 的波长处测定供试品溶液的吸光度并记录。

4. 结果判断

供试品溶液的吸光度小于或等于 0.05，则判定检品中酮体的限量符合规定，大于 0.05，则判定检品中酮体的限量不符合规定。

五、注意事项

（一）阿司匹林中游离水杨酸的检查

（1）应选玻璃质量较好、无色（尤其管底）、管的直径大小相等、管上的刻度高低一致的纳氏比色管进行实训，且纳氏比色管应配对使用，每对比色管不得有色差。

（2）供试品须用乙醇溶解以后才可以加水稀释至刻度，否则供试品难以溶解。

（3）加入的冷水应符合要求（10℃以下），否则造成阿司匹林水解，出现检验误差。

（二）布洛芬中有关物质的检查

（1）展开剂应选用分析纯试剂。

（2）展开剂临用前新制备。制备展开剂时比例要准确，量小的溶剂，应用移液管量取。

（3）一般薄层板展开前需预先饱和，以避免边缘效应。

（4）展开剂浸入薄层板的高度一般为 0.5～1.0cm，切勿过多，更不允许展开剂浸没样点，以免被分离的组分被溶解下来。

（5）薄层板展开剂前沿达一定距离后，立即取出，迅速挥尽溶剂，以免斑点的扩散。

（6）注意温度、湿度对分离的影响。

（三）肾上腺素中酮体的检查

（1）使用的吸收池必须洁净。用于盛装样品溶液，参比溶液及空白溶液的吸收池应配对。

（2）取吸收池时，手指拿毛玻璃面的两侧。

（3）吸收池装液以其池体体积的 4/5 为宜。吸收池光面置光路中，放入样品室时应注意每次放入方向相同。

（4）使用挥发性的溶液时应给吸收池加盖，透光面要用擦镜纸由上而下擦拭干净。

（5）测定装液时，吸收池要用被装液洗涤 2～3 次。

（6）使用后吸收池用溶剂及水冲洗干净，晾干防尘保存。

思考题

1. 何为特殊杂质？药品中特殊杂质的来源途径有哪些？

2. 薄层色谱法适用于哪类杂质的检查？常用的方法有哪些？各有何特点？

3. 在上述各项检查中，游离水杨酸、布洛芬中有关物质及酮体的限量分别是多少？

4. 试举例说明目视比色法、薄层色谱法及紫外-可见分光光度法检查特殊杂质的方法的应用。

5. 检查阿司匹林中水杨酸，为什么要用冷水？检查时间过长或室温过高，会出现什么结果？

单元实训四　重量差异和崩解时限检查法

一、实训目标

通过本实训，要求掌握片剂的重量差异、崩解时限检查的方法及操作技能，掌握检查结果的判断及意义，能够规范书写检验原始记录及检验报告书。

二、实训资料

以下内容均引自《中华人民共和国药典》。

（一）检验药品

1. 检验药品的名称：对乙酰氨基酚片、维生素 C 片。

2. 检验药品的来源：市场购买或送检样品。

3. 检验药品的规格、批号、包装及数量：根据药品包装确定，并记录有关情况。

（二）检验项目

对乙酰氨基酚片的重量差异，维生素 C 片的崩解时限。

（三）质量标准

1. 对乙酰氨基酚片

【检查】其他　应符合片剂项下有关的各项规定（附录Ⅰ A）。

2. 维生素 C 片

【检查】其他　应符合片剂项下有关的各项规定（附录Ⅰ A）。

（四）检查方法

1. 片剂的重量差异检查法

重量差异是指按规定称量方法测得片剂每片的重量与平均片重之间的差异程度。在片剂生产中，由于颗粒的均匀度和流动性，以及工艺、设备和管理等原因，都会引起片剂重量差异。本项检查的目的在于控制各片重量的一致性，保证用药剂量的准确。

片剂重量差异的检查方法：取药片 20 片，精密称定总重量，求得平均片重后，再分别精密称定每片的重量，计算每片重量与平均片重差异的百分率。

2. 片剂的崩解时限检查法

崩解时限是指口服固体制剂在规定的条件下，以规定的方法进行检查全部崩解溶散或成碎粒并通过筛网所需要时间的限度。片剂口服后，需经崩散、溶解，才能为机体吸收而达到治疗目的；胶囊剂的崩解是药物溶出及被人体吸收的前提，而囊壳常因所用囊材的质量，久贮或与药物接触等原因，影响溶胀或崩解；滴丸剂中不含有崩解剂，故在水中不是崩解而是逐渐溶散，且基质的种类与滴丸剂的溶解性能有密切关系，为控制产品质量，保证疗效，药典规定崩解时限项目。本实训中仅检查片剂的崩解时限。

以上检查的具体方法见本书附录十二。

三、实训方案

（一）实训形式

重量差异检查由每个学生独立完成，崩解时限检查分小组进行，每小组 4 人。

（二）实训程序

1. 仪器准备与清洗

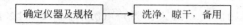

2. 试药的准备

按要求准备试药。也可由学生随机提供相关药品作为检品。

3. 重量差异的检查

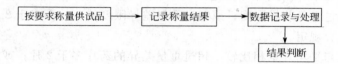

4. 崩解时限的检查

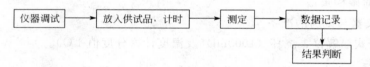

（三）实训时间

实训总时间约需 1 学时（45 分钟），数据处理及检验报告书课后完成，具体实训时间安排可参考表 2-4。另 1 学时可安排学生用自身携带的药品作相关检查的训练。

表 2-4 重量差异和崩解时限检查的实训时间安排

实训内容	实训时间/分钟	备 注
仪器准备	10	仪器由实训教师准备，学生应在实训前检查所需仪器状态是否良好。崩解仪由实训教师提前调试和预热
片重差异的检查	15	分组交换进行
崩解时限的检查	20	
	45	实训总时间

四、实训过程

（一）重量差异检查法

1. 实训用仪器与试药的准备

仪器：电子或分析天平（感量 0.1mg）、扁形称量瓶、镊子及烧杯（100ml）。

2. 检查方法

（1）取出空扁形称量瓶，精密称定重量；再取供试品 20 片，置此扁形称量瓶中，精密称定。两次称量值之差即为 20 片供试品的总重量，除以 20，得平均片重。

（2）从已称定总重量的 20 片供试品中，依次用镊子取出 1 片，分别精密称定重量，得各片重量，称量准确至 0.001g。

3. 记录与计算

记录每次称量数据，求出平均片重（$\overline{m}$），保留 3 位有效数字。按"附录十二 重量差异与崩解时限检查法"中规定的重量差异限度，求出允许片重范围，即：

$$允许片重范围＝\overline{m}\pm\overline{m}\times重量差异限度。$$

记录每次称量数据，假设平均片重为 0.301g。重量差异限度±5％，则允许片重范围为 $(0.301－0.301\times5％)\sim(0.301＋0.301\times5％)g＝0.286\sim0.316g$；重量差异限度增大 1 倍时，则允许片重范围为 $(0.301－0.301\times10％)\sim(0.301＋0.301\times10％)g＝0.271\sim0.331g$。

遇有超出允许片重范围并处于边缘者，应再与平均片重相比较，计算出该片的重量差异百分率，再根据允许的重量差异百分率进行判断，避免受数值修约的影响。

4. 结果判断

(1) 每片重量均未超出允许片重范围（$\overline{m}\pm\overline{m}\times重量差异限度$），或每片重量与平均片重相比较，均未超过重量差异限度；或超过重量差异限度的药片不多于 2 片，且均未超过限度 1 倍；均判为符合规定。

(2) 每片重量与平均片重相比较，超过重量差异的药片多于 2 片；或超过重量差异限度的药片虽不多于 2 片，但其中 1 片超过限度的 1 倍；均判为不符合规定。

(二) 崩解时限检查法

1. 实训用仪器与试药的准备

仪器：升降式崩解仪、烧杯（1000ml）及温度计（分度值 1℃）。

2. 检查方法

(1) 将升降式崩解仪水浴槽中注入水，接通电源，并按下加温开关，开始加温。取纯化水装入 1000ml 烧杯内，至已标记的液面的位置，以纯化水为介质，将盛有介质的烧杯放入水浴槽的孔中，通过水浴加热，使烧杯内的水温维持在 37℃±1℃。

(2) 将吊篮通过上端的不锈钢轴悬挂于金属支架上，浸入烧杯中，调节吊篮位置使其下降时筛网距烧杯底部 25mm，调节烧杯内液面高度使吊篮上升时筛网在水面下 25mm 处，支架上下移动的距离为 55mm±2mm，往返速率为每分钟 30~32 次。

(3) 取维生素 C 片 6 片，分别置上述吊篮的玻璃管中，每管各加 1 片，然后将吊篮悬挂于金属支架上，浸入烧杯中，启动升降式崩解仪进行检查。各片均应在 15 分钟内全部崩解。如有 1 片不能完全崩解，应另取 6 片复试，均应符合规定。

3. 记录

记录应包括仪器型号、制剂类型、崩解或溶散时间及现象。初试不符合规定者，应记录不符合规定的片数及现象、复试结果等。

4. 结果判断

(1) 供试品 6 片，若每片均能在 15 分钟内溶散或崩解并通过筛网者，判为符合规定。

(2) 初试结果，到规定时限后仍残存有小颗粒不能全部通过筛网者，另取 6 片复试，各片在 15 分钟内均能溶散或崩解并通过筛网者，仍判为符合规定。

(3) 复试结果，如有 1 片或 1 片以上不能通过筛网，即判为不符合规定。

(三) 数据处理与检验报告

按规定要求进行数据处理并书写检验报告书。

五、注意事项

（一）重量差异检查法

（1）在称量前后，均应仔细查对药片数。试验过程中，应避免用手直接接触供试品。已取出的药片，不得再放回供试品原装容器内。

（2）糖衣片的片心应检查重量差异并符合规定，包糖衣后不再检查重量差异。薄膜衣片应在包薄膜衣后检查重量差异并符合规定。

（3）凡规定检查含量均匀度的片剂，可不进行重量差异的检查。

（4）称量瓶应预先洗净并干燥。

（二）崩解时限检查法

（1）烧杯内的水或其他溶液的温度应保持在 37℃±1℃。

（2）每测定完一次，吊篮的玻璃管内壁、筛网及挡板均应清洗干净，并重新更换水或规定的溶液。

（3）含有浸膏、树脂、油脂或大量糊化淀粉的片剂，如有部分颗粒状物通过筛网，但已软化或无硬性物质者，可作符合规定论。

肠溶衣片的崩解时限按上述初试方法检查，先在盐酸液（9→1000）中检查 2 小时，每片均不得有裂缝、崩解或软化现象，然后将吊篮取出，用少量水洗涤后，每管各加入挡板 1 块，再按上述方法在磷酸盐缓冲液（pH6.8）中进行检查，1 小时内应全部溶解。如有 1～2 片不能完全溶解，按上述方法复试，均应符合规定。

思考题

1. 如何检查片剂的重量差异并判断其检查结果？

2. 简述片剂崩解时限检查的操作方法，如何判断检验结果？

3. 现有法莫替丁片或胶囊，查阅《中华人民共和国药典》2010 年版，在其检查项下分别写着"应符合片剂项下有关的各项规定"、"应符合胶囊剂项下有关的各项规定"。请问"各项规定"各指什么？如何检查？

单元实训五　溶出度测定法

一、实训目标

通过本实训，要求掌握溶出度测定的方法及操作技能，掌握检查结果的判断及意义，能够规范书写检验原始记录及检验报告书。

二、实训资料

以下内容均引自《中华人民共和国药典》。

（一）检验药品

1. 检验药品的名称：盐酸异丙嗪片。

2. 检验药品的来源：市场购买或送检样品。

3. 检验药品的规格、批号、包装及数量：根据药品包装确定，并记录有关情况。

（二）检验项目

盐酸异丙嗪片的溶出度。

（三）质量标准

【检查】溶出度　取本品，照溶出度测定法（附录 ⅩC 第一法），以盐酸溶液（9→1000）900ml 为溶出介质，转速为每分钟 100 转，依法操作，经 45 分钟时取溶液 10ml 滤过，精密量取续滤液适量，用水定量稀释制成每 1ml 中约含盐酸异丙嗪 $5\mu g$ 的溶液，照紫外-可见分光光度法（附录Ⅳ A），在 249nm 的波长处测定吸光度，按$C_{17}H_{20}N_2S \cdot HCl$的吸收系数（$E_{1cm}^{1\%}$）为 910 计算出每片的溶出量，限度为标示量的 80%，应符合规定。

（四）检查方法

溶出度系指活性药物从片剂、胶囊剂或颗粒剂等制剂在规定的条件下溶出的速率和程度。《中华人民共和国药典》2010 年版二部附录共收载了三种方法，即：第一法转篮法、第二法桨法、第三法小杯法。本实训采用第一法，即将药品置于溶出仪的转篮中，转篮通过篮轴与电机相连，转速可以任意调节。转篮置于 1000ml 溶出杯中，溶出杯盛放溶出介质。取样点应在转篮上端和液面中间距烧杯壁 10cm 处。测定时，取经脱气处理的溶出介质 900ml，注入溶出杯中，加温，使溶出介质温度保持在 37℃±0.5℃，取供试品 6 片（粒、袋），分别投入转篮中，将转篮降至溶出杯中，按规定速度旋转，计时，除另有规定外，至 45 分钟时，在规定取样点取样，立即经不大于 $0.8\mu m$ 的微孔滤膜过滤，按各药品项下的方法测定，计算每片（粒、袋）的溶出量。

以上检查的具体方法收藏在本书"附录十三　溶出度测定法"中。

三、实训方案

（一）实训形式

分成 4 人一组进行。

（二）实训程序

1. 仪器准备与清洗

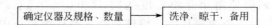

2. 试药的准备与试液的制备

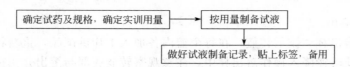

3. 溶出度的测定

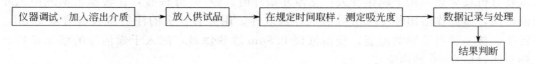

（三）实训时间

实训总时间约需 2 学时（120 分钟），数据处理及检验报告书课后完成，具体实训时间安排可参考表 2-5。

表 2-5 溶出度测定的实训时间安排

实训内容	实训时间/分钟	备　　注
仪器准备、调试	30	仪器由实训教师准备，学生应在实训前检查所需仪器是否齐全，如有缺少应及时补齐，并清洗仪器，备用。溶出度测定仪由实训教师提前调试和预热
溶出过程	60	按要求进行
吸光度的测定	30	按要求进行
	120	实训总时间

四、实训过程

（一）实训用仪器与试药的准备

仪器：ZRS-8G 型智能溶出试验仪、转篮、溶出杯（1000ml）、量筒（10ml，1000ml）、微孔滤膜（不大于 $0.8\mu m$）、滤器、取样器、电子或分析天平（感量 0.1mg）、温度计（分度值 0.1℃）、752 型分光光度计及超声波清洗仪等。

试药：盐酸。

（二）实训用试液的制备

盐酸溶液（9→1000）：取盐酸 9ml，加水稀释至 1000ml，即得。使用前应脱气处理，并预热至 37℃。

（三）测定过程

1. 篮杆与篮网的安装

检查仪器水平及转动轴的垂直度与偏心度（使用水平仪检查仪器是否处于水平状态）；转轴的垂直程度应与溶出杯中心线相吻合，用直角三角板检查转动轴与溶出杯平面的垂直度；检查转篮底部距溶出杯的内底部（25±2）mm。

2. 溶出仪的调试

将 6 个操作溶出杯安装在溶出仪水浴中，在水浴中加水至离上沿约 5cm，开启控温开关，调节水温至 37.0℃±0.5℃。在 6 个操作溶出杯内，沿器壁分别缓缓注入溶出介质

1000ml 经水浴加热后，调温使溶出介质温度达到 37.0℃±0.5℃。将转篮轴装入轴孔内，拧紧，将转篮卡入转篮盖的 3 个弹簧片内，将转篮降入操作溶出杯中，使转篮底部与溶出杯底部的距离为 25mm±2mm。用立柱上的卡环固定此距离，用调速开关调节转篮转速为每分钟 100 转。

3. 供试品的溶出

将转篮提出溶出杯，拔下转篮，在每个篮内各加入 1 片供试品，重新将转篮装到转篮盖上，缓缓放下，使转篮降入操作溶出杯中。注意观察转篮底部与溶出介质接触时有无气泡存在，如有，可提出溶出介质液面，再重新放入，以转篮底部和盖下面无气泡为准。在溶出杯上盖好有机玻璃盖，按下调速开关，立即开始计时。经 45 分钟时，在转篮上端到溶出介质液面中间，离操作溶出杯 10mm 处的取样点取样。用装有针头的注射器吸取溶液 10ml，拔下针头，接上装有滤膜的滤器，使溶液经 0.8μm 滤膜滤过，滤入干燥洁净的溶出杯中，自取样至滤过应在 30 秒内完成。

4. 溶出量的测定

精密量取滤液适量，用水定量稀释制成每 1ml 中约含盐酸异丙嗪 5μg 的溶液。照紫外-可见分光光度法，在 249nm 的波长处测定吸光度。按 $C_{17}H_{20}N_2S \cdot HCl$ 的吸收系数（$E_{1cm}^{1\%}$）为 910 计算出每片的溶出量，限度为标示量的 80%。

$$溶出量 = \frac{溶出量}{标示量} \times 100\%$$

5. 记录

记录应包括仪器型号、检测波长、转速、温度、每片的溶出量。初试不符合规定者，应记录不符合规定的片数及复试结果等。

6. 结果判断

6 片中每片的溶出量，按标示量计算，均应不低于规定限度（Q，即 80%）；或 6 片中仅有 1~2 片低于 Q，但不低于 $Q-10\%$（即 70%），且其平均溶出量不低于 Q 时，仍可判为符合规定。如 6 片中有 1 片低于 $Q-10\%$，但不低于 $Q-20\%$（即 60%），且其平均溶出量不低于 Q 时，应另取 6 片复试；初复试的 12 片中仅有 1~3 片低于 Q，其中仅有 1 片低于 $Q-10\%$，但不低于 $Q-20\%$，且其平均溶出量不低于 Q 时，亦可判为符合规定。

以上结果判断中所示的 10%、20% 是指相对于标示量的百分率（%）。

（四）数据处理与检验报告

按规定要求进行数据处理并书写检验报告书。

五、注意事项

（1）取样点位置 转篮法应在转篮上端距液面中间，离溶出杯壁 10mm 处；桨法应在桨叶上端距液面中间，离烧杯 10mm 处；小杯法应在桨叶上端距液面中间，离烧杯内壁 6mm 处，桨叶底部距离溶出杯内底部为 15mm±1mm。

（2）滤膜应浸在纯化水中，至少浸泡 1 天以上。

（3）水浴中的水应保持清洁，定期更换；水浴液面应略高于溶出杯内溶出介质的液面。

（4）检查每个溶出杯内溶出介质的温度应为 37.0℃±0.5℃，为保证恒温，试验时应加有机玻璃盖，各杯之间温差最大不超过 0.5℃。

（5）溶出介质须经过脱气处理，气体的存在可产生干扰，尤其对第一法的测定结果。

（6）滤膜过滤时，对有吸附作用的供试品，要用其他无吸附作用的滤材滤过。对照溶液须用相同的滤材滤过后再进行测定。

（7）实训结束后，应将篮轴、篮体或搅拌桨从电动机上取下，用水冲洗，晾干后妥善保存。

思考题

1. 溶出度测定的影响因素有哪些？应如何避免？
2. 溶出介质为什么要脱气，一般采用哪些方法？
3. 简述溶出度测定结果的判断原则，并举例说明之。

单元实训六　释放度测定法

一、实训目标

通过本实训，要求掌握释放度检查的方法及操作技能，掌握释放度检查结果的判断及意义，能够规范书写检验原始记录及检验报告书。

二、实训资料

以下内容均引自《中华人民共和国药典》。

（一）检验药品

1. 检验药品的名称： 双氯芬酸钠肠溶片。

2. 检验药品的来源： 市场购买或送检样品。

3. 检验药品的规格、批号、包装及数量： 根据药品包装确定，并记录有关情况。

（二）检验项目

双氯芬酸钠肠溶片的释放度。

（三）质量标准

【检查】释放度　取本品，照释放度测定法［附录 X D 第二法（方法 2）］测定。采用溶出度测定第一法装置（见本书附录十三），以 0.1mol/L 盐酸溶液 1000ml 为释放介质。转速为每分钟 100 转，依法操作。经 2 小时时，取溶液适量，滤过，取续滤液作为供试品溶液（1）；立即将转篮浸入预热至 37℃ 的磷酸盐缓冲液（pH6.8）1000ml 中，转速不变，继续依法操作，经 45 分钟时，取溶液适量，滤过，精密量取续滤液 5ml，置 10ml 容量瓶中，用磷酸盐缓冲液（pH6.8）稀释至刻度，摇匀，作为供试品溶液（2）；另取双氯芬酸钠对照品20mg，精密称定，置 100ml 容量瓶中，加水溶解并稀释至刻度，摇匀，作为溶液 A；精密量取溶液 A 2ml，置 100ml 容量瓶中，加 0.1mol/L 盐酸溶液稀释至刻度，摇匀，作为供试品溶液（1）的对照品溶液；另精密量取溶液 A 5ml，置 100ml 容量瓶中，加磷酸盐缓冲液（pH6.8）稀释至刻度，摇匀，作为供试品溶液（2）的对照品溶液。取供试品溶液与对照品溶液，照紫外-可见分光光度法（见本书附录十一），在 276nm 的波长处测定吸光度，计算每片的释放量，应符合规定。

（四）检查方法

释放度测定法系指测定药物从缓释制剂、控释制剂、肠溶制剂及透皮贴剂等在规定条件下释放的速率和程度。它是评价药物质量的一个指标，是模拟体内消化道条件，用规定的仪器，在规定的温度、介质、搅拌速率等条件下，对制剂进行药物释放速率试验，用以监测产品的生产工艺，以达到控制产品质量的目的。《中华人民共和国药典》2010 年版二部附录共收载了 3 种方法，即：第一法用于缓释和控释制剂的测定、第二法用于肠溶制剂、第三法用于透皮贴剂。本实训是采用第二法中的方法 2 进行测定，即先以 0.1mol/L 的盐酸为释放介质，按质量标准中规定的方法测定每片的"酸中释放量"，再以磷酸盐缓冲液（pH6.8）为释放介质，按质量标准中规定的方法测定每片的"缓冲液中释放量"，最后按药典附录中质量标准所规定的方法判断释放量是否符合规定。

以上检查的具体方法见本书附录十四。

三、实训方案

（一）实训形式

分成 4 人一组进行。

（二）实训程序

1. 仪器准备与清洗

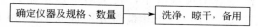

2. 试药的准备与试液的制备

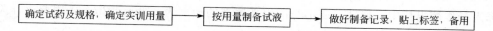

3. 释放度的测定

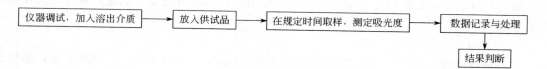

（三）实训时间

实训总时间约需 5 学时（250 分钟），数据处理及检验报告书课后完成，具体实训时间安排可参考表 2-6。

表 2-6 释放度测定的实训时间安排

实训内容	实训时间/分钟	备 注
仪器准备、调试、升温	40	仪器由实训教师准备，学生应在实训前检查所需仪器是否齐全，如有缺少应及时补齐，并清洗仪器，备用。溶出度测定仪由实训教师提前调试和预热
酸中释放与取样过程	130	按要求进行
缓冲液中释放与取样过程	50	按要求进行
吸光度的测定	30	按要求进行
	250	实训总时间

四、实训过程

（一）实训用仪器与试药的准备

仪器：溶出仪、紫外-可见分光光度计。

试药：盐酸、磷酸二氢钾及氢氧化钠。

（二）实训用液的制备

1. 试液的制备

盐酸溶液（0.1mol/L）：取盐酸 9ml，加水稀释至 1000ml，摇匀，即得。

2. 缓冲液的制备

磷酸盐缓冲液（pH6.8）：取 0.2mol/L 磷酸二氢钾溶液 250ml，加 0.2mol/L 氢氧化钠溶液 118ml，用水稀释至 1000ml，摇匀。

（三）测定过程

1. 篮杆与篮网的安装

检查仪器水平及转动轴的垂直度与偏心度（使用水平仪检查仪器是否处于水平状态）；转轴的垂直程度应与容器中心线相吻合，用直角三角板检查转动轴与溶出杯平面的垂直度；检查转篮底部距溶出杯的内底部 25mm±2mm。

2. 溶出仪的调试

将 6 个操作溶出杯安装在溶出仪水浴中，在水浴中加水至离上沿约 5cm，开启控温开关，调节水温至 37.0℃±0.5℃。用 1000ml 量筒分别量取 1000ml 的盐酸溶液（0.1mol/L）倒入 6 个溶出杯内，溶出杯固定在溶出仪水槽的 6 个孔中，盖上杯盖，调温使释放介质温度达到 37.0℃±0.5℃。将转篮轴装入轴孔内，拧紧，将转篮卡入转篮盖的 3 个弹簧片内，将转篮降入操作溶出杯中，使转篮底部与溶出杯底部的距离为 25mm±2mm。用调速开关调节转篮转速为每分钟 100 转。

3. 酸中释放

取 6 片分别投入转篮内，开始计时。经 2 小时时，取溶液适量，滤过，取续滤液作为供试品溶液（1）。

4. 缓冲液中释放

立即将转篮浸入预热至 37℃的磷酸盐缓冲液（pH6.8）1000ml 中，转速不变，继续依法操作。经 45 分钟时，取溶液适量，滤过，精密量取续滤液 5ml，置 10ml 容量瓶中，用磷酸盐缓冲液（pH6.8）稀释至刻度，摇匀，作为供试品溶液（2）。

5. 释放量的测定

（1）另取双氯芬酸钠对照品 20mg，精密称定，置 100ml 容量瓶中。加水溶解并稀释至刻度，摇匀，作为溶液 A；精密量取溶液 A 2ml，置 100ml 容量瓶中，加 0.1mol/L 盐酸溶液稀释至刻度，摇匀，作为供试品溶液（1）的对照品溶液。

（2）另精密量取溶液 A 5ml，置 100ml 容量瓶中，加磷酸盐缓冲液（pH6.8）稀释至刻度，摇匀，作为供试品溶液（2）的对照品溶液。

（3）取供试品溶液与对照品溶液，照紫外-可见分光光度法，在 276nm 的波长处测定吸光度，并计算每片在酸及缓冲液中释放量。

6. 记录

记录应包括特殊测试条件，崩解时间及现象，对照溶液和供试品溶液的吸光度。初试不符合规定者，应记录不符合规定的片数及现象、复试结果等。

7. 结果判断

符合下列条件之一者，可判为符合规定。

酸中释放量：（1）6 片中，每片释放量均不大于标示量的 10%。

（2）6 片中，有 1～2 片大于 10%，但其平均释放量大于 10%。

缓冲液中释放量：（1）6 片中，每片释放量按标示量计算均不低于规定限度（Q）；除另有规定外，Q 应为标示量的 70%。

（3）如 6 片中有 1～2 片低于规定限度（Q），但不低于规定限度 $Q-10\%$，且其平均释放量不低于 Q。

（4）6 片中仅有 1～2 片低于 Q，其中仅有一片低于 $Q-10\%$，但不低于 $Q-20\%$，且其

平均释放量不低于 Q 时，应另取 6 片复试；初、复试的 12 片中有 $1\sim3$ 片低于 Q，其中仅有 1 片低于 $Q-10\%$，但不低于 $Q-20\%$，且其平均释放量不低于 Q。

（四）数据处理与检验报告

按规定要求进行数据处理并书写检验报告书。

五、注意事项

与溶出度测定法相同。

思考题

1. 释放度测定的影响因素有哪些？应如何避免？
2. 简述释放度与溶出度的区别？
3. 简述释放度测定结果的判断原则，并举例说明之。

单元实训七 微生物限度检查法

一、实训目标

通过本实训，要求掌握口服药物中细菌、霉菌和酵母菌总数及大肠埃希菌检查的程序、方法与操作技能，掌握检验数据的处理及结果的判断，能够规范书写检验原始记录及检验报告书。

二、实训资料

以下内容均引自《中华人民共和国药典》。

（一）检验药品

1. 检验药品的名称： 葡萄糖酸钙口服液。

2. 检验药品的来源： 市场购买或送检样品。

3. 检验药品的规格、批号、包装及数量： 根据药品包装确定，并记录有关情况。

（二）检验项目

检查葡萄糖酸钙口服液的微生物限度。

（三）质量标准

【检查】其他 应符合口服溶液剂项下有关的各项规定（附录ⅠO）。

微生物限度 照微生物限度检查法（附录ⅪJ）检查，应符合规定。

（四）检查方法

微生物限度检查法是检查非规定灭菌制剂及其原、辅料受微生物污染程度的方法。检查项目包括细菌数、霉菌数、酵母菌数及控制菌检查。控制菌包括大肠埃希菌、大肠菌群、沙门菌、铜绿假单胞菌、金黄色葡萄球菌、梭菌。需检查的控制菌种类与制剂的给药途径、给药部位、原料来源等有关。大肠埃希菌是许多口服制剂必须检验的控制菌。

检查环境要求：微生物限度检查应在环境洁净度10000级下的局部洁净度100级的单向流空气区域内进行。检验全过程必须严格遵守无菌操作，防止再污染。单向流空气区域、工作台面及环境应定期按《医药工业洁净室（区）悬浮粒子、浮游菌和沉降菌的测试方法》的现行国家标准进行洁净度验证。

三、实训方案

（一）实训形式

两人一组，两组合作制备培养基及稀释液，其余操作各组独立完成。

（二）实训程序

1. 仪器的准备及清洗

确定仪器的种类、数量及规格 → 洗净、包扎、灭菌，备用

2. 试液、稀释液及培养基的制备

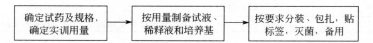

3. 微生物限度检查

（1）细菌、霉菌及酵母菌计数

第一部分　计数方法验证：可与供试品细菌、霉菌及酵母菌计数同时进行。

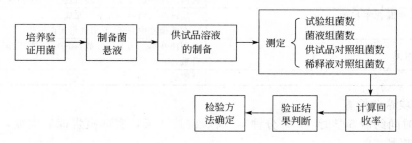

第二部分　检查法

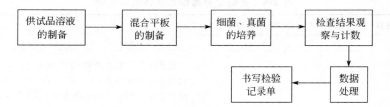

（2）大肠埃希菌检查

第一部分　方法的验证：可与供试品大肠埃希菌检查同时进行。

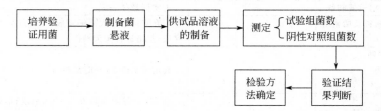

第二部分　检查法

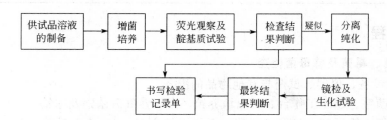

（三）实训时间

1. 细菌、霉菌总数检查

实训总时间约需 6 学时（300 分钟），前后跨越至少 4 天，实训报告课后完成，具体实训时间安排可参考表 2-7。

表 2-7　细菌、真菌总数检查实训时间安排

实训内容	实训时间/分钟	备　注
计数方法验证	不计	整个过程时间跨度 11 天，由实训教师完成
仪器的准备	40	仪器由实训教师准备，学生按单清点，清洗晾干后需灭菌的仪器按要求包扎，贴标签，灭菌（灭菌在课外时间进行，安排少数学生配合实训教师完成，不计在实训时间内）
培养基及稀释液的制备	100	实训第一天上午完成，可与仪器准备同时进行，中午安排灭菌。配好后按要求分装，包扎，贴标签，灭菌（安排同上）
供试品溶液和混合平板的制备	100	建议在实训第一天下午完成 在无菌室中完成，严格进行无菌操作
结果观察与计数	60	细菌在第三天下午计数，需 30 分钟；霉菌在第四天下午计数，需 30 分钟
	300	实训总时间

2. 大肠埃希菌检查

实训总时间约需 5 学时（250 分钟），前后跨越 3 天，实训报告课后完成，具体实训时间安排可参考表 2-8。

表 2-8　大肠埃希菌检查实训时间安排

实训内容	实训时间/分钟	备　注
方法的验证	不计	由实训教师完成
仪器的准备	30	仪器由实训教师准备，学生按单清点，清洗晾干后需灭菌的仪器按要求包扎，贴标签，灭菌（灭菌在课外时间进行，安排少数学生配合实训教师完成，不计在实训时间内）
培养基及稀释液的制备	60	实训第一天上午完成，与仪器准备同时进行，中午安排灭菌。配好后按要求分装，包扎，贴标签，灭菌（安排同上，可与仪器一起灭菌）
阳性、阴性对照用菌液制备	不计	由实训教师完成
供试品溶液的制备及增菌培养基接种	60	可在实训第一天下午完成，亦可往后安排。在无菌室中完成，严格进行无菌操作
MUG 培养基接种 阴性对照培养物 划线培养	60	在增菌培养 24 小时后进行
结果观察及判断	40	在 MUG 培养基培养 24 小时后进行，报告结果或进一步实验，实训安排可到此结束
	250	实训总时间

四、实训过程

（一）细菌、霉菌及酵母菌检查

1. 实训用设备、仪器、试药与其他物品的准备

设备：无菌室、超净工作台、恒温培养箱、高压蒸气灭菌锅及冰箱。

仪器：烧杯、锥形瓶、量筒、试管、天平、培养皿、10ml 吸量管、1.0ml 吸量管、漏斗、棉塞、电热套、精密 pH 试纸、记号笔、牛皮纸、棉绳、酒精灯、火柴及显微镜。

试药：牛肉浸出粉、蛋白胨、氯化钠、硫酸镁、葡萄糖、磷酸二氢钾、磷酸氢二钠、玫瑰红钠、琼脂、蒸馏水、氢氧化钠、盐酸。

验证用菌：大肠埃希菌 [CMCC（B）44102]、金黄色葡萄球菌 [CMCC（B）26003]、

枯草芽孢杆菌［CMCC（B）63501］、白色念珠菌［CMCC（F）98001］及黑曲霉［CMCC（F）98003］。

供试品：规格 10％葡萄糖酸钙口服液。

2. 实训用液、培养基的制备及仪器的包扎❶

（1）试液的制备❷

① 1.0mol/L 氢氧化钠溶液：取氢氧化钠 40g，加蒸馏水 1000ml 溶解即得。

② 1.0mol/L 盐酸：取密度为 1.19g/cm³ 的浓盐酸 84ml，加蒸馏水至 1000ml，混匀即得。

（2）稀释液及培养基的制备　两组合作，分工制备，分装好后，平均分配，相互交换。

① pH7.0 氯化钠-蛋白胨缓冲液（稀释液）

磷酸二氢钾 3.56g　磷酸氢二钠 7.23g　氯化钠 4.30g　蛋白胨 1.0g　水 1000ml

制备：每两组配 300ml，按比例取上述各成分混合，微温溶解，滤清，分装在 2 个锥形瓶和 6 支试管（锥形瓶装量 90ml/个；试管装量 9.0ml/支）中，包扎，灭菌。

② 营养琼脂培养基

蛋白胨 10.0g　氯化钠 5.0g　牛肉浸出粉 3.0g　琼脂 14.0g　水 1000ml

制备：每两组制备 200ml，按比例取上述各成分混合，加热溶化，调节 pH，使灭菌后为 7.2±0.2，平均分装在 2 个锥形瓶中，包扎，灭菌。

③ 玫瑰红钠琼脂培养基

蛋白胨 5.0g　玫瑰红钠 0.0133g　葡萄糖 10.0g　磷酸二氢钾 1.0g　硫酸镁 0.5g　琼脂 14.0g　水 1000ml

制备：每两组制备 200ml，按比例取上述成分（除葡萄糖、玫瑰红钠外），混合，微温溶解，滤过，加入葡萄糖、玫瑰红钠，平均分装在 2 个锥形瓶中，包扎，灭菌。

（3）其他物品包扎与准备　以组为单位。

培养皿 12 套、10ml 吸量管 1 支，1ml 吸量管 5 支。每组包扎好的物品、稀释液和培养基，应贴标签，并统一灭菌，备用。

3. 细菌、霉菌及酵母菌计数检查过程

以下内容均引自《中华人民共和国药典》。

第一部分　计数方法的验证❸

当供试品为新的产品或其检验条件发生改变时，应进行方法验证试验，以确认供试品的抑菌活性及测定方法的可靠性。验证时，按供试品溶液的制备和细菌、霉菌及酵母菌计数所规定的方法及下列要求进行。对各试验菌的回收率应逐一进行验证。

（1）菌液制备　接种大肠埃希菌、金黄色葡萄球菌、枯草芽孢杆菌的新鲜培养物至营养肉汤培养基或营养琼脂培养基中，置 30～35℃培养 18～24 小时；接种白色念珠菌的新鲜培养物至改良马丁培养基或改良马丁琼脂培养基中，置 23～28℃培养 24～48 小时。上述培养物用 0.9％无菌氯化钠溶液制成每 1ml 含 50～100cfu 的菌悬液。接种黑曲霉的新鲜培养物至改良马丁琼脂斜面培养基中，置 23～28℃培养 5～7 天。用 0.9％无菌氯化钠溶液制成每

---

❶ 只包括学生实训使用部分。

❷ 由实训教师准备。

❸ 由实训教师完成。

1ml 含 50～100cfu 的孢子悬液。

（2）供试品溶液的制备　用 10ml 吸量管吸取供试品 10ml，加至含无菌 pH7.0 氯化钠-蛋白胨缓冲液 90ml 的锥形瓶中，摇匀，即为 1∶10 供试品溶液。

（3）验证试验　至少应进行 3 次独立的平行试验，并分别计算各试验菌每次试验的回收率。

① 试验组。平板法计数时，取最低稀释级的供试品溶液 1ml 和 50～100cfu 试验菌，分别注入平皿中，立即倾注琼脂培养基，每组试验菌平行制备 2 个平板，按平板法测定其菌数。

② 菌液组。取上述试验菌液，按菌落计数方法测定所加的试验菌菌数。

③ 供试品对照组。取最低稀释级的供试品溶液 1ml，按菌落计数方法测定其本底菌数。

④ 稀释剂对照组。用相应的稀释液替代供试品溶液，加入试验菌，使最终菌浓度为每 1ml 含 50～100cfu，按试验组的供试品溶液制备方法和菌落计数方法测定其菌数。

$$试验组的菌回收率 = \frac{试验组的平均菌落数 - 供试品对照组的平均菌落数}{菌液组的平均菌落数} \times 100\%$$

$$稀释剂对照组的菌回收率 = \frac{稀释剂对照组的平均菌落数}{菌液组的平均菌落数} \times 100\%$$

（4）结果判定　在 3 次独立的平行试验中，稀释剂对照组的菌回收率均应不低于 70%。若试验组的菌回收率均不低于 70%，可按该供试品溶液制备方法和菌落计数法测定供试品的细菌、霉菌及酵母菌数；若任一次试验中试验组的菌回收率低于 70%，应建立新的方法，可采用培养基稀释法、薄膜过滤法、中和法等方法消除供试品的抑菌活性，并重新验证。

第二部分　检查法——常规平板法

（1）供试品溶液的制备　按本实训"四、（一）3.（2）"方法制备 1∶10 供试品溶液。

（2）供试品溶液的稀释　取 1∶10 供试品溶液 1ml，加入装有 9ml pH7.0 氯化钠-蛋白胨缓冲液的试管中，混匀，即为 1∶100 供试品溶液，以此类推可制得 1∶1000 供试品溶液，取 1∶100 和 1∶1000 两个稀释级的供试品溶液进行菌数测定。

（3）混合平板的制备　分别取以上两个稀释级供试品溶液 1ml，置直径 90mm 的无菌平皿中，分别注入 15～20ml 温度不超过 45℃ 的溶化的营养琼脂培养基和玫瑰红钠琼脂培养基，混匀，凝固，营养琼脂平板置 30～35℃、玫瑰红钠琼脂平板置 23～28℃ 恒温培养箱倒置培养。每稀释级每种培养基制备 2 个平板。

（4）阴性对照试验　取试验用的稀释液 1ml，置无菌平皿中，注入培养基，凝固，倒置培养。每种计数用的培养基各制备 2 个平板，均不得有菌生长。

常规平板法操作，基本过程如图 2-1 所示。

（5）结果计数　除另有规定外，细菌培养 3 天，分别在 24 小时及 3 天点计菌落数，一般以 3 天的菌落数报告；霉菌、酵母菌培养 5 天，分别在 3 天及 5 天点计菌落数，一般以 5 天的菌落数报告；必要时，可适当延长培养时间至 5～7 天进行菌落计数。点计菌落数后，计算各稀释级供试品溶液的平均菌落数，按菌数报告规则报告菌数。

（6）菌数报告规则　宜选取细菌、酵母菌平均菌落数小于 300cfu、霉菌平均菌落数小于 100cfu 的稀释级，作为菌数报告（取两位有效数字）的依据。以最高的平均菌落数乘以稀释倍数的值报告供试品中所含的菌数。

如各稀释级的平板均无菌落生长，或仅最低稀释级的平板有菌落生长，但平均菌落数小

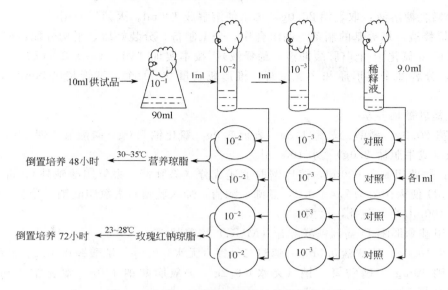

图 2-1　细菌、霉菌和酵母菌计数的操作过程

于 1 时，以小于 1 乘以最低稀释倍数的值报告菌数。

（二）大肠埃希菌检查

1. 实训用设备、仪器与试药的准备

设备：同本实训"四、（一）1."。

仪器：烧杯、锥形瓶、量筒、试管、小倒管、天平、培养皿、接种环、10ml 和 1.0ml 吸量管、漏斗、棉塞、棉绳、电热套、pH 精密试纸、记号笔、牛皮纸、酒精灯、载玻片、火柴、显微镜及 366nm 紫外灯。

试药：蛋白胨、磷酸二氢钾（无水）、乳糖、去氧胆酸钠、氯化钠、磷酸氢二钾、硫酸锰、磷酸氢二钠（无水）、硫酸锌、亚硫酸钠、硫酸镁、氯化钠、MUG（4-甲基伞形酮-D-葡萄糖醛酸苷）、氯化钙、氢氧化钠、盐酸、曙红钠、靛基质、亚甲蓝、中性红、碘、草酸铵、结晶紫、沙黄、酸性品红、溴麝香草酚蓝、甲基红、氢氧化钾、α-萘酚、乙醇（无水）及 95%乙醇。

验证用菌：大肠埃希菌〔CMCC（B）44102〕。

供试品：规格 10%葡萄糖酸钙口服溶液。

2. 实训用液、培养基的制备及仪器的包扎❶

（1）试液的制备

① 1.0mol/L 氢氧化钠溶液：按本实训"四、（一）2.（1）①"方法制备。

② 1.0mol/L 盐酸：按本实训"四、（一）2.（1）②"方法制备。

③ 靛基质试液：取对二甲氨基苯甲醛 5.0g，加入戊醇（或丁醇）75ml，充分振摇，使完全溶解后，再取浓盐酸 25ml 徐徐滴入，边加边振摇，以免骤热导致溶液色泽变深，置冰箱保存，备用。

④ 曙红钠指示液：取曙红钠 2.0g，加水使溶解成 100ml。灭菌，备用。

⑤ 亚甲蓝指示液：取亚甲蓝 0.5g，加水使溶解成 100ml。灭菌，备用。

---

⑥ 20％乳糖溶液：取乳糖 20.0g，加水使溶解成 100ml。灭菌，备用。

（2）稀释液、培养基的制备　两组合作，分工制备，分装好后，平均分配，相互交换。

① pH7.0 氯化钠-蛋白胨缓冲液（稀释液）：按本实训"四、（一）2.（2）①"方法制备 300ml，分装 2 个锥形瓶和 2 支试管，锥形瓶装量 90ml/个，试管装量 20ml/支，包扎，灭菌。

② 胆盐乳糖培养基

蛋白胨 20.0g　磷酸二氢钾 1.3g　乳糖 5.0g　氯化钠 5.0g　磷酸氢二钾 4.0g　去氧胆酸钠 0.5g（或牛胆盐 2.0g）　水 1000ml

制备：每两组制备 600ml，按比例取上述成分（除乳糖、去氧胆酸钠外），混合，微温溶解，调 pH 使灭菌后为 7.4±0.2，煮沸，滤清，加入乳糖、去氧胆酸钠，分装在 6 个锥形瓶，装量 100ml/个，包扎，灭菌。

③ 4-甲基伞形酮-D-葡萄糖醛酸苷（MUG）培养基

蛋白胨 10.0g　硫酸锰 0.5mg　磷酸二氢钾（无水）0.9g　硫酸锌 0.5mg　硫酸镁 0.1g　亚硫酸钠 40mg　磷酸氢二钠（无水）6.2g　去氧胆酸钠 1.0g　氯化钠 5.0g　MUG 75mg　氯化钙 50mg　水 1000ml

制备：除 MUG 外，取上述成分，混合，微温溶解，调节 pH 使灭菌后为 7.3±0.1，加入 MUG，溶解。一个实验室安排若干学生制备，制备量视实训组数而定，每组需 3 支试管，装量为 5ml，包扎，灭菌。

④ 曙红亚甲蓝琼脂培养基（EMB）

营养琼脂培养基 100ml　曙红钠指示液 2ml　20％乳糖溶液 5ml　亚甲蓝指示液 1.3～1.6ml

制备：按本实训"四、（一）2.（2）②"方法制备营养琼脂培养基，取已灭菌的营养琼脂培养基加热溶化后，冷至 60℃，按无菌操作加入灭菌的其他三种溶液，摇匀，倾注平皿。除三种溶液由实训教师制备外，其余一个实验室安排若干学生制备并倾注平皿，制备量视实训组数而定，每组一个平板，每个平板约 15ml。

（3）其他物品包扎与准备　每组包扎 1ml 吸量管 3 支；10ml 吸量管 2 支；培养皿 1 个（一个实验室可统一包扎）。每组包扎好的物品、稀释液和培养基，应贴标签，并统一灭菌，备用。

3. 大肠埃希菌检查过程

以下内容均引自《中华人民共和国药典》。大肠埃希菌检查的培养温度为 30～35℃。

第一部分　方法的验证[●]

（1）菌液制备　按本实训"四、（一）3.（1）"方法分别制备每 1ml 含菌量 10～100cfu 的大肠埃希菌、金黄色葡萄球菌的菌悬液，分别用作阳性及阴性对照。

（2）供试品溶液的制备　按本实训"四、（一）3.（2）"方法制备 1：10 供试品溶液。

（3）验证方法

取 1：10 供试品溶液 10ml 和 10～100cfu 大肠埃希菌，加入增菌培养基中依大肠埃希菌检查法进行检查。

（4）结果判定　若上述检出试验菌，按此供试品溶液制备法和大肠埃希菌检查法做该供

● 由实训教师完成。

试品的大肠埃希菌检查；若未检出试验菌，应采用培养基稀释法、薄膜过滤法、中和法等方法消除供试品的抑菌活性，并重新验证。

第二部分　检查法——常规法

（1）供试品溶液的制备　按本实训"四、（一）3.（2）"方法制备1：10供试品溶液。

（2）阴性对照试验　取稀释液10ml加入BL增菌培养基，培养18～24小时，取出，用接种环取阴性对照培养物在EMB平板中划线培养24小时，应无菌生长。

（3）阳性对照试验　取1：10供试品溶液10ml和1ml含菌量10～100cfu的大肠埃希菌菌悬液加入增菌培养基，按以下大肠埃希菌检查法检查，作为阳性对照，应为MUG阳性、靛基质阳性，检出大肠埃希菌。

（4）大肠埃希菌检查

① 供试品增菌培养。取1：10供试品溶液10ml接种于加入BL增菌培养基，培养18～24小时。

② MUG培养。取①中培养物0.2ml，接种至一含5ml MUG培养基的试管内，培养，于5小时、24小时在366nm紫外线下观察，同时用未接种的MUG培养基做本底对照。有荧光（蓝白色荧光）为MUG阳性；无荧光为MUG阴性。沿管壁加靛基质试液数滴，液面呈玫瑰红色，为靛基质阳性；呈试液本色，为靛基质阴性。

结果判断：

MUG阳性、靛基质阳性，判检出大肠埃希菌；

MUG阴性、靛基质阴性，判未检出大肠埃希菌；

MUG阳性、靛基质阴性或MUG阴性、靛基质阳性，需进一步做以下检查。

③ 分离培养。用接种环沾取需进一步检查的培养物划线接种于MacC或EMB平板上，培养18～24小时。检查有无疑似大肠埃希菌菌落（大肠埃希菌菌落形态特征见表2-9），若无，判供试品未检出大肠埃希菌；若有，进一步做以下试验。

表 2-9　大肠埃希菌菌落形态特征

培养基	菌 落 形 态
曙红亚甲基蓝琼脂（EMB）	呈紫黑色、浅紫色、蓝紫色或粉红色,菌落中心呈深紫色或无明显暗色中心,圆形,微突起,边缘整齐,表面光滑,湿润,常有金属光泽
麦康凯琼脂（MacC）	鲜桃红色或微红色,菌落中心呈深桃红色,圆形,扁平,表面光滑,湿润

④ 纯培养。用接种环挑取2～3个疑似大肠埃希菌菌落，分别接种于营养琼脂斜面培养基，培养18～24小时。

⑤ 革兰染色、镜检。将斜面培养物涂片、革兰染色、镜检，若证明为革兰阴性短杆菌者，继续做生化反应试验。

⑥ 生化反应试验。乳糖发酵试验：取纯培养物接种于乳糖发酵管中，培养24～48小时，观察结果。小倒管中有气泡，判为产气；在试管中加入酸性品红指示液，培养液呈红色，加入溴麝香草酚蓝显黄色，判为产酸。

靛基质试验（I）：取纯培养物接种于蛋白胨水培养基中，培养24～48小时，沿管壁加入靛基质试液数滴，轻轻摇动试管，液面呈玫瑰红色为阳性反应；呈试剂本色为阴性反应。

甲基红试验（M）：取纯培养物接种于磷酸盐葡萄糖胨水培养基内，培养（48±2）小时，在约2ml培养液中加入2滴甲基红指示液，轻轻摇动，立即观察，呈鲜红色或橘红色为阳性；呈黄色为阴性。

乙酰甲基甲醇生成试验（V-P）：取纯培养物接种于磷酸盐葡萄糖胨水培养基内，培养（48±2）小时，在2ml培养液中加入α-萘酚乙醇液1ml，混匀，再加入40％的氢氧化钾试液0.4ml，充分摇匀，在4小时内出现红色者，判为阳性，无红色反应为阴性。

枸橼酸盐利用试验（C）：取纯培养物接种于枸橼酸盐斜面培养基上，培养2～4天，培养基斜面有菌苔生长，培养基由绿色变为蓝色，判为阳性；培养基斜面无菌生长，培养基仍呈绿色者为阴性。

供试品大肠埃希菌检验程序如图2-2所示。

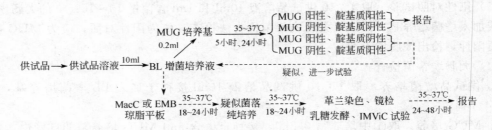

图 2-2　大肠埃希菌的检验程序

图中实线部分为安排学生实训内容

（5）结果判定。阴性对照试验呈阴性，阳性对照试验MUG阳性、靛基质阳性，供试品MUG阳性、靛基质阳性，报告1g或1ml供试品中检出大肠埃希菌；供试品MUG阴性、靛基质阴性，报告1g或1ml供试品中未检出大肠埃希菌。

MUG阳性、靛基质阴性、IMViC试验为－＋－－、革兰阴性短杆菌，报告1g或1ml供试品中检出大肠埃希菌；MUG阴性、靛基质阳性、IMViC试验为＋＋－－、革兰阴性短杆菌，报告1g或1ml供试品中检出大肠埃希菌。

供试品培养物检查不符合以上结果判定中的任一项，报告1g或1ml供试品中未检出大肠埃希菌。

当阴性对照有菌生长或阳性对照未生长或生长但非大肠埃希菌，不能作出检验报告。

（三）微生物限度检查结果判断❶

供试品检出控制菌或其他致病菌时，按一次检出结果为准，不再复试。

供试品的细菌数、霉菌和酵母菌数其中任何一项不符合该品种项下的规定，应从同一批样品中随机抽样，独立复试两次，以3次结果的平均值报告菌数。

若供试品的细菌数、霉菌和酵母菌数及控制菌三项检验结果均符合该品种项下的规定，判供试品符合规定；若其中任何一项不符合该品种项下的规定，判供试品不符合规定。

（四）微生物限度检查记录与检验报告

按规定报告细菌、真菌总数及大肠埃希菌检查结果，填写微生物限度检查记录（见附录十五）及检验报告书。

五、注意事项

（1）实训过程要严格无菌操作。

（2）供试品溶液稀释及注入培养皿时应摇匀再取，供试品溶液从制备至加入培养基不得

---

❶ 《中国药典》2005年版二部附录第98页。

超过 1 小时。

（3）掌握好培养基的倒入温度，不宜太高或太低。

（4）平板要倒置培养，掌握培养温度与培养时间。

（5）计数菌落可用放大镜检查，以防漏数。若平板上有片状、花斑状菌落或蔓延生长成片，该平板无效。

（6）制备 MUG 培养基时，务必调 pH，否则 pH 偏高，MUG 分解，本身则显荧光。

（7）若营养琼脂培养基中生长的真菌菌落数多于玫瑰红钠琼脂培养基中的真菌菌落数，或玫瑰红钠琼脂培养基中生长的细菌菌落数多于营养琼脂培养基中的细菌菌落数，以菌落数多的培养基中的菌数报告结果。

思考题

1. 在含药物稀释液的培养皿中加培养基时，培养基的温度为什么须控制在 45℃左右？

2. 固体琼脂平板为什么要倒置培养？

3. 为什么要检定药品中的细菌和霉菌总数？

4. 为什么要以大肠埃希菌作为药物、水、饮料、食品等的卫生学指标菌？

5. 为什么要做微生物限度检查的验证试验？

单元实训八　无菌检查法

一、实训目标

通过本实训，要求掌握无菌操作技术，掌握直接接种法进行注射液或供注射用原料药的无菌检查的方法及操作技能，掌握检查结果的判断，能够规范书写无菌检验原始记录及检验报告书。

二、实训资料

以下内容均引自《中华人民共和国药典》。

葡萄糖酸钙注射液

（一）检验药品

1. 检验药品的名称：葡萄糖酸钙注射液。

2. 检验药品的来源：市场购买或送检样品。

3. 检验药品的规格、批号、包装及数量：根据药品包装确定，并记录有关情况。

（二）检验项目

葡萄糖酸钙注射液的无菌检查。

（三）质量标准

【检查】其他　应符合注射剂项下有关的各项规定（附录ⅠB）。

无菌　照无菌检查法（附录ⅪH）检查，应符合规定。

（四）检查方法

无菌检查法是用于确定要求无菌的药品、医疗器具、原料、辅料及要求无菌的其他品种是否无菌的一种方法。若供试品符合无菌检查法的规定，仅表明了供试品在该检验条件下未发现微生物污染。根据检查方法不同，可分为薄膜过滤法和直接接种法，本实训采用直接接种法。

检查环境要求：无菌检查应在环境洁净度10000级下和局部洁净度100级的单向流空气区域内或隔离系统中进行，其全过程必须严格遵守无菌操作，防止微生物污染。单向流空气区、工作台面及环境应定期按《医药工业洁净室（区）悬浮粒子、浮游菌和沉降菌的测试方法》的现行国家标准进行洁净度验证。隔离系统按相关的要求进行验证，其内部环境的洁净度须符合无菌检查的要求。

三、实训方案

（一）实训形式

两人一组，培养基制备两组合作，其余操作各组独立完成。

（二）实训程序

1. 仪器的准备及清洗

确定仪器的种类、数量及规格 → 洗净、包扎、灭菌、备用

2. 稀释液和培养基的制备

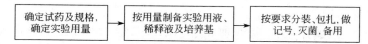

3. 方法验证

方法验证可与供试品的无菌检查同时进行。

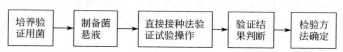

4. 供试品的无菌检查

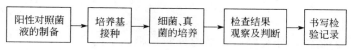

（三）实训时间

实训总时间约需 3 学时（135 分钟），前后跨越 14 天，实训报告课后完成，具体实训时间安排可参考表 2-10。

表 2-10　无菌检查实训时间安排

实训内容	实训时间/分钟	备注
方法的验证	不计	整个过程时间跨度 6 天,由实训教师完成
阳性对照菌液制备	不计	由实训教师完成
仪器的准备	15	仪器由实训教师准备,学生按单清点,清洗晾干后需灭菌的仪器按要求包扎,贴标签,灭菌(灭菌在课外时间进行,安排少数学生配合实训教师完成,不计在实训时间内)
培养基的制备	30	实训第一天上午完成,与仪器准备同时进行,中午安排灭菌配好后按要求分装,包扎,做记号,灭菌(安排同上,可与仪器一起灭菌)
无菌检查操作	45	可在实训第一天下午完成,亦可往后安排。在无菌室中完成,严格进行无菌操作
结果观察及判断	45	每天记录生长情况,以培养第 14 天生长情况报告
	135	实训总时间

四、实训过程

（一）设备、仪器、试药与其他物品的准备

设备：无菌室、超净工作台、恒温培养箱、高压蒸气灭菌锅、冰箱。

仪器：烧杯、量筒、试管、吸量管、漏斗、接种环、棉塞、牛皮纸、棉绳、电热套、pH 精密试纸、记号笔、小砂轮、棉球、酒精灯及火柴。

试药：酪胨、氯化钠、葡萄糖、刃天青、L-胱氨酸、硫乙醇酸钠（或硫乙醇酸）、酵母浸出粉、蛋白胨、硫酸镁、磷酸氢二钾、琼脂、蒸馏水、氢氧化钠、盐酸、乙醇、碘片及碘化钾。

验证用菌：金黄色葡萄球菌［CMCC（B）26003］、铜绿假单胞菌［CMCC（B）10104］、枯草芽孢杆菌［CMCC（B）63501］、生孢梭菌［CMCC（B）64941］、白色念珠菌［CMCC（F）98001］、黑曲霉［CMCC（F）98003］。

供试品：规格 10ml ∶ 0.5g 的葡萄糖酸钙注射液。

（二）实训用液、培养基的制备及仪器包扎❶

1. 试液的制备

（1）碘酒溶液　取碘片 20g、碘化钾 8g、乙醇（95％）500ml，加蒸馏水至 1000ml，溶解即得。

（2）75％乙醇溶液　取 95％乙醇 78ml，加水稀释至 100ml。

（3）1.0mol/L 氢氧化钠溶液　取氢氧化钠 40g，加蒸馏水 1000ml 溶解即得。

（4）1.0mol/L 盐酸　取密度为 1.19g/cm³ 的浓盐酸 84ml，加蒸馏水至 1000ml，混匀即得。

（5）0.9％无菌氯化钠溶液　取氯化钠 9.0g，加水溶解使成 1000ml，121℃灭菌 20 分钟。

2. 培养基的制备

两组合作，分工制备，分装好后，平均分配，相互交换。

（1）硫乙醇酸盐流体培养基（用于培养好氧菌、厌氧菌）

酪胨 15.0g　氯化钠 2.5g　新制备的 0.1％刃天青溶液 1.0ml　葡萄糖 5.0g

L-胱氨酸 0.5g　硫乙醇酸钠 0.5g（或硫乙醇酸 0.3ml）　酵母浸出粉 5.0g

琼脂 0.75g　水 1000ml

制备：每两组制备 500ml，按比例取上述成分（除葡萄糖和刃天青溶液外）混合，微温溶解，调节 pH 至弱碱性，煮沸，滤清，加入葡萄糖和刃天青溶液，摇匀，调 pH 使灭菌后为 7.1±0.2，分装于 24 支试管中，每支装量 20ml，包扎、灭菌。

（2）改良马丁培养基（用于真菌的培养）

蛋白胨 5.0g　磷酸氢二钾 1.0g　酵母浸出粉 2.0g　硫酸镁 0.5g

葡萄糖 20.0g　水 1000ml

制备：每两组制备 500ml，按比例取上述成分（除葡萄糖外）混合，微温溶解，调节 pH 约为 6.8，煮沸，加入葡萄糖溶解后，摇匀，滤清，调 pH 使灭菌后为 6.4±0.2，分装于 22 支试管中，每支装量 20ml，包扎、灭菌。

3. 仪器包扎

每组包扎 2ml 吸量管 3 支。培养基和包扎好的物品，应贴标签，并统一灭菌，备用。

（三）方法验证❷

当建立药品的无菌检查法时，应进行方法验证试验，以证明所采用的方法适合于该药品的无菌检查。若药品的组分或原检验条件发生改变时，检查方法应重新验证。

验证时，按下列要求及"四、（四）供试品的无菌检查过程"中规定的方法进行。供试品对每一试验菌的抑菌程度应逐一进行验证。

1. 菌液制备

按实训七"四、（一）3.（1）"方法（铜绿假单胞菌菌液制备同金黄色葡萄球菌，生孢梭菌接种于硫乙醇酸盐流体培养基），分别制备金黄色葡萄球菌、铜绿假单胞菌、枯草芽孢杆菌、生孢梭菌、白色念珠菌、黑曲霉菌（孢子）悬液，每毫升含菌（孢子）数小于 100cfu。

2. 验证试验

---

❶　只包括学生实训使用物品。

❷　由实训教师完成。

　　取适宜装量的硫乙醇酸盐流体培养基 8 管分别加入上述金黄色葡萄球菌、铜绿假单胞菌、枯草芽孢杆菌、生孢梭菌菌液 1ml 各两管；取适宜装量的改良马丁培养基 4 管，分别加入白色念珠菌、黑曲霉菌液 1ml 各两管。其中 1 管接入规定量的供试品，另 1 管作为阳性对照，营养肉汤培养基和硫乙醇酸盐流体培养基置 30～35℃、改良马丁培养基置 23～28℃ 培养 3～5 天。

　　3. 结果判定

　　与阳性对照比较，如含供试品各容器中的试验菌均生长良好，则供试品的该检验量在该检验条件下无抑菌作用或其抑菌作用可以忽略不计，可按此检查法和检查条件进行供试品的无菌检查。如含供试品的任一容器中微生物生长微弱、缓慢或不生长，则供试品的该检验量在该检验条件下有抑菌作用，可采用增加培养基的用量，或使用中和剂或灭活剂如 β-内酰胺酶、对氨基苯甲酸、聚山梨酯 80 等消除供试品的抑菌作用，并重新进行方法验证试验。

（四）检查过程

　　1. 菌液制备[1]

　　按实训七"四、（一）3.（1）"方法制备每毫升含菌数小于 100cfu 的金黄色葡萄球菌菌悬液，用作阳性对照。

　　2. 供试品的加入和培养

　　取供试品 11 支[2]，用碘酒棉球擦拭安瓿外部，待干，用砂轮在安瓿颈部划一环行线，再用 75％酒精棉球将碘酒擦净，待干，打开颈部后，按表 2-11 中接种的要求用无菌吸量管吸取供试品或阳性对照菌液，分别接种不同的培养基（严格进行无菌操作），混匀，硫乙醇酸盐流体培养基置 30～35℃、改良马丁培养基置 23～28℃ 培养 14 天。

表 2-11　无菌检查接种量

项　　目	培养基	
	好氧、厌氧菌培养	真菌培养
	硫乙醇酸盐流体培养基	改良马丁培养基
供试品:每种培养基各 10 支	2ml	2ml
阳性对照接种:供试品＋金黄色葡萄球菌菌液	2ml(供试品)＋1.0ml(菌液)	
阴性对照	—	—
培养温度	30～35℃	23～28℃
培养时间	14 天	

　　3. 培养情况观察

　　培养期间应逐日观察并记录是否有菌生长。如在加入供试品后或在培养过程中，培养基出现浑浊，培养 14 天后，不能从外观上判断有无微生物生长，可取该培养液适量转接种至同种新鲜培养基中或划线斜面培养基上，细菌培养 48 小时、真菌培养 72 小时，观察接种的同种新鲜培养基是否再出现浑浊或斜面是否有菌生长；或取培养液涂片，染色，镜检，判断是否有菌。

（五）结果判断

　　阳性对照管应生长良好，阴性对照管不得有菌生长，否则，试验无效。

　　若供试品管均澄清，或虽显浑浊但经确证并无菌生长，判供试品符合规定；若供试品管中任何一管显浑浊并确证有菌生长，判供试品不符合规定，除非能充分证明实验结果无效，

---

❶　由实训教师配制。

❷　11 支供试品内容物亦可混匀后再按表 2-11 规定量分别接种各种培养基。

即生长微生物非供试品所含。当符合下列至少一个条件时，方可判断实验结果无效：(1) 实验设备及环境不符合要求；(2) 回顾无菌试验过程中，发现有可能引起微生物污染的因素；(3) 供试品管中生长的微生物经鉴定后，确证是因无菌试验中所使用的物品和（或）无菌操作不当引起的。

试验若经确认无效，应重试。重试时，重新取同量供试品，依法重试，若无菌生长，判供试品符合规定；若有菌生长，判供试品不符合规定。

（六）检验记录及检验报告

按规定要求填写无菌检查记录（见附录十八）及检验报告书。

五、注意事项

(1) 无菌检查时，除无菌室应符合洁净级要求外，应严格掌握无菌操作技术，使用的器材、培养基需灭菌彻底。

(2) 按药典要求的接种量接种。

(3) 阳性对照菌未生长时，供试品的检验结果应判为无效。

(4) 在培养期内必须逐日观察，了解培养过程的变化，不可在培养期结束时才观察结果。

思考题

1. 哪些药品制剂需做无菌检查，怎样正确判断结果？

2. 在实训中为何要设阳性对照？若阳性对照出现阴性结果是何原因？应如何处理？

3. 无菌检查应注意哪些问题？

单元实训九　热原检查法

一、实训目标

通过本实训，要求掌握用家兔法检查热原的方法与操作技能，并能根据检验结果对供试品中所含热原是否符合规定做出判断，能够规范书写检验原始记录及检验报告书。

二、实训资料

以下内容均引自《中华人民共和国药典》。

（一）检验药品

1. 检验药品的名称：葡萄糖酸钙注射液。

2. 检验药品的来源：市场购买或送检样品。

3. 检验药品的规格、批号、包装及数量：根据药品包装确定，并记录有关情况。

（二）检验项目

检查葡萄糖酸钙注射液的热原。

（三）质量标准

【检查】热原　取本品，依法检查（附录Ⅺ D），剂量按家兔体重每 1kg 缓缓注射 2ml，应符合规定。

（四）检查方法

热原检查法是将一定剂量的供试品，静脉注入家兔体内，在规定时间内观察家兔体温升高的情况，以判断供试品中所含热原的限度是否符合规定。

三、实训方案

（一）实训形式

6 人一组，各组独立完成。

（二）实训程序

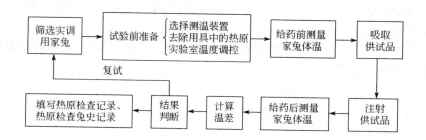

（三）实训时间

实训总时间约需 6 学时（300 分钟），安排在同一天内完成，实训报告课后完成，具体实训时间安排可参考表 2-12。

表 2-12　热原检查的实训时间安排

实训内容	实训时间/分钟	备　注	实训内容	实训时间/分钟	备　注
筛选实训用家兔	不计	由实训教师完成	注射供试品溶液	30	上午完成
试验前准备	不计	由实训教师完成	给药后测量家兔体温	200	上午顺延至下午
给药前测量家兔体温	70	上午完成		300	实训总时间

四、实训过程

（一）仪器、试药与其他物品的准备

仪器：电热干燥箱 [（50～300）℃±1℃]、恒温水浴箱 [（37～100）℃±0.5℃]、家兔固定盒（盒的两侧有通气孔）、天平（感量 10g）、热原测温仪或肛门体温计（精度 0.1℃）、注射器、针头、烧杯、吸管、量筒、广口试剂瓶、直镊、金属制密封器、棉球及时钟。

试药：乙醇。

实训动物：家兔。

供试品：规格 10ml：0.5g 的葡萄糖酸钙注射液。

（二）实训用液的制备

75％乙醇溶液：取 95％乙醇 78ml，加水稀释至 100ml。

（三）供试家兔的筛选[❶]

应选用同一来源、同一品系、健康无伤、体重 1.7～3.0kg 的家兔（雌兔应无孕），一兔一笼，并标兔号。

1. 新兔的预选

（1）新兔饲养 7 日后，预测体温，测温条件与热原检查要求相同。

（2）测量体温时，测温探头或肛门体温计插入肛门的深度和时间各兔应相同，深度一般约 6cm，时间不得少于 1.5 分钟。每隔 30 分钟测量体温 1 次，共测 8 次。8 次体温均在 38.0～39.6℃的范围内，且最高与最低体温相差不超过 0.4℃的家兔，方可在 3 周内供热原检查使用。

2. 家兔的重复使用

（1）供试品判为符合规定的家兔，至少休息 2 日，方可供下一次实验用。

（2）供试品判为需重复实验的家兔，应暂作休息处理，如重复合格，升温大于等于 0.6℃的家兔，应重新测温挑选。

（3）供试品判为不符合规定的家兔，不再使用。

（4）每一家兔的使用次数，最多 10 次，体重逐渐减轻或超过 3.0kg 的家兔，不再使用。

3. 复试用的家兔

挑选体重在 2.0～2.4kg、正常体温在 38.8～39.2℃、使用过 2～3 次的家兔进行试验。

（四）实训前的准备[❷]

1. 选择合格测温仪和肛门体温计

测温仪和肛门体温计精密度为±0.1℃。

2. 用具的除热原

将清洗干净与供试品接触的玻璃器皿、注射器、针头、直镊等放入金属制容器内，密

---

❶　由实训教师完成。
❷　由实训教师完成。

闭，置电热干燥箱中经 250℃、30 分钟或 200℃、1 小时或 180℃、2 小时加热除热原。

3. 实验室温度控制

室温在 17～28℃ 范围内，实验室与饲养室的温度相差不得大于 5℃；实验全过程中，室温变化不得大于 3℃。

（五）检查过程

1. 测量家兔正常体温

（1）选符合规定的家兔，停止给饲料和水，称重后置于家兔固定盒内至少 1 小时。

（2）每隔 30 分钟测量家兔体温 1 次，一般测量 2 次，两次体温之差不得超过 0.2℃，以此两次体温的平均值作为该兔的正常体温。

（3）当日使用的家兔，正常体温应在 38.0～39.6℃ 范围内，且各兔间相差不得超过 1℃。

2. 注射供试品

（1）实训用家兔数量 每个供试品用家兔 3 只，在测定正常体温后 15 分钟内给药。

（2）注射剂量 取葡萄糖酸钙注射液 1 支，用酒精棉球擦拭安瓿颈部，待干，用砂轮割开安瓿，取注射器按家兔体重每 1kg 2ml 的剂量吸取内容物。

（3）注射操作 注射前，先用 75% 乙醇棉球轻擦耳静脉的注射部位，从耳尖端静脉进针，缓慢注射，如进针不利，应顺序向前进行。注射完毕，应按住针孔止血。

3. 测量给药后家兔体温

给药后每隔 30 分钟测量体温一次，共 6 次。

4. 计算温差

以 6 次测得的体温中最高的一次减去正常体温，为该家兔体温的升高度数，如 6 次体温均低于正常体温，则升温度数以"0"计。6 次体温中最低一次减去正常体温，即为降温值。

（六）结果判断

（1）下列情况应进行复试

① 初试 3 只家兔中仅有 1 只体温升高 0.6℃ 或 0.6℃ 以上，或 3 只家兔升温总和达 1.3℃ 或 1.3℃ 以上，应另选 5 只家兔复试。

② 含有热原的供试品，一般在给家兔静脉注射后 1～2 小时出现升温高峰，当第 3 小时升温大于等于 0.6℃ 时，宜复试后再作判断。

③ 3 只家兔中有 1 只降温值大于等于 0.6℃，或 3 只家兔中只有 2 只降温值在 0.45～0.55℃，应另取 3 只家兔复试。

（2）下列情况判为符合规定

① 初试 3 只中，体温升高均在 0.6℃ 以下，并且 3 只家兔升温的总数在 1.3℃ 以下，可判为符合规定。

② 复试 5 只家兔中，体温升高 0.6℃ 或 0.6℃ 以上的家兔数仅有 1 只，并且初复试合并，8 只家兔的升温总数为 3.5℃ 或 3.5℃ 以下，可判为符合规定。

（3）下列情况判为不符合规定

① 初试 3 只家兔，体温升高 0.6℃ 或 0.6℃ 以上的家兔数有 2 只或 3 只，可判为不符合规定。

② 复试 5 只家兔中，体温升高 0.6℃ 或 0.6℃ 以上的家兔数有 2 只或 2 只以上，可判为不符合规定。

③ 初复试合并 8 只家兔的升温总数超过 3.5℃，可判为不符合规定。

（七）检验记录及检验报告

按规定要求填写热原检查记录、热原检查兔史记录卡（见附录十九、二十）及检验报告书。

五、注意事项

（1）测温探头或肛门体温计每 3～6 个月校正一次，不符合要求者，不得使用。

（2）每只家兔注射前、后应使用同一支测温探头。

（3）用具上的热原一定要彻底去除，否则会影响结果。

（4）供试品溶液配制完毕后，应在 30 分钟内注射于家兔体内。

（5）需缓慢注射药液，注射时间一般每兔不超过 5 分钟。

（6）供试品注射前宜温热至约 38℃。

思考题

1. 一般哪些制剂要做热原检查？

2. 热原检查时如何正确选用家兔？

3. 热原检查时如何正确判断试验结果？

4. 简述热原检查的操作过程及注意事项。

单元实训十　降压物质检查法

一、实训目标

通过本实训，要求掌握降压物质的检查方法及操作技能，并能根据检验结果对供试品中所含降压物质是否符合规定做出判断，能够规范书写无菌检验原始记录及检验报告书。

二、实训资料

以下内容均引自《中华人民共和国药典》。

（一）检验药品

1. 检验药品的名称：注射用抑肽酶。

2. 检验药品的来源：市场购买或送检样品。

3. 检验药品的规格、批号、包装及数量：根据药品包装确定，并记录有关情况。

（二）检验项目

检查注射用抑肽酶的降压物质。

（三）质量标准

【检查】降压物质　取本品，加氯化钠注射液溶解并稀释，依法检查（附录ⅩⅠ G），剂量按猫体重每 1kg 注射 1.5 单位，应符合规定。

（四）检查方法

降压物质检查法是比较一定量的组胺对照品（S）与供试品（T）引起麻醉猫血压下降的程度，以判断供试品中降压物质的限度是否符合规定的一种方法。

三、实训方案

（一）实训形式

4 人一组，各组独立完成。

（二）实训程序

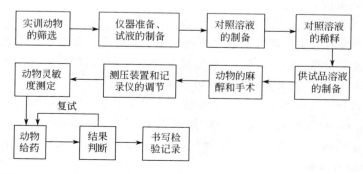

（三）实训时间

实训总时间约需 7 学时（350 分钟），安排同一天内完成，实训报告课后完成，具体实训时间安排可参考表 2-13。

表 2-13 降压物质检查的实训时间安排

实 训 内 容	实训时间/分钟	备 注
实训动物筛选	不计	由实训教师完成
实训用试液、对照溶液制备	不计	由实训教师完成
仪器的准备	10	仪器由实训教师准备,学生按单清点
供试品溶液的制备	10	
动物麻醉和手术	40	
测压装置和记录仪的调节	60	按要求进行
动物灵敏度测定	60	
动物给药及记录血压下降曲线	170	
	350	实训总时间

四、实训过程

(一) 仪器、试药与其他物品的准备

仪器:各种称量用天平(称对照品或供试品:感量 0.01mg 或 0.1mg。称试剂:感量 1mg;称动物:感量 100g)、血压记录装置(记录仪、汞柱血压计、压力传感器或多导生理记录仪)、注射器(1ml,精度 0.02ml)、吸量管(2ml)、量筒、烧杯、试剂瓶、容量瓶、安瓿、测量尺、三通开关、脱脂棉、线、绳、手术台、剪毛剪、手术剪、眼科直镊、眼科弯镊、止血镊、手术刀、气管插管、动脉夹及动、静脉插管。

试药:氯化钠、氯化钠注射液、苯巴比妥钠、戊巴比妥钠及肝素钠。

实训动物:猫。

对照品:磷酸组织胺对照品。

供试品:规格 28 单位的注射用抑肽酶。

(二) 实训用液的制备

1. 实训用试液的制备

10%苯巴比妥钠溶液:称取苯巴比妥钠适量,加水配成 10%溶液(必要时加热溶解)。

5%戊巴比妥钠溶液:称取戊巴比妥钠适量,加水配成 5%溶液(必要时加热溶解)。

生理盐水:称取氯化钠适量,加水配成 0.9%溶液。

肝素钠溶液:称取肝素钠适量,乘以每毫克标示效价单位,得肝素总单位数,加生理盐水配成 1000μg/ml 溶液。

2. 对照溶液的制备

对照溶液:精密称取磷酸组胺对照品适量,按组胺计算,加水溶解配成 1.0mg/ml 的对照溶液[组胺的实际重量/mg=0.342×称取磷酸组胺对照品重量/mg],分装于安瓿中,熔封,置 4~8℃保存备用,如无沉淀析出,可在 3 个月内使用。

对照溶液的稀释:实训当日取出对照溶液,放置至室温。精密量取对照溶液适量,用生理盐水配成 10μg/ml 的稀释液,再分别稀释成 0.5μg/ml、1.0μg/ml、1.5μg/ml 的组胺溶液,按照动物体重给药 0.1ml/kg(剂量为 0.05μg/ml、0.10μg/ml、0.15μg/ml)。

3. 供试品溶液的制备

取供试品 1 支,用酒精棉球擦拭安瓿颈部,待干,用砂轮割开安瓿,用吸量管吸取 1.87ml 氯化钠注射液,加进安瓿,溶解,即得 15 单位/ml 的供试品溶液。

（三）实训动物的筛选

应选健康无伤、体重 2kg 以上的猫，雌雄均可，雌性无孕。

（四）检查过程

1. 动物的麻醉

将动物称重。用注射器吸取 10% 苯巴比妥钠溶液（1.2ml/kg）和 5% 戊巴比妥钠（0.2ml/kg）混匀，腹腔注射麻醉动物。也可用其他麻醉药品麻醉动物。

2. 动物的手术

将麻醉后的动物仰卧固定手术台上（动物需保持体温），沿颈部正中线切开，分离气管，并插气管插管，使呼吸畅通，必要时可接人工呼吸机。分离一侧颈动脉，剥离附着的脂肪组织和神经，并在动脉底下穿两根线，一线靠远心端将动脉结扎，近心端用动脉夹夹住。分离一侧股静脉。

3. 测压装置和记录仪的调节

（1）将汞柱血压计、动脉插管、压力传感器与记录仪连接好。

（2）用生理盐水将压力传感器、汞柱血压计和动脉插管中的空气排尽（每个连接处必须牢固，不漏水，如漏水会影响血压测量）。

（3）接通连接仪的电源。

（4）用生理盐水加压，将球型汞柱血压计液面升高到约 13.3kPa（100mmHg），调节记录仪笔的振幅为合适的高度或满量程；将球型汞柱血压计液面回到"0"时，记录笔也相应回到零点基线，反复数次调节使稳定，然后关上记录笔。

（5）继续用生理盐水加压，将球型汞柱血压计液面调到与动物血压相当高度（一般 13.3～20.0kPa，即 100～150mmHg）。

（6）在颈动脉上剪一小口，插入动脉插管，并用另一线结扎固定插管与动脉，使插管和动脉处于自然状态下，避免动脉扭曲，影响血压测量。

（7）打开动脉夹，从插管上的三通中注入 1000µg/ml 肝素溶液 0.4ml 左右，以防血液凝固堵塞插管影响血压测量。

（8）用生理盐水将静脉插管中的空气排尽，在股静脉上用针头扎孔插入静脉插管，固定插管，同时注射适量（不超过 300 单位）的肝素溶液抗凝。

（9）手术完毕后，用少许脱脂棉蘸生理盐水后覆盖在动、静脉插管处。

（10）正常血压值的测量　接通记录笔，走纸记录正常血压。

4. 动物灵敏度的测定

（1）使记录仪慢速走纸，按动物体重从静脉插管中注入对照品稀释液 0.5µg/ml，0.1ml/kg，立即注入适量体积的生理盐水，将药液冲入体内，记录血压下降曲线。

（2）当血压回升恢复到基线时，使记录仪慢速走纸，注入第二针对照品稀释液 1.0µg/ml，0.1ml/kg，立即注入适量体积的生理盐水，将药液冲入体内，记录血压下降曲线。

（3）当血压恢复正常值后，使记录仪慢速走纸，注入第三针对照品稀释液 1.5µg/ml，0.1ml/kg，立即注入适量体积的生理盐水，将药液冲入体内，记录血压下降曲线。

（4）重复给药 2～3 次。

（5）如 0.10µg/kg 剂量所致的血压下降值均不小于 2.67kPa（20mmHg），同时相应各剂量所致反应的平均值有差别，可认为该动物的灵敏度符合规定。

（6）灵敏度测定和给药时，相邻两次给药的时间一致（3～5 分钟），每次给药应在前一次反应恢复稳定以后进行。

5. 给药（按下列次序注射一组 4 个剂量：d_S、d_T、d_T、d_S）

（1）给药前记录仪慢速走纸，对照品稀释液按 $0.10\mu g/kg$（d_S：$1.0\mu g/ml$，$0.1ml/kg$）剂量经静脉插管给动物注入，并立即注入适量体积的生理盐水，将药液冲入体内，记录血压下降曲线。

（2）按注射用抑肽酶降压物质检查规定的剂量 1.5 单位/kg（d_T：15 单位/ml，$0.1ml/kg$）给药，方法同 d_S，给药后记录血压下降曲线。

（3）同上依次进行 d_T、d_S 的第二次给药，分别记录血压下降曲线。

（五）结果判断

测量每个剂量血压降低的幅度。以第一与第三、第二与第四剂量所致的反应分别比较。

（1）如 d_T 所致的反应值均不大于 d_S 所致的反应值的一半，即认为供试品的降压物质检查符合规定，否则应按照上述次序继续注射一组 4 个剂量，并按相同方法分别比较两组内各对 d_S、d_T 剂量所致的反应，如 d_T 所致的反应值均不大于 d_S 所致的反应值，仍认为供试品的降压物质检查符合规定。

（2）如 d_T 所致的反应值均大于 d_S 所致的反应值，即认为供试品的降压物质检查不符合规定。否则应另取动物复试，如复试结果仍有 d_T 所致的反应值大于 d_S 所致的反应值，即认为供试品的降压物质检查不符合规定。

（六）检验记录及检验报告

按规定要求填写降压物质检查记录（见附录二十一）及检验报告书。

五、注意事项

（1）如需在同一动物上测定多个样品时，需再经灵敏度检查，如仍符合规定，方可进行实验，以此类推。

（2）动物麻醉可根据实验室的经验单选用戊巴比妥钠溶液 $40\sim55mg/(ml\cdot kg)$ 腹腔注射麻醉，也可用其他适宜的麻醉剂进行麻醉。

（3）在实训过程中，可用恒温手术台或用手术灯照明给动物保温，以便使动物的血压稳定。

（4）如果动物气管切口时，注意清除气管中的血液凝块，以防动物呼吸困难，影响血压稳定。

思考题

1. 一般哪些药品需做降压物质检查，怎样正确判断结果？

2. 为什么要进行药物的降压物质检查？

3. 简述降压物质检查的操作过程及注意事项。

单元实训十一　异常毒性检查法

一、实训目标

通过本实训，要求掌握用小鼠法检查异常毒性的方法与操作技能，并能根据检验结果对供试品中所含急性毒性物质是否符合规定做出判断，能够规范书写检验原始记录及检验报告书。

二、实训资料

以下内容均引自《中华人民共和国药典》。

（一）检验药品

1. 检验药品的名称：注射用硫酸链霉素。

2. 检验药品的来源：市场购买或送检样品。

3. 检验药品的规格、批号、包装及数量：根据药品包装确定，并记录有关情况。

（二）检验项目

检查注射用硫酸链霉素的异常毒性物质。

（三）质量标准

【检查】异常毒性　取本品，加氯化钠注射液制成每1ml中含2600单位的溶液，依法检查（附录Ⅺ C），按静脉注射给药，观察24小时，应符合规定。

（四）检查方法

本法采用小白鼠法进行，将一定剂量的供试品溶液注入小鼠体内或经口给药，在规定时间内观察小鼠出现的死亡情况，以判断供试品是否符合规定。

三、实训方案

（一）实训形式

两人一组，各组独立完成。

（二）实训程序

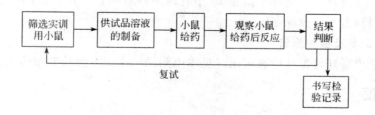

（三）实训时间

实训总时间约需1学时（50分钟），前后跨越2天，实训报告课后完成，具体实训时间安排可参考表2-14。

表 2-14　异常毒性检查的实训时间安排

实训内容	实训时间/分钟	备　注	实训内容	实训时间/分钟	备　注
实训小鼠的筛选	不计	由实验教师完成	结果观察及判断	20	给药后 24 小时定时观察
供试品溶液的制备	10	按规定进行			
小鼠静脉注射给药	20			50	实训总时间

四、实训过程

（一）仪器、试药与其他物品的准备

仪器：各种称量用天平（称供试品：感量 0.1mg。称动物：感量 0.1g）、小鼠固定装置（包括小鼠固定器、支架）、注射器（1ml 以下，精度 0.01ml）、针头、移液管（25ml）、烧杯、玻璃棒及称量瓶。

试药：乙醇及氯化钠注射液（市场购买）。

实训动物：小鼠。

供试品：规格 0.75g（75 万单位）注射用硫酸链霉素。

（二）实训用液的制备

1. 75%乙醇溶液

取 95%乙醇 78ml，加水稀释至 100ml。

2. 供试品溶液制备

取供试品 1 支，用酒精棉球擦拭安瓿颈部，待干，用砂轮割开安瓿，精密称取内容物 0.13g 置烧杯中，用移液管吸取 50ml 氯化钠注射液，加进烧杯，溶解，即得每 1ml 含 2600 单位的供试品溶液。

（三）实训动物的筛选

供试用的小鼠应健康无伤，体重 17～20g，在试验前及试验的观察期内，均应按正常饲养条件饲养。做过本实验的小鼠不得重复使用。

（四）检查过程

小鼠给药：将小鼠放入小鼠固定器内，使小鼠尾暴露在外，用 75%乙醇棉球擦拭小鼠尾注射部位，从尾静脉注入供试品溶液 0.5ml，注射时间一般为 4～5 秒。小鼠给药后，放回鼠盒中，观察即时反应。

（五）结果判定

除另有规定外，5 只小鼠在给药后 24 小时内不得有死亡；如有死亡时，应另取体重 18～19g 的小鼠 10 只复试，全部小鼠在 24 小时内不得有死亡，判供试品的异常毒性检查符合规定。否则则判为不符合规定。

（六）检验记录及检验报告

按规定要求填写异常毒性检查记录（见本书附录二十二）及检验报告书。

五、注意事项

（1）为了使试验结果真实可靠，实验动物要严格按规定的要求准备。

（2）给药后，在规定时间内不引起小鼠死亡的任何反应不属于异常毒性检查范围，不作为判断结果的依据。

（3）室温在 20～30℃，过高或过低均可影响试验结果。

（4）注射速度均匀，不要溢出。

思考题

1. 异常毒性检查结果判断标准是什么？
2. 哪些药物需进行异常毒性检查？
3. 简述异常毒性检查的操作过程及注意事项。

下 篇

药品质量检验综合实训

综合实训一　滴定液的制备与标定

一、实训目标

滴定液浓度准确与否是容量法测定药品含量准确与否的前提条件，滴定液的制备与标定必须符合规定要求。通过本实训，要求掌握滴定液的制备与标定的程序、方法与操作技能，掌握结果的处理与判断，能够规范书写滴定液制备与标定记录。

二、实训资料

（一）滴定液制备与标定相关知识

（1）滴定液系指在容量分析中用于滴定被测物质含量的标准溶液，具有准确的浓度。滴定液的浓度值与其名义值之比，称为"F"值，实际工作中用滴定度等直接计算出滴定液的 F 值。滴定液的浓度值应为名义值的 0.95～1.05（即 F 值）倍。如在标定中发现其浓度值超出名义值的 0.95～1.05 倍范围时，应加入适量的溶质或溶剂以调整浓度。滴定液经标定所得的浓度或其"F"值，除另有规定外，可在 3 个月内使用；过期应重新标定。当标定与使用时的室温相差未超过 10℃ 时，除另有规定外，其浓度值可不加温度补正值；但当室温之差超过 10℃，应加温度补正值或按本实训资料（一）中（4）的要求进行重新标定。

（2）滴定液的制备方法有间接配制法与直接配制法两种，应根据规定选用。

（3）"标定"系指根据规定的方法，用基准物质或已标定的滴定液准确测定滴定液浓度（mol/L）的操作过程。用间接法制备的滴定液必须进行标定。

（4）标定工作应由初标者（一般为配制者）和复标者在相同条件下各做平行试验 3 份；各项原始数据经校正后，根据计算公式分别进行计算；3 份平行试验结果的相对平均偏差，除另有规定外，不得大于 0.1%；初标平均值和复标平均值的相对偏差也不得大于 0.1%；标定结果按初、复标的平均值计算，取 4 位有效数字。

（二）滴定液的制备与标定方法

以下内容均引自《中华人民共和国药典》。

1. 硫酸滴定液（0.05mol/L）

【配制】　取硫酸 3.0ml，缓缓注入适量水中，冷却至室温，加水稀释至 1000ml，摇匀。

【标定】　取在 270～300℃ 干燥至恒重的基准无水碳酸钠约 0.15g，精密称定，加水 50ml 使溶解，加甲基红-溴甲酚绿混合指示液 10 滴，用本液滴定至溶液由绿色转变为紫红色时，煮沸 2 分钟，冷却至室温，继续滴定至溶液由绿色变为暗紫色。每 1ml 硫酸滴定液（0.05mol/L）相当于 5.30mg 的无水碳酸钠。根据本液的消耗量与无水碳酸钠的取用量，算出本液的浓度，即得。

2. 氢氧化钠滴定液（0.1mol/L）

【配制】　取氢氧化钠适量，加水振摇使溶解成饱和溶液，冷却后，置聚乙烯塑料瓶中，静置数日，澄清后备用。

取澄清的氢氧化钠饱和溶液 5.6ml，加新沸过的冷水使成 1000ml，摇匀。

【标定】　取在 105℃ 干燥至恒重的基准邻苯二甲酸氢钾约 0.6g，精密称定，加新沸过的冷水

50ml，振摇，使其尽量溶解；加酚酞指示液 2 滴，用本液滴定；在接近终点时，应使邻苯二甲酸氢钾完全溶解，滴定至溶液显粉红色。每 1ml 氢氧化钠滴定液（0.1mol/L）相当于 20.42mg 的邻苯二甲酸氢钾。根据本液的消耗量与邻苯二甲酸氢钾的取用量，算出本液的浓度，即得。

【贮藏】 置聚乙烯塑料瓶中，密封保存；塞中有 2 孔，孔内各插入玻璃管 1 支，一支与钠石灰管相连，另一支供吸出本液使用。

3. 亚硝酸钠滴定液（0.1mol/L）

【配制】 取亚硝酸钠 7.2g，加无水碳酸钠（Na_2CO_3）0.10g，加水适量使溶解成 1000ml，摇匀。

【标定】 取在 120℃干燥至恒重的基准对氨基苯磺酸约 0.5g，精密称定，加水 30ml 与浓氨试液 3ml，溶解后，加盐酸（1→2）20ml，搅拌，在 30℃以下用本液迅速滴定，滴定时将滴定管尖端插入液面下约 2/3 处，随滴随搅拌；至近终点时，将滴定管尖端提出液面，用少量水洗涤尖端，洗液并入溶液中，继续缓缓滴定，用永停法（附录Ⅶ A）指示终点。每 1ml 亚硝酸钠滴定液（0.1mol/L）相当于 17.32mg 的对氨基苯磺酸。根据本液的消耗量与对氨基苯磺酸的取用量，算出本液浓度，即得。

【贮藏】 置具玻璃塞的棕色玻璃瓶中，密闭保存。

4. 硫代硫酸钠滴定液（0.1mol/L）

【配制】 取硫代硫酸钠 26g 与无水碳酸钠 0.20g，加新沸过的冷水适量使溶解并稀释至 1000ml，摇匀，放置 1 个月后滤过。

【标定】 取在 120℃干燥至恒重的基准重铬酸钾 0.15g，精密称定，置碘量瓶中，加水 50ml 使溶解，加碘化钾 2.0g，轻轻振摇使溶解，加稀硫酸 40ml，摇匀，密塞；在暗处放置 10 分钟后，加水 250ml 稀释，用本液滴定至近终点时，加淀粉指示液 3ml，继续滴定至蓝色消失而显亮绿色，并将滴定的结果用空白试验校正。每 1ml 硫代硫酸钠滴定液（0.1mol/L）相当于 4.903mg 的重铬酸钾。根据本液的消耗量与重铬酸钾的取用量，算出本液的浓度，即得。

室温在 25℃以上时，应将反应液及稀释用水降温至约 20℃。

5. 重铬酸钾滴定液（0.01667mol/L）

【配制】 取基准重铬酸钾，在 120℃干燥至恒重后，称取 4.903g，置 1000ml 容量瓶中，加水适量使溶解并稀释至刻度，摇匀，即得。

三、实训方案

（一）实训形式

按程度或专业不同，分别选择不同的实训内容。本实训分组进行，每小组 2 人，共同制备一份滴定液，两人再同时进行标定操作，其中 1 人为初标，另 1 人为复标。

（二）实训程序

1. 仪器准备与清洗

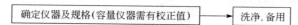

确定仪器及规格(容量仪器需有校正值) ——→ 洗净，备用

2. 试药的准备与试液、指示液及滴定液的制备

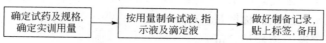

确定试药及规格，确定实训用量 ——→ 按用量制备试液、指示液及滴定液 ——→ 做好制备记录，贴上标签，备用

3. 滴定液的标定

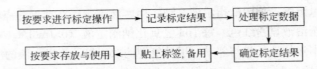

(三) 实训时间

每一项滴定液的制备与标定操作实训总时间约需 2 学时 (100 分钟), 数据处理及检验报告书课后完成, 具体实训时间安排可参考表 3-1。

表 3-1　滴定液的制备与标定的实训时间安排

实训内容	实训时间/分钟	备　注
仪器准备	20	备齐实训用各种仪器,除另有规定外,清洗干净,备用
试药准备及试液、指示液制备	10	试药由实训教师准备,学生应在实训前检查是否齐全,如有缺少应及时补齐。试液、指示液等由学生分组制备
滴定液的制备	20	制备数量合理
滴定液的标定	50	
	100	实训总时间

四、实训过程

(一) 硫酸滴定液(0.05mol/L)的制备与标定

1. 实训用仪器与试药的准备

仪器: 电子或分析天平 (感量 0.1mg)、酸式滴定管、锥形瓶、玛瑙乳钵、瓷坩埚、称量瓶、干燥器、铁架台、蝴蝶夹、试剂瓶、电热恒温干燥箱、量筒、玻璃棒及电炉。

试药: 基准无水碳酸钠、甲基红、溴甲酚绿、乙醇及硫酸。

2. 实训用液的制备

(1) 试液的制备　稀硫酸: 取硫酸 57ml, 加水稀释至 1000ml, 即得。本液含 H_2SO_4 应为9.5%～10.5%。

(2) 指示液的制备　甲基红-溴甲酚绿混合指示液: 取 0.1%甲基红的乙醇溶液 20ml, 加 0.2%溴甲酚绿的乙醇溶液 30ml, 摇匀, 即得。

(3) 硫酸滴定液 (0.05mol/L) 的制备　按本实训"二、(二) 1."的方法制备本滴定液 250ml。做好制备记录, 贴上标签, 备用。

3. 硫酸滴定液 (0.05mol/L) 的标定

取基准无水碳酸钠适量, 在玛瑙乳钵中研细后, 置具盖瓷坩埚内, 在 270～300℃干燥至恒重; 移至称量瓶中, 密盖, 贮于干燥器中备用。

按本实训"二、(二) 1."的方法标定本滴定液的准确浓度 (取 4 位有效数字)。做好标定记录, 贴上标签, 按要求存放与使用。

4. 硫酸滴定液浓度的计算

按下式计算硫酸滴定液的浓度 c(mol/L):

$$c=\frac{m\times0.05}{V\times5.30}$$

式中　c——硫酸滴定液浓度, mol/L;

　　　m——基准无水碳酸钠的称取量, mg;

　　　V——硫酸滴定液的消耗量, ml;

5.30——每 1ml 的硫酸滴定液 (0.05mol/L) 相当的以毫克表示的无水碳酸钠的质量。

（二）氢氧化钠滴定液（0.1mol/L）的制备与标定

1. 实训用仪器与试药的准备

仪器：电子或分析天平（感量 0.1mg）、碱式滴定管、铁架台、蝴蝶夹、锥形瓶、称量瓶、干燥器、试剂瓶、电热恒温干燥箱、量筒、量杯及玛瑙乳钵。

试药：基准邻苯二甲酸氢钾、酚酞及氢氧化钠。

2. 实训用液的制备

（1）指示液的制备　酚酞指示液：取酚酞 1g，加乙醇 100ml 使溶解，即得。

（2）氢氧化钠滴定液（0.1mol/L）的制备　制备氢氧化钠饱和溶液时，可取氢氧化钠 500g，分次加入盛有水 450～500ml 的 1000ml 容器中，边加边搅拌，使溶解成饱和溶液，冷却至室温，将溶液连同过量的氢氧化钠转移至聚乙烯塑料瓶中，密塞，静置数日后使碳酸钠结晶和过量的氢氧化钠沉于瓶底，而得到上部澄清的氢氧化钠饱和溶液。按比例按上述方法制备实训所需的氢氧化钠饱和溶液。

取澄清的氢氧化钠饱和溶液 1.4ml，加新沸过的冷水使成 250ml，摇匀。做好制备记录，贴上标签，备用。

3. 氢氧化钠滴定液（0.1mol/L）的标定

取基准邻苯二甲酸氢钾适量，在玛瑙乳钵中研细后，置称量瓶中，在 105℃ 干燥至恒重；密盖，贮于干燥器中备用。

按本实训"二、（二）2."的方法标定本滴定液的准确浓度（取 4 位有效数字）。做好标定记录，贴上标签，按要求存放与使用。

4. 氢氧化钠滴定液浓度的计算

按下式计算氢氧化钠滴定液的浓度 $c(\text{mol/L})$：

$$c = \frac{m \times 0.1}{V \times 20.42}$$

式中　c——氢氧化钠滴定液浓度，mol/L；

$\quad\quad m$——基准邻苯二甲酸氢钾的称取量，mg；

$\quad\quad V$——氢氧化钠滴定液的消耗量，ml；

20.42——每 1ml 氢氧化钠滴定液（0.1mol/L）相当的以毫克表示的邻苯二甲酸氢钾的质量。

（三）亚硝酸钠滴定液（0.1mol/L）的制备与标定

1. 实训用仪器与试药的准备

仪器：电子或分析天平（感量 0.1mg）、永停滴定仪、小烧杯、称量瓶、干燥器、试剂瓶、电热恒温干燥箱、量筒、量杯及玛瑙乳钵。

试药：亚硝酸钠、无水碳酸钠、基准对氨基苯磺酸、浓氨溶液及盐酸。

2. 实训用液的制备

（1）试液的制备

① 浓氨试液：可取浓氨溶液。

② 盐酸（1→2）：取盐酸 50.0ml，加水使成 100ml 即得。

（2）亚硝酸钠滴定液（0.1mol/L）的制备　按本实训"二、（二）3."的方法制备本滴定液 250ml。做好制备记录，贴上标签，备用。

3. 亚硝酸钠滴定液（0.1mol/L）的标定

取基准对氨基苯磺酸适量，研细后，置称量瓶中，在 120℃ 干燥至恒重；密盖，贮于干燥器中备用。

按本实训"二、（二）3."的方法标定本滴定液的准确浓度（取 4 位有效数字）。做好标定记录，贴上标签，按要求存放与使用。

4. 亚硝酸钠滴定液浓度的计算

按下式计算亚硝酸钠滴定液的浓度 $c(\mathrm{mol/L})$：

$$c=\frac{m\times 0.1}{V\times 17.32}$$

式中　c——亚硝酸钠滴定液浓度，mol/L；

m——基准对氨基苯磺酸的称取量，mg；

V——亚硝酸钠滴定液的消耗量，ml；

17.32——与每 1ml 的亚硝酸钠滴定液（0.1mol/L）相当的以毫克表示的对氨基苯磺酸的质量。

（四）硫代硫酸钠滴定液（0.1mol/L）的制备与标定

1. 实训用仪器与试药的准备

仪器：电子或分析天平（感量 0.1mg）、称量瓶、酸式滴定管、碘量瓶、干燥器、试剂瓶、电热恒温干燥箱、量筒、量杯及玛瑙乳钵。

试药：硫代硫酸钠、无水碳酸钠、基准重铬酸钾、碘化钾、硫酸及淀粉。

2. 实训用液的制备

（1）试液的制备　稀硫酸：取硫酸 57ml，加水稀释至 1000ml，即得。本液含 H_2SO_4 应为 9.5%～10.5%。

（2）指示液的制备　淀粉指示液：取可溶性淀粉 0.5g，加水 5ml 搅匀后，缓缓倾入 100ml 沸水中，随加随搅拌，继续煮沸 2 分钟，放冷，倾取上层清液，即得。本液应临用新制。

（3）硫代硫酸钠滴定液（0.1mol/L）的制备　按本实训"二、（二）4."的方法制备本滴定液 250ml。做好制备记录，贴上标签，备用。

3. 硫代硫酸钠滴定液（0.1mol/L）的标定

取基准重铬酸钾适量，研细后，置称量瓶中，在 120℃干燥至恒重；密盖，贮于干燥器中备用。

按本实训"二、（二）4."的方法标定本滴定液的准确浓度（取 4 位有效数字）。做好标定记录，贴上标签，按要求存放与使用。

4. 硫代硫酸钠滴定液浓度的计算

按下式计算硫代硫酸钠滴定液的浓度 $c(\mathrm{mol/L})$：

$$c=\frac{m\times 0.1}{(V_1-V_2)\times 4.903}$$

式中　c——硫代硫酸钠滴定液浓度，mol/L；

m——基准重铬酸钾的称取量，mg；

V_1——标定中硫代硫酸钠滴定液的用量，ml；

V_2——空白试验中硫代硫酸钠滴定液的用量，ml；

4.903——每 1ml 的硫代硫酸钠滴定液（0.1mol/L）相当的以毫克表示的重铬酸钾的质量。

（五）重铬酸钾滴定液（0.01667mol/L）的制备

1. 实训用仪器与试药的准备

仪器：电子或分析天平（感量 0.1mg）、称量瓶、干燥器、小烧杯、玻璃棒、容量瓶（50ml）、电热恒温干燥箱、胶头滴管及玛瑙乳钵。

试药：基准重铬酸钾。

2. 重铬酸钾滴定液（0.01667mol/L）的制备

取基准重铬酸钾适量，研细后，置称量瓶中，在 120℃ 干燥至恒重；密盖，贮于干燥器中备用。

按本实训"二、（二）5."的方法制备本滴定液 50ml。做好制备记录，贴上标签，按要求存放与使用。

3. 重铬酸钾滴定液浓度的计算

$$c = \frac{\dfrac{m}{294.18}}{V \times 10^{-3}}$$

式中　c——重铬酸钾滴定液浓度，mol/L；

m——基准重铬酸钾的称取量，g；

V——重铬酸钾滴定液制备的体积，ml；

294.18——重铬酸钾的摩尔质量，g/mol。

五、注意事项

（一）硫酸滴定液（0.05mol/L）的制备与标定

（1）制备时应取规定量的硫酸，缓缓注入适量水中，不得往硫酸中加水，并同时搅拌，待冷却至室温，再加水稀释制成。

（2）基准无水碳酸钠应在 270～300℃ 干燥至恒重，以除去水分和碳酸氢钠。具体操作为：取基准无水碳酸钠适量，在玛瑙乳钵中研细后，置具盖瓷坩埚内，在 270～300℃ 干燥至恒重；移至称量瓶中，密盖，贮于干燥器中备用。

（3）干燥至恒重的无水碳酸钠有引湿性，因此在标定中精密称取基准无水碳酸钠时，宜采用"减量法"称取，并应迅速将称量瓶加盖密闭。

（4）甲基红-溴甲酚绿混合指示液的变色阈为 pH5.1，碳酸对其有干扰，因此在滴定至近终点时，必须煮沸 2 分钟以除去被滴定液中的二氧化碳，待冷却至室温后，再继续滴定至溶液由绿色变为暗紫色。

（二）氢氧化钠滴定液（0.1mol/L）的制备与标定

（1）制备氢氧化钠滴定液，采用量取澄清的氢氧化钠饱和溶液和新沸过的冷水制成，其目的在于排除碳酸钠和二氧化碳的干扰。

（2）氢氧化钠饱和溶液在贮存过程中，液面上因吸收二氧化碳而生成少量的碳酸钠膜状物；在取用澄清的氢氧化钠饱和溶液时，宜用刻度吸管插入溶液的澄清部分吸取（注意避免吸管内的溶液倒流而冲浑），以免因混入碳酸钠而影响浓度。

（3）在制备大量的氢氧化钠滴定液时，用新鲜馏出的热蒸馏水取代新沸过的冷水，亦可避免二氧化碳的混入。

（4）因邻苯二甲酸氢钾在水中溶解缓慢，故基准试剂邻苯二甲酸氢钾在干燥前应尽可能研细，以利于标定时的溶解。

（5）标定时，如照药典的规定量称取基准试剂邻苯二甲酸氢钾，则消耗氢氧化钠滴定液约为 30ml，须用 50ml 的滴定管；如实训中采用 25ml 滴定管进行标定，则基准物质的称取量应为药典规定量的 80%。

（6）标定过程中所用的水均应为新沸过的冷水，以避免二氧化碳的干扰。在滴定接近终点之前，必须使邻苯二甲酸氢钾完全溶解；否则，在滴定至酚酞指示剂显粉红色后，将因邻苯二甲酸氢钾的继续溶解而迅速褪色。

（7）氢氧化钠滴定液易吸收空气中的二氧化碳，因此在药典附录氢氧化钠滴定液的【贮藏】项下订有明确的特殊要求，应按规定执行。若贮存于不附有钠石灰管的聚乙烯塑料瓶中，则在贮存后的使用时，应注意其浓度值的改变，必要时应重新标定。

（三）亚硝酸钠滴定液（0.1mol/L）的制备与标定

（1）制备中加入无水碳酸钠作为稳定剂。实验证明：0.7% 亚硝酸钠溶液的 pH 约为 6，呈弱酸性，导致亚硝酸钠的水解而不稳定，贮存后的浓度将随时间有明显的下降；如在每 1000ml 溶液中添加无水碳酸钠 0.10g，pH 可保持在 10 左右，而使滴定液的浓度趋于稳定。

（2）标定中采用永停法指示终点，因此供试品溶液宜在 150～200ml 的烧杯中进行滴定；滴定前应在试样中加入溴化钾 2g，以促进重氮化反应的速率；所用铂-铂电极也应于事前活化。

（3）为防止 HNO_2 的分解与逸失，滴定须在 30℃ 以下进行，并将滴定管尖端插入液面下约 2/3 处。常用滴定管尖端的长度不够，因此可在滴定管的下端用乳胶管连接一滴管进行滴定。灌装滴定液时，必须注意将乳胶管与滴管内的气泡排空，以免影响读数。

（4）滴定至近终点时，滴定速度要慢，要缓缓逐滴加入，并继续搅拌，直至达到终点。

（四）硫代硫酸钠滴定液（0.1mol/L）的制备与标定

（1）制备硫代硫酸钠滴定液所用的水，必须经过煮沸后放冷，以除去水中溶解的二氧化碳和氧，并杀灭微生物；在制备中还应加入 0.02% 的无水碳酸钠作为稳定剂，使溶液的 pH 保持在 9～10，以防止硫代硫酸钠的分解。

（2）制备后应在避光处贮放一个月以上，待浓度稳定后，再经滤过，而后标定。

（3）标定时，如照药典的规定量称取基准重铬酸钾，则消耗硫代硫酸钠滴定液约为 30ml，须用 50ml 的滴定管；如拟以常用的 25ml 滴定管进行标定，则基准重铬酸钾的称取量为 0.11～0.12g。

（4）碘化钾的强酸性溶液，在静置过程中遇光也会释出微量的碘，因此在标定中的放置过程应置于暗处，并用空白试验予以校正。

（5）硫代硫酸钠滴定液在贮存中如出现浑浊，即不得再供使用。

（五）重铬酸钾滴定液（0.01667mol/L）的制备

（1）必须取用经 120℃ 干燥至恒重的基准重铬酸钾，取用量应精密称定（精确至 4～5 位有效数字）。

（2）其浓度不再标定，可直接按制备量进行计算。即按制备时基准物质的取用量与量瓶的容量（加校正值）以及计算公式进行计算，最终取 4 位有效数字。

（3）制备过程中应有核对人，并在记录中签名以示负责。

思考题

1. 什么叫基准物质，作为基准物质应具备哪些条件？

2. 取用滴定液时，操作上应注意什么？

3. 简述间接制备法与直接制备法的异同之处，试举例说明。

4. 如在标定滴定液时发现其浓度值超出其名义值的 0.95～1.05 倍范围时，应如何处理？

5. 滴定液经标定所得的浓度或其"F"值，除另有规定外，可在多长时间内应用？当标定与使用时的室温相差超过 10℃时，应如何处理？

6. 滴定液在贮存期内出现何种现象应立即弃去，并不得再供使用？

综合实训二　磺胺嘧啶的质量检验

一、实训目标

通过本实训，要求掌握原料药磺胺嘧啶质量检验的程序、方法与操作技能，掌握检验结果的处理与判断，能够规范书写检验原始记录及检验报告书。

二、实训资料

（一）检验药品

1. 检验药品的名称：磺胺嘧啶。

2. 检验药品的来源：市场购买或送检样品。

3. 检验药品的规格、批号、包装及数量：根据药品包装确定，并记录有关情况。

（二）质量标准

以下内容均引自《中华人民共和国药典》。

磺胺嘧啶

Huang'an Miding

Sulfadiazine

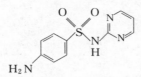

$C_{10}H_{10}N_4O_2S$　250.28

本品为 N-2-嘧啶基-4-氨基苯磺酰胺。按干燥品计算，含 $C_{10}H_{10}N_4O_2S$ 不得少于 99.0%。

【性状】　本品为白色或类白色的结晶或粉末；无臭，无味；遇光色渐变暗。

本品在乙醇或丙酮中微溶，在水中几乎不溶；在氢氧化钠试液或氨试液中易溶，在稀盐酸中溶解。

【鉴别】　（1）取本品约 0.1g，加水与 0.4％氢氧化钠溶液各 3ml，振摇使溶解，过滤，取滤液，加硫酸铜试液 1 滴，即生成黄绿色沉淀，放置后变为紫色。

（2）本品的红外光吸收图谱应与对照的图谱（光谱集 570 图❶）一致。

（3）本品显芳香第一胺类的鉴别反应（附录Ⅲ）。

【检查】酸度　取本品 2.0g，加水 100ml，置水浴中振摇加热 10 分钟，立即放冷，滤过；分取滤液 25ml，加酚酞指示液 2 滴与氢氧化钠滴定液（0.1mol/L）0.20ml，应显粉红色。

碱性溶液的澄清度与颜色　取本品 2.0g，加氢氧化钠试液 10ml 溶解后，加水至 25ml，溶液应澄清无色；如显色，与黄色 3 号标准比色液（附录Ⅸ A 第一法）比较，不得更深。

氯化物　取上述酸度项下剩余的滤液 25ml，依法检查（附录Ⅷ A），与标准氯化钠溶液 5.0ml 制成的对照溶液比较，不得更浓（0.01％）。

---

❶　国家药典委员会编。药品红外光谱集。其余同。

干燥失重　取本品，在 105℃ 干燥至恒重，减失重量不得过 0.5%（附录Ⅷ L）。

炽灼残渣　不得过 0.1%（附录Ⅷ N）。

重金属　取本品 1.0g，依法检查（附录Ⅷ H 第三法），含重金属不得过百万分之十。

【含量测定】　取本品约 0.5g，精密称定，照永停滴定法（附录Ⅶ A），用亚硝酸钠滴定液（0.1mol/L）滴定。每 1ml 亚硝酸钠滴定液（0.1mol/L）相当于 25.03mg 的 $C_{10}H_{10}N_4O_2S$。

【类别】　磺胺类抗菌药。

【贮藏】　遮光，密封保存。

【制剂】　（1）磺胺嘧啶片；（2）磺胺嘧啶软膏；（3）磺胺嘧啶眼膏；（4）磺胺嘧啶混悬液；（5）复方磺胺嘧啶片。

三、实训方案

（一）实训形式

8 人一组进行试液、指示液等的制备，8 个同学进行分工合作，制备量按 8~10 人次用量计算；红外分光光度法鉴别操作 4 人一组，永停滴定法含量测定操作 2 人一组，其余操作由每个学生独立完成。

（二）实训程序

1. 仪器准备与清洗

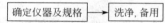

2. 试药的准备与试液、指示液及滴定液的制备

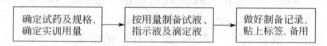

3. 药品的检验

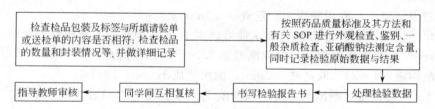

（三）实训时间

实训总时间约需 6 学时（300 分钟），数据处理及检验报告书课后完成，具体实训时间安排可参考表 3-2。

表 3-2　磺胺嘧啶的质量检验的实训时间安排

实训内容	实训时间/分钟	备注
仪器准备与清洗	20	备齐实训用各种仪器，除另有规定外，清洗干净，备用
试药准备及试液、指示液制备	40	试药由实训教师准备，学生应在实训前检查是否齐全，如有缺少应及时补齐。标准比色液与标准氯化钠溶液的制备由实训指导教师指导部分学生在课余时间完成；试液、指示液等由学生分组制备；亚硝酸钠滴定液（0.1mol/L）的制备与标定在"综合实训一"中完成
性状	10	学生根据检验内容合理安排检验顺序，可交叉进行。干燥失重及炽灼残渣的检查可以不安排
鉴别	40	
检查	100	
含量测定	90	由实训教师提供干燥失重测定结果
	300	实训总时间

四、实训过程

（一）仪器、试药准备及实训用液的制备

1. 实训用仪器与试药的准备

仪器：红外分光光度计、永停滴定仪、电子或分析天平（感量 0.1mg）、托盘天平、称量瓶、小烧杯、试管、量杯（10ml）、量筒（50ml、100ml、1000ml）、胶头滴管、移液管（0.2ml、0.5ml、1ml、5ml、10ml、25ml）、水浴槽、纳氏比色管（25ml、50ml）、漏斗、干燥器及玻璃棒。

试药：氢氧化钠、硫酸铜、盐酸、亚硝酸钠、β-萘酚、酚酞、乙醇、氯化钴、重铬酸钾、硝酸、氯化钠、硝酸银、硫酸、硝酸铅、硫化钠、醋酸、醋酸钠、二甲酚橙、乙二胺四醋酸二钠及溴化钾。

耗材：滤纸。

2. 实训用液的制备

（1）试液的制备

① 稀盐酸：取盐酸 234ml，加水稀释至 1000ml，即得。本液含 HCl 应为 9.5%～10.5%。

② 稀硝酸：取硝酸 105ml，加水稀释至 1000ml，即得。本液含 HNO_3 应为 9.5%～10.5%。

③ 氢氧化钠试液：取氢氧化钠 4.3g，加水使溶解成 100ml，即得。

④ 0.4%氢氧化钠溶液：取氢氧化钠 0.4g，加水使溶解成 100ml，即得。

⑤ 硫酸铜试液：取硫酸铜 12.5g，加水使溶解成 100ml，即得。

⑥ 碱性 β-萘酚试液：取 β-萘酚 0.25g，加氢氧化钠溶液（1→10）10ml 使溶解，即得。本液应临用新制。

⑦ 硝酸银试液：可取用硝酸银滴定液（0.1mol/L）。

⑧ 硫化钠试液：取硫化钠 1g，加水使溶解成 10ml，即得。本液应临用新制。

⑨ 0.1mol/L 亚硝酸钠溶液：取亚硝酸钠 7.2g，加水使溶解成 1000ml，即得。

⑩ 盐酸溶液（1→2）：取盐酸 50.0ml，加水使成 100ml，即得。

（2）指示液的制备　酚酞指示液：取酚酞 1g，加乙醇 100ml 使溶解，即得。

（3）标准溶液的制备

① 黄色 3 号标准比色液：取对照溶液（取比色用氯化钴液 4.0ml，比色用重铬酸钾液 23.3ml，加水稀释成 100ml）1.5ml 置 25ml 纳氏比色管中，加水 8.5ml。

② 比色用氯化钴液：取氯化钴 32.5g，加适量的盐酸溶液（1→40）使溶解成 500ml，精密量取 2ml，置锥形瓶中，加水 200ml，摇匀，加氨试液至溶液由浅红色转变为绿色后，加醋酸-醋酸钠缓冲液（pH6.0）10ml，加热至 60℃，再加二甲酚橙指示液 5 滴，用乙二胺四醋酸二钠滴定液（0.05mol/L）滴定至溶液显黄色。每 1ml 乙二胺四醋酸二钠滴定液（0.05mol/L）相当于 11.90mg 的 $CoCl_2 \cdot 6H_2O$。根据上述测定结果，在剩余的原溶液中加适量的盐酸溶液（1→40），使每 1ml 溶液中适含 59.5mg 的 $CoCl_2 \cdot 6H_2O$，即得。

③ 比色用重铬酸钾液：取重铬酸钾，研细后，在 120℃ 干燥至恒重，精密称取 0.4000g，置 500ml 容量瓶中，加适量蒸馏水溶解并稀释至刻度，摇匀即得。每 1ml 溶液中含 0.800mg 的 $K_2Cr_2O_7$。

④ 标准氯化钠溶液：按单元实训一"四、（二）2.（2）标准氯化钠溶液的制备"的方法制备，每 1ml 相当于 $10\mu g$ 的 Cl。

⑤ 标准铅溶液：按单元实训一"四、（五）2.（2）标准铅溶液的制备"的方法制备，每 1ml 相当于 $10\mu g$ 的 Pb。

（4）滴定液的制备与标定

① 氢氧化钠滴定液（0.1mol/L）：按本篇综合实训一"四、（二）氢氧化钠滴定液（0.1mol/L）的制备与标定"方法进行。

② 亚硝酸钠滴定液（0.1mol/L）：按本篇综合实训一"四、（三）亚硝酸钠滴定液（0.1mol/L）的制备与标定"方法进行。

（二）检验过程

1. 性状

取一定量供试品置白色纸上，用肉眼仔细观察其颜色、晶型等。本品为白色或类白色的结晶或粉末，应符合规定。

必要时检查溶解度。

2. 鉴别

（1）取本品，按本实训"二、（二）质量标准"中相应方法鉴别，应符合规定。

（2）取本品，按红外分光光度法（《中华人民共和国药典》二部附录Ⅳ C）测定本品的红外光吸收图谱，并与《药品红外光谱集》570 号图谱对比，应符合规定。

（3）取供试品约 50mg，加稀盐酸 1ml，必要时缓缓煮沸使溶解，放冷，加 0.1mol/L 亚硝酸钠溶液数滴，滴加 β-萘酚试液数滴，生成橙红色沉淀。

3. 检查

（1）酸度　取本品 1.95～2.05g，按标准中规定的方法测定，应符合规定。

（2）碱性溶液的澄清度与颜色　取本品 1.95～2.05g，按单元实训一"四、（一）澄清度与颜色的检查"检查，应符合规定。

（3）氯化物　取上述酸度项下剩余的滤液 25ml，按单元实训一"四、（二）氯化物的检查"检查，应符合规定。

（4）重金属　取本品 0.95～1.05g，按单元实训一"四、（五）重金属的检查"检查，应符合规定。

4. 含量测定

（1）取本品 0.45～0.55g，精密称定，置烧杯中，加水 40ml 与盐酸溶液（1→2）15ml，而后置电磁搅拌器上，搅拌使溶解。

（2）再加溴化钾 2g，插入铂-铂电极后，将滴定管尖端插入液面下约 2/3 处，用亚硝酸钠滴定液（0.1mol/L）迅速滴定。

（3）边滴边搅拌，至近终点时，将滴定管尖端提出液面，用少量水淋洗尖端，洗液并入溶液中，继续缓缓滴定，至电流计指针突然偏转，不再回复，即为终点。

（4）平行测定两份并计算本品含量，应符合规定。两次平行结果的相对偏差不得超过0.2%，取其算术平均值为测定结果。

（5）检验过程中及时做好原始记录。

（三）数据处理与检验报告

按规定要求进行数据处理并书写检验报告书。

五、注意事项

(1) 含量测定时供试品的取样量应不超过规定量的±10％，即 $0.5×(1±10\%)$ g，所称取重量应准确至所取重量的千分之一，即 $0.4×1/1000$，所以应选用万分之一的天平。

(2) 由于重氮化反应速率较慢，因此在滴定时尽量按规定要求滴定。特别当接近终点时，每次滴加的滴定液体积应适当小一些。

(3) 电极的清洁状态是滴定成功与否的关键，污染的电极在滴定时指示迟钝，终点时电流变化小，此时应重新处理电极。处理方法：可将电极插入 10ml 浓硝酸和 1 滴三氯化铁的溶液内，煮沸数分钟，或用洗液浸泡数分钟取出后用水冲洗干净。

(4) 催化剂、温度和搅拌速度对测定结果均有影响，测定时均应按照规定进行。

(5) 含量测定记录供试品的称量（平行试验 2 份），简要的操作过程，指示剂的名称，滴定液的名称及其浓度（mol/L），消耗滴定液的体积数，计算式与结果。电位滴定法应记录采用的电极；用于原料药的含量测定时，所用的滴定管与移液管均应记录其校正值。

思考题

1. 什么是芳香第一胺类的鉴别反应？如何鉴别？简述其原理。

2. 什么是重金属？请根据标准铅溶液的浓度、供试品量及重金属限量计算本实训中标准铅溶液的取用量。

3. 磺胺嘧啶含量测定中规定用永停法指示终点，与外指示剂法和内指示剂法比较，该法的优点是什么？

4. 含量测定中规定"取本品约 0.5g，精密称定……"，实际如何操作？

综合实训三　头孢氨苄的质量检验

一、实训目标

通过本实训，要求学生掌握原料药头孢氨苄质量检验的程序、方法与技能，掌握检验结果的处理与判断，能够规范书写检验原始记录及检验报告书。

二、实训资料

（一）检验药品

1. 检验药品的名称：头孢氨苄（抗生素类药）。

2. 检验药品的来源：市场购买或送检样品。

3. 检验药品的规格、批号、包装及数量：根据药品包装确定，并记录有关情况。

（二）质量标准

以下内容均引自《中华人民共和国药典》。

头孢氨苄

Toubao，anbian

Cefalexin

$$C_{16}H_{17}N_3O_4S \cdot H_2O \quad 365.41$$

本品为（6R，7R）-3-甲基-7-[（R）-2-氨基-2-苯乙酰氨基]-8-氧代-5-硫杂-1-氮杂双环[4.2.0]辛-2-烯-2-甲酸一水合物。按无水物计算，含 $C_{16}H_{17}N_3O_4S$ 不得少于 95.0%。

【性状】 本品为白色至微黄色结晶性粉末；微臭。

本品在水中微溶，在乙醇、三氯甲烷或乙醚中不溶。

比旋度 取本品，精密称定，加水溶解并定量稀释制成每 1ml 中含 5mg 的溶液，依法测定（附录Ⅵ E），比旋度为 +149°至 +158°。

吸收系数 取本品，精密称定，加水溶解并定量稀释制成每 1ml 中约含 20μg 的溶液，照紫外-可见分光光度法❶（附录Ⅳ A），在 262nm 的波长处测定吸光度，吸收系数（$E_{1cm}^{1\%}$）为 220～245。

【鉴别】（1）在含量测定项下记录的色谱图中，供试品溶液主峰保留时间应与对照品溶液主峰保留时间一致。

（2）本品的红外光吸收图谱应与对照的图谱（光谱集 1090 图）一致。

【检查】酸度 取本品 50mg，加水 10ml 溶解后，依法测定（附录Ⅵ H），pH 应为

---

❶ 本书附录十一已收载。

3.5～5.5。

有关物质 精密称取本品适量，加流动相 A 溶解并稀释制成每 1ml 中约含 1.0mg 的溶液，作为供试品溶液；精密量取 1ml，置 100ml 量瓶中，用流动相 A 稀释至刻度，摇匀，作为对照溶液；取 7-氨基去乙酰氧基头孢烷酸对照品和 α-苯甘氨酸对照品各约 10mg，精密称定，置同一 100ml 量瓶中，加 pH7.0 磷酸盐缓冲液约 20ml，超声使溶解，再用流动相 A 稀释至刻度，摇匀。精密量取 2.0ml，置 20ml 量瓶中，用流动相 A 稀释至刻度，摇匀，作为杂质对照品溶液。照高效液相色谱法（附录Ⅴ D）测定，用十八烷基硅烷键合硅胶为填充剂；流动相 A 为 0.2mol/L 磷酸二氢钠溶液（用氢氧化钠试液调节 pH 值至 5.0），流动相 B 为甲醇，按表 3-3 进行线性梯度洗脱；检测波长为 220nm，取杂质对照品溶液 20μl 注入液相色谱仪，记录色谱图，7-氨基去乙酰氧基头孢烷酸峰与 α-苯甘氨酸峰的分离度应符合要求；取供试品溶液适量，在 80℃水浴中加热 60 分钟，冷却，取 20μl 注入液相色谱仪，记录色谱图，头孢氨苄峰与相邻杂质峰的分离度应符合要求。取对照溶液 20μl，注入液相色谱仪，调节检测灵敏度，使主成分色谱峰的峰高约为满量程的 25%。精密量取供试品溶液、对照溶液及杂质对照品溶液各 20μl，分别注入液相色谱仪，供试品溶液色谱图中如有杂质峰，含 7-氨基去乙酰氧基头孢烷酸与 α-苯甘氨酸按外标以峰面积计算，均不得过 1.0%；其他单个杂质的峰面积不得大于对照溶液主峰面积的 1.5 倍（1.5%），其他各杂质峰面积的和不得大于对照溶液主峰面积的 2.5 倍（2.5%）。供试品溶液色谱图中任何小于对照溶液主峰面积 0.05 倍的峰可忽略不计。

表 3-3 头孢氨苄有关物质线性梯度洗脱的时间及流动相配比

时间/分钟	流动相 A/%	流动相 B/%	时间/分钟	流动相 A/%	流动相 B/%
0	98	2	23	98	2
1	98	2	30	98	2
20	70	30			

【含量测定】 照高效液相色谱法（附录Ⅴ D）测定。

色谱条件与系统适用性试验 用十八烷基硅烷键合硅胶为填充剂；以水-甲醇-3.86%醋酸钠溶液-4%醋酸溶液（742∶240∶15∶3）为流动相；检测波长为 254nm；取供试品溶液适量，在 80℃水浴中加热 60 分钟，冷却，取 20μl 注入液相色谱仪，记录色谱图，头孢氨苄峰与相邻杂质峰的分离度应符合要求。

测定法 取本品约 50mg，精密称定，置 50ml 量瓶中，加流动相溶解并稀释至刻度，摇匀，精密量取 10ml，置 50ml 量瓶中，用流动相稀释至刻度，摇匀，精密量取 10μl 注入液相色谱仪，记录色谱图；另取头孢氨苄对照品适量，同法测定。按外标法以峰面积计算，即得。

【类别】 β-内酰胺类抗生素，头孢菌素类。

【贮藏】 遮光，密封，在凉暗处保存。

【制剂】 （1）头孢氨苄干混悬剂；（2）头孢氨苄片；（3）头孢氨苄胶囊；（4）头孢氨苄颗粒。

三、实训方案

（一）实训形式

8 人一组进行试液等的制备，8 个同学进行分工合作，制备量按 8～10 人次用量计算。

本实训涉及红外分光光度法鉴别操作、高效液相色谱法测定操作 4 人一组，其余操作由每个学生独立完成。

（二）实训程序

1. 仪器准备与清洗

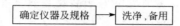

2. 试药的准备与试液的制备

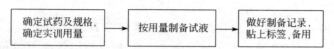

3. 药品的检验

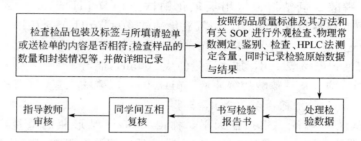

（三）实训时间

实训总时间约需 7 学时（350 分钟），数据处理及检验报告书课后完成。具体实训时间安排可参考表 3-4。

表 3-4 头孢氨苄质量检验的实训时间安排

实训内容	实训时间/分钟	备 注
仪器准备与清洗	20	备齐实训用各种仪器,除另有规定外,清洗干净,备用
试药准备及试液、缓冲液制备	30	试药、费休氏试液、对照品溶液由实训教师准备,学生应在实训前检查是否齐全,如有缺少应及时补齐。试液、标准缓冲液等由学生分组制备
性状	50	学生根据检验内容合理安排实验顺序,可交叉进行;检查中炽灼残渣项目必要时安排,实训时间另计
鉴别	40	
检查	120	
含量测定	90	
	350	实训总时间

四、实训过程

（一）仪器、试药准备及实验用液的制备

1. 实验用仪器、试药、对照品等的准备

仪器：高效液相色谱仪、紫外分光光度计、红外分光光度计、电子或分析天平（感量 0.1mg、0.001mg）、托盘天平、旋光仪（读数至 0.01°，并经检定）、酸度计（0.1 级或更精确级别）、带橡皮塞玻璃瓶、水分测定仪或磨口自动滴定管（最小分度值 0.05ml）、永停滴定仪、电磁搅拌器、电热恒温箱、干燥器、称量瓶、玻璃棒、容量瓶（25ml、50ml、100ml等）、移液管（5ml、10ml 等）、量筒（100ml 、500ml、1000ml 等）、量杯（10ml）、锥形

瓶、小烧杯及玛瑙乳钵。（凡用于水分测定法与试剂或费休氏试液直接接触的物品，玻璃仪器须在 120℃至少干烤 2 小时，橡皮塞在 80℃干烤 2 小时，取出置干燥器内备用）

试药：甲醇、磷酸二氢钠、氢氧化钠、醋酸钠、醋酸、无水甲醇、碘及吡啶（含水量＜0.1％），二氧化硫（一般使用压缩的二氧化硫气体，用时通过硫酸脱水）。

对照品：头孢氨苄对照品、α-苯甘氨酸对照品及 7-氨基去乙酰氧基头孢烷酸对照品。

耗材：0.45μm 滤膜（水相、有机相）。

2. 实验用液的制备

（1）试液的制备

① 氢氧化钠试液：取氢氧化钠 4.3g，加水使溶解成 100ml，即得。

② 0.1mol/L 氢氧化钠溶液：取氢氧化钠 4.0g，加水使溶解成 1000ml，即得。

③ 0.2mol/L 磷酸二氢钠溶液（用氢氧化钠试液调节 pH 至 5.0）：取磷酸二氢钠 27.60g，加水溶解并稀释制成 1000ml，用氢氧化钠试液调节 pH 至 5.0。

④ 3.86％醋酸钠溶液：取醋酸钠 3.86g，加水使溶解成 100ml，即得。

⑤ 4％醋酸溶液：取醋酸 4ml，加水适量使成 100ml，摇匀。

（2）标准缓冲液的制备 磷酸盐缓冲液（pH7.0）：取磷酸二氢钾 0.68g，加 0.1mol/L 氢氧化钠溶液 29.1ml，用水稀释至 100ml，即得。

（3）费休氏试液的制备 用托盘天平，称得 1000ml 锥形瓶的重量，再分别称取碘 110g，吡啶 158g 置锥形瓶中，充分振摇。加入吡啶后，溶液会发热，应注意给予冷却。用 500ml 量筒量取无水甲醇 300ml，倒入锥形瓶中，塞上带有玻璃弯管的双孔橡皮塞，称其总重量。将锥形瓶置于冰水浴中，缓缓旋开二氧化硫钢瓶的出口阀，气体流速以洗气瓶中的硫酸和锥形瓶中溶液内出连续气泡为宜。直至总重量增加至 72g 为止。再用无水甲醇稀释至 1000ml，摇匀，避光放置 24 小时备用。

（二）检验过程

1. 性状

取一定量供试品，置白色纸上用肉眼仔细观察其颜色、晶型等。本品应为白色或微黄色结晶性粉末；微臭。

必要时检查溶解度。

2. 比旋度

取本品 0.5g，精密称定，置 100ml 容量瓶中，加水溶解并稀释至刻度。于 (20.0±0.5)℃，以钠光灯作光源（通常以 D 表示），测定溶液的旋光度，旋光度读数应重复 3 次，取其平均值，按下式计算供试品的比旋度，应符合规定。

$$[\alpha]_D^t = \frac{100\alpha}{lc}$$

式中 $[\alpha]_D^t$——比旋度（D 为钠光谱的 D 线，t 为测定时温度）；

l——旋光管的长度，dm；

α——测得的旋光度；

c——每 100ml 溶液中含被测物质的重量（按干燥品或无水物计算），g。

3. 吸收系数

取本品 40mg，精密称定，置 100ml 容量瓶中，加水溶解并稀释至刻度。精密量取 5ml，置 100ml 容量瓶中，再加水稀释至刻度，摇匀，照紫外-可见分光光度法（附录Ⅳ A），在

262nm 波长处测定吸光度，按下式计算吸收系数（$E_{1cm}^{1\%}$）。

$$E_{1cm}^{1\%}=\frac{A}{cL}$$

式中　　A——吸光度；

$E_{1cm}^{1\%}$——吸收系数，其物理意义为当溶液浓度为 1%（g/ml），液层厚度为 1cm 时的吸光度数值；

c——100ml 溶液中所含被测物质的重量（按干燥品或无水物计算），g；

L——液层厚度，cm。

取供试品 2 份，平行操作，每份结果对平均值的偏差应在 ±0.5% 以内，以平均值作为供试品的吸收系数（$E_{1cm}^{1\%}$），应符合规定。

4. 鉴别

（1）高效液相色谱法：按本实训"四、（二）6. 含量测定"项下进行，应符合规定。

（2）取本品 1～1.5mg，加入干燥的溴化钾细粉 200～300mg，于玛瑙乳钵中，研磨均匀，置于压片架中压片，取出制成的供试片，按红外分光光度法《中华人民共和国药典》测定本品的红外光吸收图谱，与标准图谱（光谱集 1090 图）对照，应符合规定。

5. 检查

酸度　取本品，按单元实训二"四、（四）pH 的测定"方法测定，应符合规定。

有关物质

（1）操作前的准备

① 供试品溶液的制备：取本品 10mg，精密称定，置 10ml 量瓶中，加流动相 A 溶解并稀释至刻度，摇匀。

② 对照溶液的制备：精密量取供试品溶液 1ml，置 100ml 量瓶中，用流动相 A 稀释至刻度，摇匀。

③ 杂质对照品溶液的制备：取 7-氨基去乙酰氧基头孢烷酸对照品和 α-苯甘氨酸对照品各约 10mg（电子或分析天平，感量 0.01mg），精密称定，置同一 100ml 量瓶中，加 pH7.0 磷酸盐缓冲液约 20ml，超声使溶解，再用流动相 A 稀释至刻度，摇匀。精密量取 2.0ml，置 20ml 量瓶中，用流动相 A 稀释至刻度，摇匀。

④ 流动相 A：0.2mol/L 磷酸二氢钠溶液（用氢氧化钠试液调节 pH 至 5.0）。流动相 B：甲醇。应制备足量的流动相备用，配制好的流动相应经适宜的 0.45μm 的滤膜滤过，用前脱气。测定中按表 3-3 进行线性梯度洗脱。

⑤ 检查上次使用记录和仪器状态：检查仪器是否完好，色谱柱是否适用于本次试验，色谱柱进出口位置是否与流动相的流向一致，原保存溶剂与现用流动相能否互溶，流动相的 pH 与该色谱柱是否相适应等。

（2）操作

① 开机，初始平衡时间一般约需 30 分钟。选择紫外检测器，检测波长为 220nm。

② 系统适用性试验：在选定的色谱条件下，取杂质对照溶液 20μl，注入液相色谱仪，记录色谱图。计算 7-氨基去乙酰氧基头孢烷酸峰与 α-苯甘氨酸峰的分离度，应大于 1.5。

在选定的色谱条件下，取供试品溶液适量，在 80℃ 水浴中加热 60 分钟，冷却，取 20μl 注入液相色谱仪，记录色谱图，头孢氨苄峰与相邻杂质峰的分离度，应大于 1.5。

分离度的计算公式如下：

$$R=\frac{2(t_{R2}-t_{R1})}{W_1+W_2}$$

式中 R——分离度;

t_{R1} 和 t_{R2}——分别为相邻前后两峰的保留时间;

W_1 和 W_2——分别为其峰的底宽。

③ 取对照溶液 $20\mu l$,注入液相色谱仪,调节检测灵敏度,使主成分色谱峰的峰高约为满量程的 25%。

④ 精密量取供试品溶液、对照溶液与杂质对照品溶液各 $20\mu l$,注入液相色谱仪,记录色谱图。

供试品溶液色谱图中如有杂质峰,测量供试品溶液中杂质峰面积和杂质对照品溶液中杂质对照品的峰面积,按外标法以峰面积计算供试品中杂质 7-氨基去乙酰氧基头孢烷酸与 α-苯甘氨酸的含量,均不得过 1.0%。

$$杂质含量=\frac{m_R\times\dfrac{A_X}{A_R}}{m_s}\times100\%$$

式中 A_R——杂质对照品溶液中杂质对照品的峰面积;

A_X——供试品溶液中杂质的峰面积;

m_R——杂质对照品的量;

m_s——供试品的量,m_s 和 m_R 取相同单位。

供试品溶液色谱图中其他单个杂质的峰面积不得大于对照品溶液主峰面积的 1.5 倍(1.5%),其他各杂质峰面积的和不得大于对照品溶液主峰面积的 2.5 倍(2.5%)。供试品溶液中任何小于对照溶液主峰面积 0.05 倍的峰可忽略不计。

⑤ 清洗和关机:先关检测器和数据处理机。先用水,然后用甲醇-水冲洗,各种冲洗剂一般冲洗 15~30 分钟,特殊情况应延长冲洗时间。冲洗完毕,逐步降速至 0,关泵,关电源。做好使用登记。

水分

(1) 费休氏液的标定 用水分测定仪直接标定。或取重蒸馏水 10~30mg,精密称定,置干燥的带橡皮塞玻璃瓶中,通过有无水甲醇的滴定装置加无水甲醇 2ml 后,立即用费休氏液滴定,在不断振摇下,溶液由浅黄色变为红棕色为终点,或用永停法指示终点,记录滴定体积。另以 2ml 无水甲醇作空白对照,按下式计算即得。

$$F=\frac{m}{A-B}$$

式中 F——每 1ml 费休氏液相当于水的重量,mg;

m——称取重蒸馏水的重量,mg;

A——滴定重蒸馏水所消耗费休氏液的体积,ml;

B——空白所消耗费休氏液的体积,ml。

标定应取 3 份以上,3 次连续标定结果相对偏差应在 ±1% 以内,以平均值作为费休氏液的强度。

(2) 供试品的测定 取供试品适量(消耗费休氏试液 1~5ml),精密称定,溶剂为无水甲醇,用水分测定仪直接测定。或置干燥具塞玻璃瓶中,通过贮有无水甲醇的滴定装置加入无水甲醇 2ml,在不断振摇下用费休氏液滴定至溶液由浅黄色变为红棕色为终点,或用永停法指示终点,记录滴定体积。另以 2ml 无水甲醇做空白试验,按下式计算即得:

$$供试品中水分含量=\frac{(A-B)F}{m}\times100\%$$

式中　A——供试品所消耗费休氏液的体积，ml；

　　　B——空白所消耗费休氏液的体积，ml；

　　　m——称取供试品的重量，mg。

平行测定两份，取其算术平均值为测定结果，应符合规定。

6. 含量测定

高效液相色谱法（含 HPLC 鉴别试验）

（1）供试品溶液和对照品溶液的制备

① 供试品溶液的制备：取本品 45～55mg，精密称定，置 50ml 容量瓶中，加流动相溶解并稀释至刻度，摇匀，精密量取 10ml，置 50ml 容量瓶中，用流动相稀释至刻度，摇匀。供试品溶液分别配制 2 份。

② 对照品溶液的制备：取头孢氨苄对照品 45～55mg，精密称定，置 50ml 容量瓶中，加流动相溶解并稀释至刻度，摇匀，精密量取 10ml，置 50ml 容量瓶中，用流动相稀释至刻度，摇匀。对照品溶液分别配制 2 份。

（2）操作前的准备

① 流动相的制备：取水 742 份，加甲醇 240 份，加 3.86％醋酸钠溶液 15 份，加 4％醋酸溶液 3 份，摇匀。

② 检查上次使用记录和仪器状态：检查仪器是否完好，色谱柱是否适用于本次试验，色谱柱进出口位置是否与流动相的流向一致，原保存溶剂与现用流动相能否互溶，流动相的 pH 与该色谱柱是否相适应等。

（3）操作

① 开机，初始平衡时间一般约需 30 分钟。选择紫外检测器，检测波长为 254nm。

② 系统适应性试验：取供试品溶液适量，在 80℃水浴中加热 60 分钟，冷却，取 20μl 注入液相色谱仪，记录色谱图，计算头孢氨苄峰与相邻杂质峰的分离度，应大于 1.5。

③ 分别取供试品溶液和对照品溶液各 10μl 注入液相色谱仪，记录色谱图。供试品溶液和对照品溶液每份连续进样 5 次，其峰面积测量值的相对标准偏差（RSD）均应不大于 2.0％。按下式计算供试品含量，应符合规定。

$$含量(\%) = \frac{m_R \times \dfrac{A_x}{A_R}}{m_x} \times 100\%$$

式中　A_R——对照品溶液主峰的峰面积；

　　　A_x——供试品溶液的峰面积；

　　　m_R——对照品的量；

　　　m_x——供试品的量，单位与 m_R 相同（按无水物计算）。

色谱图同时应符合鉴别项下的规定：供试品溶液的主峰保留时间应与头孢氨苄对照品的主峰保留时间一致。

④ 清洗和关机：先关检测器和数据处理机。先用水，然后用甲醇-水冲洗，各种冲洗剂一般冲洗 15～30 分钟，特殊情况应延长冲洗时间。冲洗完毕，逐步降速至 0，关泵，关电源。做好使用登记。

（三）检验记录与检验报告

按规定要求进行数据处理。含量测定的两次平行结果的相对标准偏差不得超过 1.5％，取其算术平均值为含量测定结果。按要求书写检验报告书。

五、注意事项

（1）检验中使用的对照品，应记录其来源、批号和使用前的处理；用于含量测定的，应注明其含量和干燥失重（或水分）。

（2）用钠光谱的 D 线（589.3nm）测定旋光度，测定管长度为 1dm（如使用其他管长，应进行换算），测定温度为 20℃，使用读数至 0.01°并经过检定的旋光计。温度对物质的旋光度有一定影响，测定时应注意环境温度，必要时，应对供试品溶液进行恒温处理后再进行测定（如使用带恒温循环水夹层的测定管）。供试品溶液如不澄清，应滤清后再用。

（3）测定吸收系数时除另有规定的外，应在规定的吸收峰±2nm 处，再测几点的吸光度，以核对供试品的吸收峰位置是否正确，并以吸光度最大的波长作为测定波长，除另有规定外吸光度最大波长应在该品种项下规定的波长±2nm 以内，否则应考虑试样的同一性、纯度以及仪器波长的准确度。

（4）由于费休氏试液吸水性强，因此在配制、标定及滴定中所用仪器均应洁净干燥。试液的配制过程中应防止空气中水分的侵入，进入滴定装置的空气亦应经干燥剂除湿。试液的标定、贮存及水分滴定操作均应在避光、干燥环境处进行。

（5）费休氏试液的强度低于 2.5mg/ml 时，即不应使用；费休氏试液的强度应在每次使用前重新标定。

（6）酸度检查注意事项见"单元实训二"相关内容。

（7）高效液相色谱法配制流动相的有机溶剂最好使用色谱纯，水最好为超纯水或重蒸馏水。

（8）高效液相色谱法的流动相使用前应经适宜的 0.45μm 的滤膜滤过，用前脱气，同时还必须制备足量的流动相备用。

（9）高效液相色谱法中，供试品溶液、对照品溶液以及杂质对照品溶液在注入色谱柱前，均应经适宜的 0.45μm 的滤膜滤过，或用固体萃取小柱进行预处理。

（10）高效液相色谱流路系统，从泵、进样器、色谱柱到检测器流通池，在分析完毕后，均应充分冲洗，特别是用过含盐流动相的，更应注意先用水，再用甲醇-水，充分冲洗。

（11）高效液相色谱法测定本品含量时，记录仪器型号，色谱条件，供试品与对照品的称量（平行试验各 2 份）和溶液的制备过程，进样量，测定数据，计算式与结果，并附色谱图，同时应记录系统适用性试验的数据（如理论板数）。

思考题

1. 本品有关物质检查采用什么方法？该法操作时应注意什么？

2. 费休氏水分测定法中需做空白试验，请问做空白试验的目的是什么？空白试验应如何操作？

3. 本品用高效液相色谱法测定含量，试述该法的主要测定条件及其对结果的影响？

4. 试述外标法测定含量时影响结果准确性的因素有哪些？在测定时应如何操作？

综合实训四　对乙酰氨基酚片的质量检验

一、实训目标

通过本实训，要求掌握对乙酰氨基酚片质量检验的程序、方法与操作技能，掌握检验结果的处理与判断，能够规范书写检验原始记录及检验报告书。

二、实训资料

（一）检验药品

1. 检验药品的名称：对乙酰氨基酚片。

2. 检验药品的来源：市场购买或送检样品。

3. 检验药品的规格、批号、包装及数量：根据药品包装或送检单确定，并记录有关情况。

（二）质量标准

以下内容均引自《中华人民共和国药典》。

对乙酰氨基酚片

Duiyixian, anjifen Pian

Paracetamol Tablets

本品含对乙酰氨基酚（$C_8H_9NO_2$）应为标示量的 $95.0\%\sim105.0\%$。

【性状】　本品为白色片、薄膜衣或明胶包衣体，除去包衣后显白色。

【鉴别】　（1）取本品的细粉适量（约相当于对乙酰氨基酚 0.5g），用乙醇 20ml 分次研磨使对乙酰氨基酚溶解，滤过，合并滤液，蒸干，残渣照对乙酰氨基酚项下的鉴别（1）（2）项试验，显相同反应。

（2）取本品细粉适量（约相当于对乙酰氨基酚 100mg），加丙酮 10ml，研磨溶解，滤过，滤液水浴蒸干，残渣经减压干燥，依法测定。本品的红外光吸收图谱应与对照的图谱（光谱集 131 图）一致。

【检查】**对氨基酚**　临用新制。取本品细粉适量（约相当于对乙酰氨基酚 0.2g），精密称定，置 10ml 量瓶中，加溶剂［甲醇-水(4∶6)］适量，振摇使对乙酰氨基酚溶解，加溶剂稀释至刻度，摇匀，滤过，取续滤液作为供试品溶液（临用新制）；另取对氨基酚和对乙酰氨基酚对照品适量，精密称定，加上述溶剂制成每 1ml 中约含 20μg 的溶液，作为对照品溶液。照高效液相色谱法（附录Ⅴ D）测定。用辛烷基硅烷键合硅胶为填充剂；磷酸盐缓冲液（取磷酸氢二钠 8.95g，磷酸二氢钠 3.9g，加水溶解至 1000ml，加入 10%四丁基氢氧化铵溶液 12ml）-甲醇（90∶10）为流动相；检测波长为 245nm；柱温为 40℃；理论板数按对乙酰氨基酚峰计算应不低于 2000，对氨基酚与对乙酰氨基酚峰之间的分离度应符合要求。取对照品溶液 20μl，注入液相色谱仪，调节检测灵敏度，使对氨基酚色谱峰的峰高约为满量程的 10%；再精密量取供试品溶液与对照品溶液各 20μl，分别注入液相色谱仪，记录色谱图；

按外标法以峰面积计算，含对氨基酚不得过标示量的 0.1%。

溶出度   取本品，照溶出度测定法❶（附录 Ⅹ C 第一法），以稀盐酸 24ml 加水至 1000ml 为溶出介质，转速为每分钟 100 转，依法操作，经 30 分钟时，取溶液 5ml 滤过，精密量取续滤液 1ml，加 0.04% 氢氧化钠溶液稀释至 50ml，摇匀，照紫外-可见分光光度法❷（附录Ⅳ A），在 257nm 的波长处测定吸光度，按 $C_8H_9NO_2$ 的吸收系数（$E_{1cm}^{1\%}$）为 715 计算出每片的溶出量，限度为标示量的 80%，应符合规定。

其他   应符合片剂项下有关的各项规定（附录Ⅰ A）。

【含量测定】   取本品 10 片，精密称定，研细，精密称取适量（约相当于对乙酰氨基酚 40mg），置 250ml 量瓶中，加 0.4% 氢氧化钠溶液 50ml 及水 50ml，振摇 15 分钟，加水至刻度，摇匀，用干燥滤纸滤过，精密量取续滤液 5ml，照对乙酰氨基酚含量测定项下方法，自"置 100ml 容量瓶中"起，依法测定，即得。

【类别】   同对乙酰氨基酚。

【规格】   （1）0.1g；（2）0.3g；（3）0.5g。

【贮藏】   密封保存。

三、实训方案

（一）实训形式

8 人一组进行试液的制备，8 个同学进行分工合作，制备量按 8～10 人次用量计算。溶出度测定操作 4 人一组，其余操作由每个学生独立完成。

（二）实训程序

1. 仪器准备与清洗

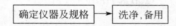

2. 试药的准备与试液的制备

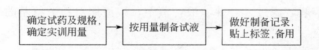

3. 药品的检验

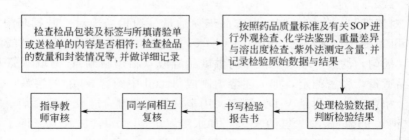

---

❶ 本书附录十三已收载。

❷ 本书附录十一已收载。

（三）实训时间

实训总时间约需 6 学时（300 分钟），数据处理及检验报告书课后完成，具体实训时间安排可参考表 3-5。

表 3-5 对乙酰氨基酚片质量检验的实训时间安排

实训内容	实训时间/分钟	备 注
仪器准备与清洗	20	备齐实训用各种仪器，除另有规定外，清洗干净，备用
试药准备及试液制备	20	稀盐酸、三氯化铁试液、亚硝酸钠试液等试液的制备分组分工进行，碱性 β-萘酚试液应临用新制
性状	10	按规定的方法进行。学生根据检验内容合理安排检验顺序
鉴别	50	
溶出度	100	
重量差异	20	
微生物限度检查	另计	必要时安排
含量测定	80	紫外-可见分光光度法
	300	实训总时间

四、实训过程

（一）仪器、试药准备及实训用液的制备

1. 实训用仪器与试药的准备

仪器：溶出仪、紫外-可见分光光度仪、电子或分析天平（感量 0.1mg）、托盘天平、称量瓶、试管、小烧杯（50ml、10ml）、量筒（1000ml、100ml）、胶头滴管、移液管（5ml、1ml）、量瓶（250ml、100ml、50ml）、注射器（10ml）、漏斗、干燥器、玻璃棒及玛瑙乳钵。

试药：氢氧化钠、盐酸、三氯化铁、亚硝酸钠、β-萘酚及乙醇。

耗材：微孔滤膜及滤纸。

2. 实训用试液的制备

① 稀盐酸：取盐酸 234ml，加水稀释至 1000ml，即得。本液含 HCl 应为 9.5%～10.5%。

② 三氯化铁试液：取三氯化铁 9g，加水使溶解成 100ml，即得。

③ 亚硝酸钠试液：取亚硝酸钠 1g，加水使溶解成 100ml，即得。

④ 碱性 β-萘酚试液：取 β-萘酚 0.25g，加氢氧化钠溶液（1→10）10ml 使溶解，即得。本液应临用新制。

⑤ 0.04% 氢氧化钠溶液：取氢氧化钠 0.4g，加水使溶解成 1000ml，即得。

⑥ 0.4% 氢氧化钠溶液：取氢氧化钠 0.4g，加水使溶解成 100ml，即得。

（二）检验过程

1. 性状

取一定量供试品，置白色纸上用肉眼仔细观察其颜色、形状，是否外观光洁、无缺陷、无松片、无裂片、无麻面、无斑点等。本品为白色片，应符合规定。

2. 鉴别

（1）取本品的细粉适量（约相当于对乙酰氨基酚 0.5g，如标示量为 0.1g，则取平均片重的 5 倍量）；用乙醇 20ml 分次研磨使对乙酰氨基酚溶解，滤过，合并滤液，蒸干，残渣按下面方法鉴别，应符合规定。

① 残渣的水溶液加三氯化铁试液，即显蓝紫色。

② 取残渣适量（约相当于对乙酰氨基酚 0.1g），加稀盐酸 5ml，置水浴中加热 40 分钟，

放冷；取 0.5ml，滴加亚硝酸钠试液 5 滴，摇匀，用水 3ml 稀释后，加碱性 β-萘酚试液 2ml，振摇，即显红色。

（2）取本品细粉适量（约相当于对乙酰氨基酚 100mg），加丙酮 10ml，研磨溶解，滤过，滤液水浴蒸干，残渣经减压干燥，取干燥品 1～1.5mg，加入干燥的溴化钾细粉 200～300mg，置于玛瑙乳钵中，研磨均匀，置于压片架中压片，取出制成的供试片，按红外分光光度法（《中国药典》2010 年版附录Ⅳ C）测定本品的红外光吸收图谱，与标准图谱（光谱集 131 图）对照，应符合规定。

3. 检查

（1）**重量差异** 按单元实训四"四、（一）重量差异检查法"检查，应符合规定。

（2）**对氨基酚**

① 供试品溶液和对照品溶液的制备

供试品溶液的制备：取本品细粉适量（约相当于对乙酰氨基酚 0.2g），精密称定，置 10ml 量瓶中，加溶剂［甲醇-水（4：6）］适量，振摇使对乙酰氨基酚溶解，加溶剂稀释至刻度，摇匀，滤过，取续滤液作为供试品溶液（临用新制）。供试品溶液在注入色谱柱前，一般应经适宜的 0.45μm 的滤膜滤过。

对照品溶液的制备：取对氨基酚和对乙酰氨基酚对照品适量，精密称定，加上述溶剂制成每 1ml 中约含 20μg 的溶液，作为对照品溶液。对照品溶液在注入色谱柱前，一般应经适宜的 0.45μm 的滤膜滤过。

② 操作前的准备

流动相的制备：磷酸盐缓冲液（取磷酸氢二钠 8.95g，磷酸二氢钠 3.9g，加水溶解至 1000ml，加入 10% 四丁基氢氧化铵溶液 12ml)-甲醇（90：10）为流动相。配制好的流动相应经适宜的 0.45μm 的滤膜滤过，用前脱气。制备足量的流动相备用。

检查上次使用记录和仪器状态：检查仪器是否完好，色谱柱是否用辛烷基硅烷键合硅胶为填充剂，色谱柱进出口位置是否与流动相的流向一致，原保存溶剂与现用流动相能否互溶，流动相的 pH 与该色谱柱是否相适应等。

③ 操作

开机，初始平衡时间一般约需 30 分钟。选用紫外检测器，检测波长为 245nm。

系统适应性试验：在选定的色谱条件下，即检测波长为 245nm；柱温为 40℃；理论板数按对乙酰氨基酚峰计算应不低于 2000，按下式计算对氨基酚与对乙酰氨基酚峰之间的分离度，应大于 1.5。

$$R = \frac{2 \ (t_{R2} - t_{R1})}{W_1 + W_2}$$

式中，t_{R1} 和 t_{R2} 分别为相邻前后两峰的保留时间，W_1 和 W_2 则分别为其峰的底宽，t 和 W 取相同单位。

取对照品溶液 20μl，注入液相色谱仪，调节检测灵敏度，使对氨基酚色谱峰的峰高约为满量程的 10%。

精密量取供试品溶液、对照品溶液各 20μl，分别注入液相色谱仪，记录色谱图，按外标法以峰面积计算，含对氨基酚不得过标示量的 0.1%。

$$杂质含量(\%) = \frac{m_R \times \dfrac{A_X}{A_R}}{m_s} \times 100\%$$

式中　A_R——对照品溶液中杂质对照品的峰面积；

　　　A_X——供试品溶液中杂质的峰面积；

　　　m_R——杂质对照品的量；

　　　m_s——供试品的量，m_s 和 m_R 取相同单位。

清洗和关机：先关检测器和数据处理机。先用水，然后用甲醇-水冲洗，各种冲洗剂一般冲洗 15～30 分钟，特殊情况应延长冲洗时间。冲洗完毕，逐步降速至 0，关泵，关电源。做好使用登记。

（3）溶出度　按"单元实训五溶出度测定法"检查，应符合规定。

① 依据第一法（转篮法）准备溶出仪。将溶出仪水槽中注入水，至标记的水位，接通电源，选择温度挡为 37℃，并按下加温开关，开始加温。

② 以稀盐酸 24ml 加水至 1000ml 为溶出介质倒入 6 个溶出杯内，固定在溶出仪水槽的 6 个孔中，盖上杯盖，设定仪器转速为每分钟 100 转。当每个溶出杯内温度均为 37℃时，准备投样检验。

③ 取供试品 6 片，每一转篮中分别装入 1 片，将转篮安在篮杆上。启动转速电机，降下一个篮杆，转篮开始旋转，立即开始计时，盖上杯盖。同法投第二片、第三片直至第六片，每投一片的时间间隔为 30 秒。

④ 取 0.8μm 的微孔滤膜，浸湿后，安装在滤器内，备过滤用。取干燥、干净的 10ml 注射器，将取样针装在注射器上，备取样用。取干燥、干净的 10ml 小烧杯 6 个，备用。

⑤ 第一片检验时间到 30 分钟时，开始取样，吸取溶液 10ml，取下取样针，安上过滤器，过滤，弃去初滤液，取续滤液至干燥、干净的 10ml 小烧杯中备用，自取样至滤过应在 30 秒内完成。第二片时间到 30 分钟时，同法操作取第二片，依次取完 6 片。分别精密量取续滤液 1ml 至 6 个 50ml 量瓶中，加 0.04％氢氧化钠溶液稀释至刻度，摇匀，作为供试品溶液备测定用。

⑥ 照紫外-可见分光光度法，以 0.04％氢氧化钠溶液为空白，在 257nm 的波长处测定吸光度，按 $C_8H_9NO_2$ 的吸收系数（$E_{1cm}^{1\%}$）为 715 计算出每片的溶出量，限度为标示量的 80％，应符合规定。

（4）微生物限度检查　按"单元实训七微生物限度检查法"检查，应符合规定。

4．含量测定

（1）取本品 10 片，精密称定，研细。计算平均片重。

（2）精密称取细粉适量（约相当于对乙酰氨基酚 40mg）两份，分别置 250ml 量瓶中，加 0.4％氢氧化钠溶液 50ml 及水 50ml，振摇 15 分钟，加水至刻度，摇匀。

供试品取样量＝40mg×（1±10％）×平均片重/标示量。

（3）用干燥滤纸滤过，精密量取续滤液 5ml，置 100ml 量瓶中，加 0.4％氢氧化钠溶液 10ml，加水至刻度，摇匀。

（4）照紫外-可见分光光度法，在 257nm 的波长处测定吸光度，按 $C_8H_9NO_2$ 的吸收系数（$E_{1cm}^{1\%}$）为 715 计算，即得。

检验过程中及时做好原始记录。

（三）数据处理与检验报告

按规定要求进行数据处理。含量测定的两次平行结果的相对偏差不得超过±0.5％，取其算术平均值为含量测定结果。按要求书写检验报告书。

五、注意事项

（1）溶出度测定每只溶出杯里的介质温差不超过 0.5℃。

（2）溶出度测定放置药片间隔 30 秒，注意排气泡。应在仪器开启的情况下取样，取样时，自取样至过滤应在 30 秒内完成。

（3）测吸光度使用比色皿时，手应拿比色皿的毛面。

（4）比色皿装入待测液后，应用镜头纸擦干净。

（5）推拉比色皿拉杆时，一定要注意滑板是否在定位槽中。

（6）含量测定用药片要尽量研细，应平行测定两份供试品。

思考题

1. 溶出度测定取样时，自取样至过滤为什么应在 30 秒内完成？

2. 简述对乙酰氨基酚片鉴别的方法与原理。

3. 含量测定中是否可以用重量差异测定中得到的平均片重进行含量计算？为什么？

4. 含量测定中为什么要弃去初滤液，取续滤液进行测定？

综合实训五 阿司匹林肠溶片的质量检验

一、实训目标

通过本实训，要求掌握阿司匹林肠溶片质量检验的程序、方法与操作技能，掌握检验结果的处理与判断，能够规范书写检验原始记录及检验报告书。

二、实训资料

（一）检验药品

1. 检验药品的名称： 阿司匹林肠溶片。

2. 检验药品的来源： 市场购买或送检样品。

3. 检验药品的规格、批号、包装及数量： 根据药品包装或送检单确定，并记录有关情况。

（二）质量标准

以下内容均引自《中华人民共和国药典》。

阿司匹林肠溶片

Asipilin Changrong Pian

Aspirin Enteric-coated Tablets

本品含阿司匹林（$C_9H_8O_4$）应为标示量的 95.0%～105.0%。

【性状】 本品为肠溶包衣片，除去包衣后显白色。

【鉴别】 取本品的细粉适量（约相当于阿司匹林 0.1g），加水 10ml，煮沸，放冷，加三氯化铁试液 1 滴，即显紫堇色。

【检查】 游离水杨酸 取本品 5 片，研细，用乙醇 30ml 分次研磨，并移入 100ml 容量瓶中，充分振摇，用水稀释至刻度，摇匀，立即滤过，精密量取滤液 2ml，置 50ml 纳氏比色管中，用水稀释至 50ml，立即加新制的稀硫酸铁铵溶液（取 1mol/L 盐酸溶液 1ml，加硫酸铁铵指示液 2ml 后再加水适量使成 100ml）3ml，摇匀，30 秒内如显色，与对照溶液（精密量取 0.01% 水杨酸溶液 4.5ml，加乙醇 3ml，0.05% 酒石酸溶液 1ml，用水稀释至 50ml，再加上述新制的稀硫酸铁铵溶液 3ml，摇匀）比较，不得更深（1.5%）。

释放度 取本品 1 片，照释放度测定法❶（附录 Ⅹ D 第二法 方法 1），采用溶出度测定法第一法装置❷，以 0.1mol/L 盐酸溶液 750ml 为溶出介质，转速为每分钟 100 转，依法操作，经 2 小时时，取溶液 10ml 滤过，作为供试品溶液（1）。然后加入 37℃ 的 0.2mol/L 磷酸钠溶液 250ml，混匀，用 2mol/L 盐酸溶液或 2mol/L 氢氧化钠溶液调节溶液的 pH 为 6.80±0.05，继续溶出 45 分钟，取溶液 10ml 滤过，作为供试品溶液（2）。取供试品溶液（1），以 0.1mol/L 盐酸溶液为空白，在 280nm 波长处测定吸光度，吸光度不得大于 0.25。另取阿司匹林对照品 21mg，置 100ml 量瓶中，加磷酸钠缓

---

❶ 本书附录十四已收载。

❷ 本书附录十三已收载。

冲液（0.05mol/L）（量取0.2mol/L磷酸钠溶液250ml与0.1mol/L盐酸溶液750ml，混合，pH为6.80±0.05）适量使溶解，并稀释至刻度，作为对照品溶液。取供试品溶液（2）和对照品溶液，以磷酸钠缓冲液（0.05mol/L）为空白，在265nm波长处测定吸光度，计算出每片的释放量。限度为标示量的70%，应符合规定。

其他 应符合片剂项下有关的各项规定（附录ⅠA）。

【含量测定】 取本品10片，研细，用中性乙醇70ml分数次研磨，并移入100ml量瓶中，充分振摇，再用水适量洗涤研钵数次，洗液合并于100ml量瓶中，再用水稀释至刻度，摇匀，滤过，精密量取滤液10ml（相当于阿司匹林0.3g），置锥形瓶中，加中性乙醇（对酚酞指示液显中性）20ml，振摇，使阿司匹林溶解，加酚酞指示液3滴，滴加氢氧化钠滴定液（0.1mol/L）至溶液显粉红色，再精密加氢氧化钠滴定液（0.1mol/L）40ml，置水浴上加热15分钟并时时振摇，迅速放冷至室温，用硫酸滴定液（0.05mol/L）滴定，并将滴定的结果用空白试验校正。每1ml氢氧化钠滴定液（0.1mol/L）相当于18.02mg $C_9H_8O_4$。

【类别】 同阿司匹林。

【规格】 0.3g

【贮藏】 密封，在干燥处保存。

三、实训方案

（一）实训形式

8人一组进行试液、指示液等的制备，8个同学进行分工合作，制备量按8～10人次用量计算。释放度检查操作4人一组，其余操作由每个学生独立完成。

（二）实训程序

1. 仪器准备与清洗

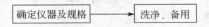

2. 试药的准备与试液、指示液及滴定液的制备

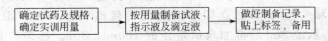

3. 药品的检验

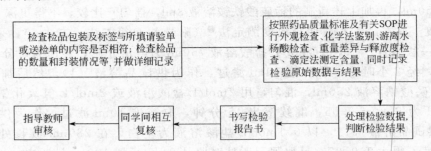

（三）实训时间

实训总时间约需6学时（300分钟），数据处理及检验报告书课后完成，具体实训时间安排可参考表3-6。

表 3-6　阿司匹林肠溶片质量检验的实训时间安排

实训内容	实训时间/分钟	备注
仪器准备与清洗	20	备齐实训用各种仪器,除另有规定外,清洗干净,备用
试药准备及试液、指示液、滴定液制备	20	分组分工按用量制备,稀硫酸铁铵溶液应临用新配
性状	10	按规定的方法进行。学生应根据检验内容合理安排检验顺序
鉴别	20	
游离水杨酸检查	30	
释放度检查	200	
重量差异检查	—	穿插在释放度检查中进行
微生物限度检查	另计	必要时安排
含量测定	—	穿插在释放度检查中进行
	300	实训总时间

四、实训过程

（一）仪器、试药准备及实训用液的制备

1. 实训用仪器与试药的准备

仪器：溶出仪、紫外分光光度仪、电子或分析天平（感量 0.1mg）、托盘天平、称量瓶、试管、小烧杯（50ml、10ml）、量筒（1000ml、100ml）、碱式滴定管（25ml）、酸式滴定管（25ml）、锥形瓶（250ml）、胶头滴管、移液管（5ml、1ml）、容量瓶（250ml、100ml）、注射器（10ml）、漏斗、干燥器、玻璃棒及乳钵。

试药：氢氧化钠、盐酸、三氯化铁、硫酸铁铵、磷酸钠、亚硝酸钠、水杨酸、酒石酸及乙醇。

耗材：微孔滤膜及滤纸。

2. 实训用液的制备

（1）试液的制备

① 三氯化铁试液：取三氯化铁 9g，加水使溶解成 100ml，即得。

② 稀硫酸铁铵溶液：取 1mol/L 盐酸溶液 1ml，加硫酸铁铵指示液 2ml 后再加水适量使成 100ml，即得。

③ 0.1mol/L 盐酸溶液：取盐酸 9ml，加水稀释至 1000ml，即得。

④ 2mol/L 盐酸溶液：取盐酸 18ml，加水稀释至 100ml，即得。

⑤ 2mol/L 氢氧化钠溶液：取氢氧化钠 8.0g，加水使溶解成 100ml，即得。

⑥ 磷酸钠缓冲液（0.05mol/L）：量取 0.2mol/L 磷酸钠溶液 250ml 与 0.1mol/L 盐酸溶液 750ml，混合，即得。pH 为 6.80±0.05。

⑦ 0.01%水杨酸溶液：取水杨酸 0.01g，加水使溶解成 100ml，即得。

⑧ 0.05%酒石酸溶液：取酒石酸 0.05g，加水使溶解成 100ml，即得。

（2）指示液的制备　酚酞指示液：取酚酞 1g，加乙醇 100ml 使溶解，即得。

（3）滴定液的制备与标定

① 硫酸滴定液（0.05mol/L）：按综合实训一"四、（一）硫酸滴定液（0.05mol/L）的制备与标定"方法进行。

② 氢氧化钠滴定液（0.1mol/L）：按综合实训一"四、（二）氢氧化钠滴定液（0.1mol/L）的制备与标定"方法进行。

（二）检验过程

1. 性状

取一定量供试品，置白色纸上用肉眼仔细观察其颜色、形状，是否外观光洁、无缺陷、无松片、无裂片、无麻面、无斑点等。本品为白色片，应符合规定。

2. 鉴别

取本品的细粉适量（约相当于阿司匹林 0.1g，如标示量为 0.3g，则取平均片重的 1/3 倍量），加水 10ml，煮沸，放冷，加三氯化铁试液 1 滴，即显紫堇色。

3. 检查

（1）游离水杨酸

① 供试品溶液制备：取本品 5 片，研细，用乙醇 30ml 分次研磨，并移入 100ml 容量瓶中，充分振摇，用水稀释至刻度，摇匀，立即滤过，精密量取滤液 2ml，置 50ml 纳氏比色管中，用水稀释至 50ml，即得。

② 对照溶液的制备：精密量取 0.01%水杨酸溶液 4.5ml，置 50ml 纳氏比色管中，加乙醇 3ml，0.05%酒石酸溶液 1ml，用水稀释至 50ml，即得。

③ 显色：立即在供试品溶液和对照溶液中分别加入新制的稀硫酸铁铵溶液 3ml，摇匀。

④ 判断：供试品溶液 30 秒内如显色，与对照溶液比较，不得更深。

（2）重量差异　按单元实训四"四、（一）重量差异检查法"检查，应符合规定。

（3）释放度

① 依据溶出度测定法第一法准备溶出仪。将溶出仪水槽中注入水，至标记的水位，接通电源，选择温度挡为 37℃，并按下加温开关，开始加温。

② 以 0.1mol/L 盐酸溶液 750ml 为溶剂，用 1000ml 量筒分别量取 750ml 该溶剂倒入 6 个溶出杯内，固定在溶出仪水槽的 6 个孔中，盖上杯盖，设定仪器转速为每分钟 100 转。当每个溶出杯内温度均为 37℃时，准备投样检验。

③ 取供试品 6 片，每一转篮中分别装入 1 片，将转篮安在篮杆上。启动转速电机，降下一个篮杆，转篮开始旋转，立即开始计时，盖上杯盖。同法投第二片、第三片直至第六片，每投一片的时间间隔为 30 秒。

④ 取 0.8μm 的微孔滤膜，浸湿后，安装在滤器内，备过滤用。取干燥、干净的 10ml 注射器，将取样针装在注射器上，备取样用。取干燥、干净的 10ml 小烧杯 6 个，备用。

⑤ 第一片溶出时间到 2 小时时，开始取样，吸取溶液 10ml，取下取样针，安上过滤器，过滤，弃去初滤液，取续滤液至干燥、干净的 10ml 小烧杯中作为供试品溶液（1），自取样至滤过应在 30 秒内完成。第二片时间到 30 分钟时，同法操作取第二片，依次取完 6 片。

⑥ 加入 37℃的 0.2mol/L 磷酸钠溶液 250ml 于溶出杯内，混匀，用 2mol/L 盐酸溶液或 2mol/L 氢氧化钠溶液调节溶液的 pH 为 6.80±0.05，继续溶出 45 分钟，取溶液 10ml 滤过，作为供试品溶液（2）。

⑦ 取供试品溶液（1），以 0.1mol/L 盐酸溶液为空白，在 280nm 波长处测定吸光度，吸光度不得大于 0.25。

⑧ 另取阿司匹林对照品 21mg，置 100ml 容量瓶中，加磷酸钠缓冲液（0.05mol/L）适量使溶解，并稀释至刻度，作为对照品溶液。取供试品溶液（2）和对照品溶液，以磷酸钠缓

冲液（0.05mol/L）为空白，在 265nm 波长处测定吸光度，计算出每片的释放量，并对测定结果进行判断。

限度为标示量的 70%，应符合规定。

（4）微生物限度检查　按单元实训七"微生物限度检查法"检查，应符合规定。

4. 含量测定

（1）取本品 10 片，精密称定，研细，用中性乙醇 70ml，分数次研磨，并移入 100ml 容量瓶中，充分振摇，再用水适量洗涤乳钵数次，洗液合并于 100ml 容量瓶中，再用水稀释至刻度，摇匀。

（2）滤过，精密量取滤液 10ml（相当于阿司匹林 0.3g）两份，分别置锥形瓶中，加中性乙醇（对酚酞指示液显中性）20ml，振摇，使阿司匹林溶解。

（3）加酚酞指示液 3 滴，滴加氢氧化钠滴定液（0.1mol/L）至溶液显粉红色。

（4）再精密加氢氧化钠滴定液（0.1mol/L）40ml，置水浴上加热 15 分钟并时时振摇，迅速放冷至室温，用硫酸滴定液（0.05mol/L）滴定，并将滴定的结果用空白试验校正。

（5）平行测定供试品两份，并计算本品含量，应符合规定。

（6）检验过程中及时做好原始记录。

（三）数据处理与检验报告

按规定要求进行数据处理。含量测定的两次平行结果的相对偏差不得超过 0.2%，取其算术平均值为含量测定结果。按要求书写检验报告书。

五、注意事项

（1）释放度测定每只溶出杯里的介质温差不超过 0.5℃。

（2）释放度测定放置药片间隔 30 秒，注意排气泡。应在仪器开启的情况下取样，取样时，自取样至过滤应在 30 秒内完成。

（3）含量测定用的溶剂为无水乙醇。

（4）含量测定滴定时因指示剂本身具酸碱性，所以要按规定量加入，否则对测定结果有影响。

（5）含量测定应同时做平行试验，相对平均偏差应在 0.2% 以内。

思考题

1. 简述本品的鉴别方法及原理。

2. 释放度测定，取供试品溶液(1)，以 0.1mol/L 盐酸溶液为空白，在 280nm 波长处测定吸光度，吸收值不得大于 0.25 的意义是什么？

3. 含量测定用的溶剂为什么要用无水乙醇？

4. 含量测定时，滴定的结果用空白试验校正，其意义是什么？

综合实训六　乳酸钙片的质量检验

一、实训目标

通过本实训，要求掌握乳酸钙片质量检验的程序、方法与操作技能，掌握检验结果的处理与判断，能够规范书写检验原始记录及检验报告书。

二、实训资料

（一）检验药品

1. 检验药品的名称： 乳酸钙片。

2. 检验药品的来源： 市场购买或送检样品。

3. 检验药品的规格、批号、包装及数量： 根据药品包装或送检单确定，并记录有关情况。

（二）质量标准

以下内容均引自《中华人民共和国药典》。

乳酸钙片
Rusuangai Pian
Calcium Lactate Teblets

本品含乳酸钙（$C_6H_{10}CaO_6 \cdot 5H_2O$）应为标示量的 95.0%～105.0%。

【性状】 本品为白色片。

【鉴别】 取本品的细粉适量（约相当于乳酸钙 1g），加水 20ml，加热使乳酸钙溶解，滤过，滤液显钙盐与乳酸盐的鉴别反应（附录Ⅲ）。

【检查】 除崩解时限应在 20 分钟内崩解外，其他应符合片剂项下有关的各项规定（附录Ⅰ A）。

【含量测定】 取本品 10 片，精密称定，研细，精密称取适量（约相当于乳酸钙 0.3g），加水 100ml，加热使乳酸钙溶解，放冷，照乳酸钙含量测定项下的方法，自"加氢氧化钠试液 15ml"起，依法测定。每 1ml 乙二胺四醋酸二钠滴定液（0.05mol/L）相当于 15.42mg 的 $C_6H_{10}CaO_6 \cdot 5H_2O$。

【类别】 同乳酸钙。

【规格】 （1）0.25g （2）0.3g （3）0.5g

【贮藏】 密封保存。

乳酸钙

【含量测定】 取本品约 0.3g，精密称定，加水 100ml，加热使溶解，放冷，加氢氧化钠试液 15ml 与钙紫红素指示剂约 0.1g，用乙二胺四醋酸二钠滴定液（0.05mol/L）滴定至溶液由紫红色转变为纯蓝色。每 1ml 乙二胺四醋酸二钠滴定液（0.05mol/L）相当于 10.91mg 的 $C_6H_{10}CaO_6$。

三、实训方案

（一）实训形式

8 人一组进行试液、指示液等的制备，8 个同学进行分工合作，制备量按 8～10 人次用量计算；中崩解时限测定操作 4 人一组，其余操作由每个学生独立完成。

（二）实训程序

1. 仪器准备与清洗

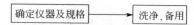

2. 试药的准备与试液、指示液及滴定液的制备

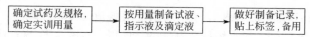

3. 药品的检验

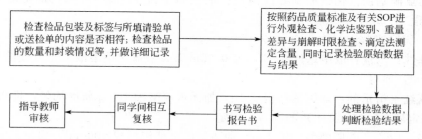

（三）实训时间

实训总时间约需 5 学时（250 分钟），数据处理及检验报告书课后完成，具体实训时间安排可参考表 3-7。

表 3-7　乳酸钙片质量检验的实训时间安排

实 训 内 容	实训时间/分钟	备 注
仪器准备与清洗	20	备齐实训用各种仪器，除另有规定外，清洗干净，备用
试药准备及试液、指示液、滴定液制备	20	分组分工按用量制备
性状	10	按规定的方法进行。学生根据检验内容合理安排检验顺序
鉴别	50	
崩解时限	30	
重量差异	20	
微生物限度检查	另计	必要时安排
含量测定	100	配位滴定法
	250	实训总时间

四、实训过程

（一）仪器、试药准备及实训用液的制备

1. 实训用仪器与试药的准备

仪器：升降式崩解仪、电子或分析天平（感量 0.1mg）、托盘天平、碱式滴定管（25ml）、锥形瓶（250ml）、试管、小烧杯（50ml、10ml）、量筒（1000ml、100ml）、胶头滴管、玻璃棒及研钵。

试药：氢氧化钠、盐酸、醋酸、乙醇、硫酸铵、溴、氨、亚硝基铁氰化钠、甲基红、钙

紫红素、无水硫酸钠及乙二胺四醋酸二钠。

2. 实训用液的制备

（1）试液的制备

① 氨试液：取浓氨溶液 400ml，加水使成 1000ml，即得。

② 草酸铵试液：取草酸铵 3.5g，加水使溶解成 100ml，即得。

③ 浓氨试液：可取浓氨溶液应用。

④ 溴试液：取溴 2～3ml，置用凡士林涂塞的玻璃瓶中，加水 100ml，振摇使成饱和的溶液，即得。本液应置暗处保存。

⑤ 稀盐酸：取盐酸 234ml，加水稀释至 1000ml，即得。本液含 HCl 应为 9.5%～10.5%。

⑥ 氢氧化钠试液：取氢氧化钠 4.3g，加水使溶解成 100ml，即得。

⑦ 稀硫酸：取硫酸 57ml，加水稀释至 1000ml，即得。本液含 H_2SO_4 应为 9.5%～10.5%。

⑧ 10%亚硝基铁氰化钠的稀硫酸溶液：取亚硝基铁氰化钠 10.0g，加稀硫酸使溶解成 100ml，即得。

（2）指示液的制备

① 甲基红指示液：取甲基红 0.1g，加 0.05mol/L 氢氧化钠溶液 7.4ml 使溶解，再加水稀释至 200ml，即得。

② 钙紫红素指示剂：取钙紫红素 0.1g，加无水硫酸钠 10g，研磨均匀，即得。

（3）滴定液（0.05mol/L）的制备与标定

① 制备：取乙二胺四醋酸二钠 19g，加适量的水使溶解成 1000ml，摇匀。

② 标定：取于约 800℃灼烧至恒重的基准氧化锌 0.12g，精密称定，加稀盐酸 3ml 使溶解，加水 25ml，加 0.025%甲基红的乙醇溶液 1 滴，滴加氨试液至溶液显微黄色，加水 25ml 与氨-氯化铵缓冲液（pH10.0）10ml，再加铬黑 T 指示剂少量，用本液滴定至溶液由紫色变为纯蓝色，并将滴定的结果用空白试验校正。每 1ml 乙二胺四醋酸二钠滴定液（0.05mol/L）相当于 4.069mg 的氧化锌。根据本液的消耗量与氧化锌的取用量，算出本液的浓度，即得。

（二）检验过程

1. 性状

取一定量供试品，置白色纸上用肉眼仔细观察其颜色、形状，是否外观光洁、无缺陷、无松片、无裂片、无麻面、无斑点等。本品为白色片，应符合规定。

2. 鉴别

取本品的细粉适量（约相当于乳酸钙 1g）于小烧杯中，加水 20ml，加热使乳酸钙溶解，滤过，滤液显钙盐和乳酸盐的鉴别反应。

（1）钙盐的鉴别试验　① 取铂丝，用盐酸湿润后，蘸取上述滤液，在无色火焰中燃烧，火焰即显砖红色。② 取上述滤液 5ml，置试管中，加甲基红指示液 2 滴，用氨试液中和，再滴加盐酸至恰呈酸性，加草酸铵试液，即生成白色沉淀；分离，沉淀不溶于醋酸，但可溶于盐酸。

（2）乳酸盐的鉴别试验　取上述滤液 5ml，置试管中，加溴试液 1ml 与稀盐酸 0.5ml，置水浴上加热，并用玻璃棒小心搅拌至褪色，加硫酸铵 4g，混匀，沿管壁逐滴加入 10%亚硝基铁氰化钠的稀硫酸溶液 0.2ml 和浓氨试液 1ml，使成两液层；在放置 30 分钟内，两液层在界面处出现一暗绿色的环。

3. 检查

(1) 重量差异：按单元实训四"四（一）重量差异检查法"检查，应符合规定。

(2) 崩解时限：按单元实训四"四（二）崩解时限检查法"检查，崩解时限为 20 分钟，应符合规定。

(3) 微生物限度检查：按单元实训七"微生物限度检查法"检查，应符合规定。

4. 含量测定

(1) 取本品 10 片，精密称定，研细，计算平均片重。

(2) 精密称取细粉适量（约相当于乳酸钙 0.3g）两份，分别置 250ml 锥形瓶中，加水 100ml，加热使乳酸钙溶解，放冷。

$$供试品取样量＝0.3g×（1±10\%）×平均片重/标示量$$

(3) 加氢氧化钠试液 15ml 与钙紫红素指示剂约 0.1g，摇匀。

(4) 用乙二胺四醋酸二钠滴定液（0.05mol/L）滴定至溶液由紫红色转变为纯蓝色，即为终点。

(5) 平行测定供试品两份并计算本品含量，应符合规定。

(6) 检验过程中及时做好原始记录。

（三）数据处理与检验报告

按规定要求进行数据处理。含量测定的两次平行结果的相对偏差不得超过 0.2%，取其算术平均值为含量测定结果。按要求书写检验报告书。

五、注意事项

(1) 乳酸盐的鉴别时，逐滴加入 10% 亚硝基铁氰化钠的稀硫酸溶液 0.2ml 和浓氨试液 1ml 时，必须沿管壁加入，并不得振摇试管，否则现象不明显。

(2) 崩解时限测定，将吊篮通过上端的不锈钢轴悬挂于金属支架上，浸入烧杯中，调节吊篮位置使其下降时筛网距烧杯底部为 25mm，调节烧杯内液面高度使吊篮上升时筛网在液面下 15mm 处，必须将仪器调节好，否则会影响实验结果。

(3) 崩解时限测定中，水浴槽中水位应超过烧杯中介质溶液的液面，并使烧杯中的介质温度在测试过程中均应保持在(37±1)℃。检验用水应为纯化水。

(4) 崩解时限测定中，必须是记录最后一片崩解成碎粒并通过筛网时的时间。

(5) 含量测定中，加水 100ml，加热使乳酸钙溶解后，需放冷再进行之后的操作。

(6) 含量测定用乙二胺四醋酸二钠滴定液(0.05mol/L) 滴定至溶液由紫红色转变为纯蓝色。注意颜色是由紫红色转变为紫色，再转变为紫蓝色，这时只需滴加半滴滴定液，就会变为终点的纯蓝色，否则会滴定过量。

思考题

1. 崩解时限测定，烧杯内水的温度为什么控制在 37℃±1℃？

2. 崩解时限测定中，是记录最后一片崩解成碎粒并通过筛网时的时间，还是记录六片的平均时间？

3. 本品含量测定时，为什么要加氢氧化钠试液？

4. 本品含量测定滴定终点是由紫红色转变为纯蓝色，若滴定过快并过量，是否可观察到终点的颜色变化？应如何控制终点？

综合实训七 盐酸普鲁卡因注射液的质量检验

一、实训目标

通过本实训，要求掌握盐酸普鲁卡因注射液质量检验的程序、方法与操作技能，掌握检验结果的处理与判断，能够规范书写检验原始记录及检验报告书。

二、实训资料

（一）检验药品

1. 检验药品的名称：盐酸普鲁卡因注射液。

2. 检验药品的来源：市场购买或送检样品。

3. 检验药品的规格、批号、包装及数量：根据药品包装确定，并记录有关情况。假设规格为 10ml：100mg。

（二）质量标准

以下内容均引自《中华人民共和国药典》。

盐酸普鲁卡因注射液

Yansuan Pulukayin Zhusheye

Procaine Hydrochloride Injection

本品为盐酸普鲁卡因加氯化钠适量使成等渗的灭菌水溶液。含盐酸普鲁卡因（$C_{13}H_{20}N_2O_2$ · HCl）应为标示量的 95.0%～105.0%。

【性状】 本品为无色的澄明液体。

【鉴别】 取本品，照盐酸普鲁卡因项下的鉴别（3）、（4）项试验，显相同的反应。

【检查】 pH 应为 3.5～5.0（附录Ⅵ H）。

对氨基苯甲酸 精密量取本品，加乙醇稀释制成每 1ml 中含盐酸普鲁卡因 2.5mg 的溶液，作为供试品溶液。另取对氨基苯甲酸对照品，加乙醇制成每 1ml 中含 30μg 的溶液，作为对照品溶液。照薄层色谱法❶（附录Ⅴ B）试验，吸取上述两种溶液各 10μl，分别点于含有羧甲基纤维素钠为黏合剂的硅胶 H 薄层板上，用苯-冰醋酸-丙酮-甲醇（14：1：1：4）为展开剂，展开，晾干，用对二甲氨基苯甲醛溶液（2% 对二甲氨基苯甲醛乙醇溶液 100ml，加入冰醋酸 5ml 制成）显色。供试品溶液如显与对照品溶液相应的杂质斑点，其颜色与对照品溶液的主斑点比较，不得更深。

其他 应符合注射剂项下有关的各项规定（附录Ⅰ B）。

【含量测定】 精密量取本品适量（约相当于盐酸普鲁卡因 0.1g），照永停滴定法（附录Ⅶ A），在 15～20℃，用亚硝酸钠滴定液（0.05mol/L）滴定。每 1ml 亚硝酸钠滴定液

---

❶ 本书附录十已收载

（0.05mol/L）相当于 13.64mg 的 $C_{13}H_{20}N_2O_2 \cdot HCl$。

【类别】　同盐酸普鲁卡因。

【规格】　（1）2ml：40mg（2）10ml：100mg（3）20ml：50mg（4）20ml：100mg

【贮藏】　遮光，密闭保存。

盐酸普鲁卡因

【鉴别】　（1）略。

（2）略。

（3）本品的水溶液显氯化物的鉴别反应（附录Ⅲ）。

（4）本品显芳香第一胺类的鉴别反应（附录Ⅲ）。

三、实训方案

（一）实训形式

8 人一组进行试液等的制备，8 个同学进行分工合作，制备量按 8～10 人次用量计算；其余操作由每个学生独立完成。

（二）实训程序

1. 仪器准备与清洗

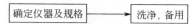

2. 试药的准备与试液、指示液及滴定液的制备

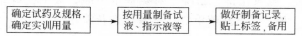

3. 药品的检验

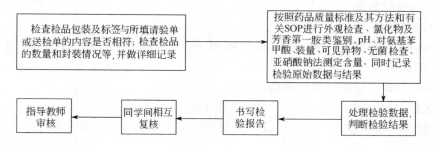

（三）实训时间

实训总时间约需 5 学时（250 分钟），数据处理及检验报告书课后完成，具体实训时间安排可参考表 3-8。

表 3-8　盐酸普鲁卡因注射液质量检验的实训时间安排

实　训　内　容	实训时间/分钟	备　　　注
自制薄层板	30	按要求提前铺薄层板，室温下晾干，110℃活化 30 分钟，即置有干燥剂的干燥箱中备用
仪器准备与清洗	20	备齐实训用各种仪器，除另有规定外，清洗干净，备用
试药准备及试液制备	30	试药由实训指导教师准备，学生应在实训前检查是否完备，如有缺少应及时补齐。试液等由学生分工合作按用量要求制备并记录

续表

实 训 内 容	实训时间/分钟	备 注
亚硝酸钠滴定液的制备与标定	另计	亚硝酸钠滴定液(0.1mol/L)的制备与标定在"综合实训一"中完成
性状	10	根据检验内容合理安排检验顺序,可交叉进行
鉴别	40	
检查	60	
无菌检查	另计	结合"单元实训八"进行
含量测定	60	
	250	实训总时间

四、实训过程

(一) 仪器、试药准备及实训用液的制备

1. 实训用仪器与试药的准备

仪器:电子或分析天平(感量 0.1mg、1mg)、托盘天平、烘箱(控温精度±1℃)、永停滴定仪、电热套、干燥器、涂布器、乳钵、点样器、玻璃板(5cm×20cm,10cm×20cm或 20cm×20cm)、移液管(25ml)、吸量管(1ml、2ml、5ml、10ml)、量瓶(10ml、50ml、100ml)、量筒(10ml、50ml、100ml)、小烧杯(100ml)、漏斗、试管、胶头滴管、吸耳球及玻璃棒等。

试药:硝酸、硝酸银、氨水、二氧化锰、硫酸、酒精灯、碘化钾-淀粉试纸、盐酸、硫酸、亚硝酸钠、β-萘酚、氢氧化钠、乙醇、对氨基苯甲酸、羧甲基纤维素钠、硅胶 H、苯、冰醋酸、丙酮、甲醇、对二甲氨基苯甲醛、三氯化铁及溴化钾。

耗材:滤纸。

2. 实训用液的制备

(1) 试液的制备

① 稀硝酸:取硝酸 105ml,加水稀释至 1000ml,即得。本液含 HNO_3 应为 9.5%~10.5%。

② 硝酸银试液:可取用硝酸银滴定液(0.1mol/L)。

③ 氨试液:取浓氨溶液 400ml,加水使成 1000ml,即得。

④ 稀盐酸:取盐酸 234ml,加水稀释至 1000ml,即得。本液含 HCl 应为 9.5%~10.5%。

⑤ 0.1mol/L 亚硝酸钠溶液:取亚硝酸钠 7.2g,加水使溶解成 1000ml,即得。

⑥ 碱性 β-萘酚试液:取 β-萘酚 0.25g,加氢氧化钠溶液(1→10)10ml 使溶解,即得。本液应临用新制。

⑦ 三氯化铁试液:取三氯化铁 9g,加水使溶解成 100ml,即得。

⑧ 对二甲氨基苯甲醛试液:取对二甲氨基苯甲醛 0.125g,加无氮硫酸 65ml 与水 35ml 的冷混合液溶解后,加三氯化铁试液 0.05ml,摇匀,即得,本液制备后在 7 日内使用。

⑨ 盐酸溶液(1→2):取盐酸 50.0ml,加水使成 100ml 即得。

(2) 滴定液的制备与标定　按综合实训一"四、(三) 亚硝酸钠滴定液(0.1mol/L)的制备与标定"方法进行。

(二) 检验过程

1. 外观

本品为无色的澄明液体。应符合规定。

2. 鉴别

盐酸普鲁卡因的水溶液显氯化物的鉴别反应；盐酸普鲁卡因显芳香第一胺类的鉴别反应。

（1）氯化物的鉴别试验

① 取供试品 5ml，加稀硝酸使成酸性后，滴加硝酸银试液数滴，即生成白色凝乳状沉淀；离心机分离，经离心沉降后，用吸出法或倾泻法分离沉淀；沉淀加氨试液即溶解，再加稀硝酸酸化后，沉淀复生成。

② 取供试品 5ml，置于瓷蒸发皿，水浴蒸干后，加等量的二氧化锰，混匀，加硫酸湿润，缓缓加热，即发生氯气，能使用水湿润的碘化钾淀粉试纸显蓝色。

（2）芳香第一胺类鉴别试验

取供试品 5ml，加稀盐酸 1ml，加 0.1mol/L 亚硝酸钠溶液数滴，滴加碱性 β-萘酚试液数滴，生成橙黄到猩红色沉淀。

3. 检查

（1）pH　取本品，按单元实训二"四、（四）pH 的测定"方法测定，应符合规定。

（2）对氨基苯甲酸　按质量标准检查项下检查，应符合规定。

① 薄层板制备：取硅胶 H 1 份和羧甲基纤维素钠黏合剂（浓度为 0.2%～0.5%）3 份制备。具体制备方法见本书附录十。

薄层板表面应均匀、平整、光滑，无麻点、无气泡、无破损及污染。

② 供试品溶液的制备：精密量取规格为 10ml：100mg 的供试品 2.5ml，置 10ml 的量瓶中，加乙醇稀释至刻度，制成每 1ml 中含盐酸普鲁卡因 2.5mg 的溶液，作为供试品溶液。

③ 对照品溶液的制备：另取对氨基苯甲酸对照品 50mg，置 100ml 的量瓶中，加乙醇稀释至刻度，摇匀，精密量取 3ml，置 50ml 的量瓶中，加乙醇稀释至刻度，制成每 1ml 中含 30μg 的溶液，作为对照品溶液。

④ 展开剂的制备：按苯-冰醋酸-丙酮-甲醇＝4：1：1：4 制备，量取 8ml 苯、2ml 冰醋酸、2ml 丙酮及 8ml 甲醇混合均匀，密塞，即得。共 20ml，可供 2 人次使用，每人次约需 10ml。

⑤ 点样：点样器点样。吸取上述两种溶液各 10μl，分别点于同一硅胶 H 薄层板上，为圆点，点样基线距底边 10～15mm，样点直径一般不大于 2mm，点间距离可视斑点扩散情况以不影响检出为宜。点样时必须注意勿损伤薄层表面。

⑥ 饱和（预平衡）：将点好样的薄层板放入展析缸中，加入约 8ml 展开剂（展开剂禁止接触薄层板），密闭，饱和 15～30 分钟。

⑦ 展开：将点好样品的薄层板放入展析缸的展开剂中，浸入展开剂的深度为距原点 5mm 为宜，密闭，待展开至规定距离（一般为 8～15cm），取出薄层板，晾干。

⑧ 喷雾显色：喷对二甲氨基苯甲醛溶液显色清晰。

⑨ 检视：供试品溶液如显与对照品溶液相应的杂质斑点，其颜色与对照品溶液的主斑点比较，不得更深。

（3）装量　取供试品 3 支；开启时注意避免损失，将内容物分别用 10ml 的干燥注射器及注射针头抽尽，然后注入经标化的量具内（量具的大小应使待测体积至少占其额定体积的 40%），在室温下检视。每支的装量均不得少于 10ml。

（4）可见异物　灯检法检查。

① 环境、装置与人员：环境实训室检测时应避免引入可见异物，供试品溶液的容器（如不透明、不规则形状容器等）不适于检测，需转移至专用玻璃容器中时，均应在 100 级的洁净环境（如层流净化台）中操作。灯检法应在避光室内或在暗处进行。

② 检查装置：光源采用带遮光板的日光灯，光照度在 1000～4000lx 范围内可以调节。本注射液光照度应为 1000～1500lx。

③ 检查背景：正面不反光的黑色面作为检查无色或白色异物的背景；侧面和底面的白色面作为检查有色异物的背景。

④ 检查人员条件：远距离和近距离视力测验，均应为 4.9 或 4.9 以上（矫正后视力应为 5.0 或 5.0 以上）；应无色盲。

⑤ 检查距离：检查人员调节位置，使供试品位于眼部的明视距离处（指供试品至人眼的距离，通常为 25cm）。

⑥ 操作方法：取供试品 20 支，除去容器标签，擦净容器外壁。手持容器颈部轻轻旋转和翻转容器，使药液中存在的可见异物悬浮（注意不使药液产生气泡），置供试品于遮光板边缘处，在黑色背景下，用目检视，再在白色背景下检视一次。均不得检出可见异物。如有 1 支检出可见异物，另取 20 支同法复试，均不得检出。

（5）无菌　按"单元实训八　无菌检查法"检查，应符合规定。

4. 含量测定

取样品，照质量标准中规定的含量测定法测定，应符合规定。平行测定 2 份。

（1）供试品的量取　精密量取 10ml，置 100ml 烧杯中。

（2）供试品的稀释　加水 40ml 和盐酸（1→2）15ml，至电磁搅拌器上。

（3）加催化剂　加溴化钾 2g，搅拌使溶解。

（4）滴定　插入铂-铂电极，将滴定管的尖端插入液面下 2/3 处，用亚硝酸钠滴定液（0.1mol/L）迅速测定，并随滴随搅拌，至近终点时，将滴定管的尖端提出液面，用水冲洗后继续缓缓滴定，至电流计指针突然偏转并不复位即为终点（如使用自动永停滴定仪当到达终点时仪器将自动切断滴定液）。

（5）记录　读取消耗的亚硝酸钠滴定液（0.1mol/L）的体积数，按规定进行计算。相对平均偏差应为不大于 0.2%。

检验过程中及时做好原始记录。

（三）数据处理与检验报告

按规定要求进行数据处理并书写检验报告书。

五、注意事项

（1）鉴别试验中注射液如果太稀可浓缩，如果太浓可稀释。

（2）鉴别试验中试液应逐滴加入，边加边振摇；并注意观察反应现象。需分离沉淀时，采用离心机分离，经离心沉降后，用吸出法或倾泻法分离沉淀。

（3）芳香第一胺类鉴别试验视供试品不同，生成橙黄到猩红色沉淀。

（4）薄层板使用前应进行活化，活化后的薄层板应立即置于有干燥剂的干燥器中保存，保存时间不宜过长，最好随用随制，放入干燥箱中保存仅作为使用前的一种过渡。

（5）点样器有手动、半自动或自动点样器，一般采用微量注射器或定量毛细管。点样时速度要快，在空气中点样以不超过 10 分钟为宜，以减少薄层板和大气的平衡时间。点样时必须注意勿损坏薄层表面。

（6）喷雾显色时可使用玻璃喷雾瓶或专用喷雾器，要求用压缩气体使显色剂呈均匀细雾状喷出。

（7）所用注射器及量具必须洁净、干燥并经定期校正；其最大容量应与供试品的标示装量相一致，或使待测体积至少占其额定体积的 40％。

（8）注射器应配上适宜号数的注射针头，其大小以与临床使用情况相近为宜。

（9）含量测定时加 KBr 作为催化剂，重氮化在 HBr 液中反应速率最快，其次是 HCl 液和硫酸，因 HBr 价格高，HCl 便宜且具有一定的速度，故用 HCl 液调酸性，同时加 KBr 作催化剂。HCl 量应为理论量 2.5～6 倍，可使重氮化反应速率加快、并防止生成偶氮氨基化合物且重氮盐在酸性溶液中稳定。

（10）含量测定时室温控制在 10～30℃，温度太低，反应速率慢；温度太高，HNO_2 会分解逸失，重氮盐分解破坏。

（11）滴定管尖端应插入液面下 2/3 处，避免滴定过程中亚硝酸挥发和分解。滴定速度：先快后慢，滴定液一次大部分放下，近终点时方改为慢速。

（12）含量测定记录应包括量取注射液的体积数，简要的操作过程，采用的电极、滴定液的名称及其浓度（mol/L），消耗滴定液的体积数，计算式与结果，相对平均偏差为 0.2％。

思考题

1. 注射剂为何要控制酸度？
2. 对氨基苯甲酸的检查方法是什么？制剂的杂质检查为何首选该方法？
3. 亚硝酸钠法测定含量为何要加溴化钾，所用的酸为何用盐酸？
4. 亚硝酸钠法测定含量，滴定管的尖端为何要插入液面下 2/3 处？

综合实训八　盐酸异丙嗪注射液的质量检验

一、实训目标

通过本实训，要求学生掌握盐酸异丙嗪注射液质量检验的程序、方法与技能，掌握检验结果的处理与判断，能够规范书写检验原始记录及检验报告书。

二、实训资料

（一）检验药品

1. 检验药品的名称：盐酸异丙嗪注射液。

2. 检验药品的来源：市场购买或送检样品。

3. 检验药品的规格、批号、包装及数量：根据药品包装或送检单确定，并记录有关情况。

（二）质量标准

以下内容均引自《中华人民共和国药典》。

盐酸异丙嗪注射液

Yansuan Yibingqin Zhusheye

Promethazine Hydrochloride Injection

本品为盐酸异丙嗪的灭菌水溶液。含盐酸异丙嗪（$C_{17}H_{20}N_2S \cdot HCl$）应为标示量的 93.0% ～ 107.0%。

本品可加有适量的维生素 C。

【性状】　本品为无色的澄明液体。

【鉴别】　（1）取本品 0.2ml，蒸干，加硫酸 5ml 溶解后，溶液显樱桃红色；放置后，色渐变深。

（2）取本品适量，照盐酸异丙嗪项下的鉴别（2）、（4）项试验❶，显相同的反应。

（3）取有关物质检查项下的供试品作为供试品溶液；另取盐酸异丙嗪对照品适量，加甲醇-二乙胺（95∶5）制成每 1ml 中含 10mg 的溶液，作为对照品溶液。照薄层色谱法❷（附录 V B）试验，吸取上述两种溶液各 10μl，分别点于同一硅胶 GF$_{254}$ 薄层板上，以己烷-丙酮-二乙胺（8.5∶1∶0.5）为展开剂，展开，晾干，置紫外光灯（254nm）下检视，供试品溶液所显主斑点的颜色和位置应与对照品溶液的主斑点相同。

【检查】　pH 应为 4.0～5.5（附录 Ⅵ H）。

有关物质　避光操作。取本品 10ml，置 25ml 容量瓶中，加甲醇-二乙胺（95∶5）稀释至刻度，摇匀，作为供试品溶液；精密量取适量，加甲醇-二乙胺（95∶5）稀释成每 1ml 中含 0.05mg、0.10mg、0.20mg 和 0.25mg 的溶液，作为对照溶液（1）（2）（3）和（4）。照盐酸异丙嗪项下的方法，自"照薄层色谱法"起，取上述五种溶液依法检查，杂质总量不得超过 2.5%。

---

❶　具体鉴别方法见本实训"四、（二）2. 鉴别（2）、（3）、（4）"。

❷　本书附录十已收载。

其他　应符合注射剂项下有关的各项规定（附录Ⅰ B）。

【含量测定】　精密量取本品 2ml，置 100ml 容量瓶中，用盐酸溶液（9→1000）稀释至刻度，摇匀，精密量取 10ml，置另一 100ml 容量瓶中，用水稀释至刻度，摇匀，照紫外-可见分光光度法(本书附录十一)，在 299nm 的波长处测定吸光度，按 $C_{17}H_{20}N_2S \cdot HCl$ 的吸收系数（$E_{1cm}^{1\%}$）为 108 计算，即得。

【类别】　同盐酸异丙嗪。

【规格】　2ml：50mg

【贮藏】　遮光，密闭保存。

三、实训方案

（一）实训形式

8 人一组进行试液、指示液等的制备，8 个同学进行分工合作，制备量按 10 人次用量计算；药品检验操作由每个学生独立完成。

（二）实训程序

1. 仪器准备与清洗

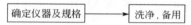

2. 试药的准备与试液的制备

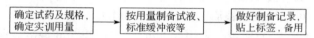

3. 药品的检验

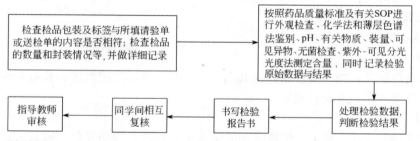

（三）实训时间

实训时间约需 6 学时（300 分钟），数据处理及检验报告书课后完成。具体实训时间安排可参考表 3-9。

表 3-9　盐酸异丙嗪注射液质量检验的实训时间安排

实 训 内 容	实训时间/分钟	备　　注
仪器准备与清洗	45	备齐实训用各种仪器，除另有规定外，清洗干净，备用；另制备两块硅胶 GF_{254} 薄层板，备用
试药准备及试液、指示液制备	45	试药由实训指导教师准备，pH 计校准用标准缓冲液、甲醇-二乙胺(95：5)溶液和己烷-丙酮-二乙胺(8.5：1：0.5)溶液的制备由实训指导教师完成。学生应在实训前检查是否完备，如有缺少应及时补齐。试液由学生分组制备
性状	10	按规定的方法进行，学生根据检验内容合理安排实训顺序
鉴别	80	
检查	90	
含量测定	30	紫外-可见分光光度法
	300	实训总时间

四、实训过程

（一）仪器、试药准备及实训用液的制备

1. 实训用仪器与试药的准备

仪器：紫外分光光度仪、酸度计、电子或分析天平（感量 0.1mg）、注射器及注射针头、托盘天平、称量瓶、小烧杯、试管、量杯、量筒、胶头滴管、移液管（10ml、5ml、2ml、1ml、0.5ml、0.2ml）、25ml 容量瓶、100ml 容量瓶、水浴槽、玻璃板（10cm×20cm 或 20cm×20cm）、干燥箱、展开槽、乳钵、点样器（毛细玻璃管）及玻璃棒。

试药：硫酸、硝酸、硝酸银、氨试液、二氧化锰、甲醇、二乙胺、己烷、丙酮、羧甲基纤维素钠及盐酸。

对照品：盐酸异丙嗪对照品。

耗材：滤纸、硅胶 GF_{254} 及碘化钾-淀粉试纸。

2. 实训用液的制备

（1）试液的制备

① 盐酸溶液（9→1000）：取盐酸 9ml，加水稀释至 1000ml，即得。

② 稀硝酸：取硝酸 105ml，加水稀释至 1000ml，即得。本液含 HNO_3 应为 9.5%～10.5%。

③ 氨试液：取浓氨溶液 400ml，加水稀释至 1000ml，即得。

④ 硝酸银试液：可取用硝酸银滴定液（0.1mol/L）。

⑤ 甲醇-二乙胺（95∶5）溶液：取甲醇 95ml、二乙胺 5ml 混溶，即得。

（2）展开剂的制备　展开剂（薄层色谱法鉴别和有关物质检查用）：取己烷 85ml、丙酮 10ml 及二乙胺 5ml 混匀，即得。

（二）检验过程

1. 外观

取一定量供试品，用肉眼仔细观察其色泽、结晶析出、浑浊沉淀、长霉及澄明度等。本品为无色的澄明液体，应符合规定。

2. 鉴别

（1）取本品 0.2ml，蒸干，加硫酸 5ml 溶解后，溶液显樱桃红色；放置后，色渐变深。

（2）取本品适量（约含盐酸异丙嗪 0.1g），加水到 3ml 后，加硝酸 1ml，即生成红色沉淀；加热，沉淀即溶解，溶液由红色转变为橙黄色。

（3）取本品 1ml，先加氨试液使成碱性，将析出的沉淀过滤，取滤液，加稀硝酸使成酸性后，滴加硝酸银试液，即生成白色凝乳状沉淀；分离，沉淀加氨试液即溶解，再加稀硝酸酸化后，沉淀复生成。

（4）取供试品少量，置试管中，加热蒸去水分，加等量的二氧化锰，混匀，加硫酸，缓慢加热，即发生氯气，能使用水润湿的碘化钾-淀粉试纸显蓝色。

（5）薄层色谱法鉴别　按本实训"四、（二）3.（2）有关物质"项下方法进行，应符合规定。

3. 检查

（1）pH　按单元实训二"pH 测定法"检查，应符合规定。

（2）有关物质

① 薄层板制备：取硅胶 GF_{254} 1 份和水 3 份制备。具体制备方法见本书附录十。

薄层板表面应均匀、平整、光滑，无麻点、无气泡、无破损及污染。

② 供试品溶液和对照溶液的制备

供试品溶液：避光操作，取本品 10ml，置 25ml 容量瓶中，加甲醇-二乙胺（95∶5）稀释至刻度，摇匀，即得（10mg/ml）。

对照品溶液：避光操作，精密称取盐酸异丙嗪对照品 0.1g，置 10ml 容量瓶中，加甲醇-二乙胺（95∶5）制成每 1ml 中含 10mg 的溶液，作为对照品溶液。

对照溶液（4）：避光操作，精密量取供试品溶液 1.25ml，置 50ml 容量瓶中，加甲醇-二乙胺（95∶5）稀释至刻度，摇匀，即得（0.25mg/ml）。

对照溶液（3）：避光操作，精密量取供试品溶液 0.50ml，置 25ml 容量瓶中，加甲醇-二乙胺（95∶5）稀释至刻度，摇匀，即得（0.20mg/ml）。

对照溶液（2）：避光操作，精密量取对照溶液（3）5.00ml，置 10ml 容量瓶中，加甲醇-二乙胺（95∶5）稀释至刻度，摇匀，即得（0.10mg/ml）。

对照溶液（1）：避光操作，精密量取对照溶液（3）2.50ml，置 10ml 容量瓶中，加甲醇-二乙胺（95∶5）稀释至刻度，摇匀，即得（0.05mg/ml）。

③ 点样：吸取新鲜制备的上述六种溶液各 $10\mu l$，分别点于同一薄层板上。

④ 展开：层析槽需预先饱和 15 分钟，在规定条件下展开。

⑤ 检出：展开后，自然晾干，置紫外光灯（254nm）下检视。

⑥ 观察结果，应符合规定。

有关物质检查：以对照溶液（1）（2）（3）和（4）的主斑点对应的限量为判断依据（分别为 0.5％、1.0％、2.0％、2.5％），要求供试品溶液中各杂质斑点的个数及对应的限量总和不得超过 2.5％。

鉴别：供试品溶液所显主斑点的颜色和位置应与对照品溶液的主斑点相同。

（3）装量　取供试品 3 支，擦净瓶外壁，轻弹瓶颈部使液体全部下落，小心开启，将每支内容物分别用 5ml 的干燥注射器（包括注射器针头）抽尽，注入预经标化的量具内，在室温下检视，每支供试品的实测装量均不得少于 2ml。

（4）可见异物　按综合实训七"四、（二）3.（4）可见异物"方法检查，应符合规定。

（5）无菌　按单元实训八"无菌检查法"检查，应符合规定。

4. 含量测定

（1）精密量取本品 2.0ml，置 100ml 容量瓶中，用盐酸溶液（9→1000）稀释至刻度，摇匀，即得溶液（1）。

（2）精密量取溶液（1）10ml，置另一 100ml 容量瓶中，用水稀释至刻度，摇匀，得供试品溶液。

（3）照紫外-可见分光光度法，在 299nm 的波长处测定吸光度，按 $C_{17}H_{20}N_2S \cdot HCl$ 的吸收系数（$E_{1cm}^{1\%}$）为 108 计算，平行操作两次并计算本品含量，应为标示量的 93.0％～107.0％。

（三）数据处理与检验报告

按规定要求进行数据处理并书写检验报告书。

五、注意事项

（1）薄层色谱法鉴别和检查见"综合实训七"相关内容。

（2）含量测定中使用的容量瓶、移液管均应经校正、洗净。

（3）用来盛装样品和参比溶液的吸收池，当装入同一溶剂时，在规定的波长测定吸收池透光率，如透光率相差在 0.3% 以下的可配对使用，否则必须加以校正。

（4）含量测定中，取吸收池时，手指拿毛玻璃的两侧。装盛液体以池体积的 4/5 为度，使用挥发性溶剂应加盖，透光面用擦镜纸自上而下擦拭干净。吸收池放入样品室应注意每次方向一致。

（5）样品溶液的浓度，除另有规定外，为减少误差，吸收度以在 0.3～0.7 为宜。

思考题

1．简述薄层色谱法的操作步骤及操作要点。

2．有关物质检查的常用方法有标准对照法和自身稀释液对照法，盐酸异丙嗪注射液有关物质检查法属标准对照法还是自身稀释液对照法？

3．检查溶液的 pH 前，酸度计怎样校准？

4．简述紫外分光光度仪操作步骤及注意事项。

综合实训九 维生素 C 注射液的质量检验

一、实训目标

通过本实训，要求掌握维生素 C 注射液质量检验的程序、方法与操作技能，掌握检验结果的处理与判断，能够规范书写检验原始记录及检验报告书。

二、实训资料

（一）检验药品

1. 检验药品的名称：维生素 C 注射液。

2. 检验药品的来源：市场购买或送检样品。

3. 检验药品的规格、批号、包装及数量：根据药品包装确定，并记录有关情况。

（二）质量标准

以下内容均引自《中华人民共和国药典》。

维生素 C 注射液

Weishengsu C Zhusheye

Vitamin C Injection

本品为维生素 C 的灭菌水溶液。含维生素 C($C_6H_8O_6$）应为标示量的93.0%～107.0%。

本品中可加适量的焦亚硫酸钠为稳定剂。

【性状】 本品为无色至微黄色的澄明液体。

【鉴别】 （1）取本品，用水稀释制成 1ml 中含维生素 C 10mg 的溶液，取 4ml，加 0.1mol/L 的盐酸溶液 4ml，混匀，加 0.05%亚甲蓝乙醇溶液 4 滴，置 40℃水浴中加热，3 分钟内溶液应由深蓝色变为浅蓝色或完全褪色。

（2）取本品，用水稀释制成 1ml 中含维生素 C 1mg 的溶液，作为供试品溶液；另取维生素 C 对照品，加水溶解并稀释制成 1ml 中约含 1mg 的溶液，作为对照品溶液。照薄层色谱法（附录 V B）试验，吸取上述两种溶液各 $2\mu l$，分别点于同一硅胶 GF_{254} 薄层板上，以乙酸乙酯-乙醇-水 （5：4：1）为展开剂，展开，晾干，立即（1 小时内）置紫外灯（254nm）下检视。供试品溶液所显主斑点的位置和颜色应与对照品溶液的主斑点相同。

【检查】 pH 应为 5.0～7.0（附录 Ⅵ H）。

颜色 取本品，加水稀释成每 1ml 中含维生素 C 50mg 的溶液，照紫外-可见分光光度法[1]（附录 Ⅵ A），在 420nm 的波长处测定，吸光度不得过 0.06。

草酸 取本品，用水稀释制成 1ml 中含维生素 C 50mg 的溶液，精密量取 5ml，加稀醋酸 1ml 与氯化钙试液 0.5ml，摇匀，放置 1 小时，作为供试品溶液；精密称取草酸 75mg，置 500ml 量瓶中，加水溶解并稀释至刻度，摇匀，精密量取 5ml，加稀醋酸 1ml 与氯化钙试液 0.5ml，摇匀，放置 1 小时，作为对照溶液。供试品溶液产生的浑浊不得浓于对照溶液

---

[1] 本书附录十一已收载。

（0.3%）。

细菌内毒素 取本品，依法检查（附录XI E），每 1mg 维生素 C 中含内毒素量应小于 0.020EU。

其他 应符合注射剂项下有关的各项规定（附录 I B）。

【含量测定】 精密量取本品适量（约相当于维生素 C 0.2g），加水 15ml 与丙酮 2ml，摇匀，放置 5 分钟，加稀醋酸 4ml 与淀粉指示液 1ml，用碘滴定液（0.05mol/L）滴定，至溶液显蓝色并持续 30 秒不褪。每 1ml 碘滴定液（0.05mol/L）相当于 8.806mg 的 $C_6H_8O_6$。

【类别】 同维生素 C。

【规格】 （1）1ml：0.25g （2）2ml：0.1g （3）2ml：0.25g （4）2ml：0.5g （5）2ml：1g （6）2.5ml：1g （7）5ml：0.5g （8）5ml：1g （9）10ml：1g （10）10ml：2g （11）20ml：2.5g

【贮藏】 遮光，密封保存。

三、实训方案

（一）实训形式

8 人一组进行试液、指示液等的制备，8 个同学进行分工合作，制备量按 8~10 人次用量计算；其余操作由每个学生独立完成。

（二）实训程序

1. 仪器准备与清洗

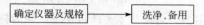

2. 试药的准备与试液、指示液及滴定液的制备

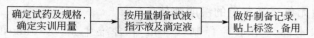

3. 药品的检验

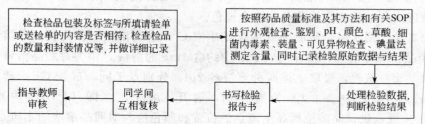

（三）实训时间

实训总时间约需 6 学时（300 分钟），数据处理及检验报告书课后完成，具体实训时间安排可参考表 3-10。

表 3-10 维生素 C 注射液的质量检验的实训时间安排

实训内容	实训时间/分钟	备注
仪器准备与清洗	20	备齐实训用各种仪器，除另有规定外，清洗干净，备用
试药准备及试液、指示液、滴定液制备	40	试药由实训教师准备，学生应在实训前检查是否齐全，如有缺少应及时补齐。碘滴定液（0.05mol/L）的制备由实训教师指导部分学生在课余时间完成；试液、指示液等由学生分组制备

续表

实　训　内　容	实训时间/分钟	备　　注
性状	10	学生根据检验内容合理安排检验顺序,可交叉进行
鉴别	20	
pH、颜色、草酸、装量、可见异物检查	150	
细菌内毒素	另计	必要时安排
无菌	另计	必要时安排
含量测定	60	碘量法
	300	实训总时间

四、实训过程

（一）仪器、试药准备及实训用液的制备

1. 实训用仪器与试药的准备

仪器：电子或分析天平（感量 0.1mg）、紫外-可见分光光度计、酸度计、澄明度检测仪、托盘天平、垂熔玻璃滤器、称量瓶、酸式滴定管（棕色，25ml）、量瓶（25ml，500ml）、锥形瓶、小烧杯、试管、量杯（5ml）、量筒（50ml、100ml、1000ml 等）、胶头滴管、移液管（1ml、10ml 等）、干燥器、玻璃棒、注射器（2ml）及注射针头。

试药：亚甲蓝、乙醇、氯化钙、丙酮、醋酸、可溶性淀粉、碘化钾、盐酸、三氧化二砷、氢氧化钠、甲基橙、硫酸、碳酸氢钠及碘。

2. 实训用液的制备

（1）试液的制备

① 稀醋酸：取冰醋酸 60ml，加水稀释至 1000ml，即得。

② 0.1mol/L 盐酸溶液：取盐酸 9ml，加水使溶解成 1000ml，即得。

③ 0.05％亚甲蓝乙醇溶液：取亚甲蓝 0.5g，加乙醇使溶解成 1000ml，即得。

④ 氯化钙试液：取氯化钙 7.5g，加水使溶解成 100ml，即得。

（2）指示液的制备　淀粉指示液：取可溶性淀粉 0.5g，加水 5ml 搅匀后，缓缓倾入 100ml 沸水中，边加边搅拌，继续煮沸 2 分钟，放冷，倾取上层清液，即得。本液应临用新制。

（3）碘滴定液（0.05mol/L）的制备与标定

① 配制：取碘 13.0g，加碘化钾 36g 与水 50ml 溶解后，加盐酸 3 滴与水适量使成 1000ml，摇匀，用垂熔玻璃滤器滤过。

② 标定：取在 105℃ 干燥至恒重的基准三氧化二砷约 0.15g，精密称定，加氢氧化钠滴定液（1mol/L）10ml，微热使溶解，加水 20ml 与甲基橙指示液 1 滴，加硫酸滴定液（0.5mol/L）适量使黄色转变为粉红色，再加碳酸氢钠 2g、水 50ml 与淀粉指示液 2ml，用本液滴定至溶液显浅蓝紫色。每 1ml 碘滴定液（0.05mol/L）相当于 4.946mg 的三氧化二砷。根据本液的消耗量与三氧化二砷的取用量，算出本液的浓度。即得。

贮藏：置具玻璃塞的棕色玻璃瓶中，密闭，在凉处保存。

（二）检验过程

1. 性状

取本品，观察注射液的色泽和澄明度，本品为无色或微黄色的澄明液体，应符合规定。

2. 鉴别

(1) 化学鉴别法　取本品 1.0ml（供试品的规格为 2ml：0.5g。若规格不同，则按其规格及质量标准中的规定重新计算取样量），置 25ml 量瓶中，用水稀释至刻度，摇匀。取 4ml，加 0.1mol/L 的盐酸溶液 4ml，混匀，加 0.05％亚甲蓝乙醇溶液 4 滴，置 40℃水浴中加热，3 分钟内溶液应由深蓝色变为浅蓝色或完全褪色。

(2) 薄层色谱鉴别法

① 供试品溶液的制备：取本品 0.1ml（供试品的规格为 2ml：0.5g。若规格不同，则按其规格及质量标准中的规定重新计算取样量），置 25ml 量瓶中，用水稀释至刻度，摇匀。

② 对照溶液的制备：精密量取供试品溶液适量，用稀释法加三氯甲烷制成每 1ml 中含 1mg 的溶液。

③ 薄层板的制备：按"附录十 薄层色谱法"项下的方法制备。

④ 展开剂的制备：按乙酸乙酯-乙醇-水＝5：4：1 的比例，共制备 40ml，供 5 人次使用。即精密量取 20ml 乙酸乙酯、16ml 乙醇、4ml 水混匀，即得。

⑤ 显色剂（1％高锰酸钾的稀硫酸溶液）的制备：称取高锰酸钾 1g，加稀硫酸至 100ml，搅拌使其溶解，混合均匀，即得。

⑥ 点样、展开：吸取供试品溶液和对照溶液各 5μl，分别点于含同一硅胶 G 薄层板上，放入预先用乙酸乙酯-乙醇-水（5：4：1）为展开剂饱和过的层析缸中进行展开。

⑦ 显色：待展开至 10～15cm，取出薄层板晾干，喷以 1％高锰酸钾的稀硫酸溶液，在 120℃加热 20 分钟，立即（1 小时内）置紫外光灯（254nm）下检视。

⑧ 观察：供试品溶液所显主斑点的位置和颜色应与对照溶液的主斑点相同。

3. 检查

(1) pH　取本品，按单元实训二"四、（四）pH 的测定"方法测定，应符合规定。

(2) 颜色　取本品 10ml（如供试品的规格为 2ml：0.5g。若规格不同，则按其规格及质量标准中规定的供试品溶液浓度计算取样量），置 50ml 容量瓶中，加水稀释至刻度，摇匀，照紫外-可见分光光度法，以水为空白，在 420nm 的波长处测定，吸光度不得过 0.06，应符合规定。

(3) 草酸　取本品 5.0ml（供试品的规格为 2ml：0.5g。若规格不同，则按其规格及质量标准中的规定重新计算取样量），置 25ml 量瓶中，用水稀释至刻度，摇匀。精密量取 5ml，加稀醋酸 1ml 与氯化钙试液 0.5ml，摇匀，放置 1 小时，作为供试品溶液；精密称取草酸 75mg，置 500ml 量瓶中，加水溶解并稀释至刻度，摇匀，精密量取 5ml，加稀醋酸 1ml 与氯化钙试液 0.5ml，摇匀，放置 1 小时，作为对照溶液。供试品溶液产生的浑浊不得浓于对照溶液（0.3％）。

(4) 细菌内毒素　取本品，按《中华人民共和国药典》附录ⅪE 方法检查，每 1mg 中含内毒素量应小于 0.020EU，应符合规定。

(5) 装量　取供试品 3 支；开启时注意避免损失，将内容物分别用 2ml 的干燥注射器及注射针头抽尽，然后注入经标化的量具内（量具的大小应使待测体积至少占其额定体积的 40％），在室温下检视。每支的装量均不得少于 2ml。

(6) 可见异物　按综合实训七"四、（二）3.（4）可见异物"方法检查，应符合规定。

结果判断：20 支供试品中，均不得检出可见异物。如有 1 支检出可见异物，应另取 20 支同法复试，均不得检出。

(7) 无菌　按单元实训八"无菌检查法"检查，应符合规定。

4. 含量测定

(1) 精密量取本品 0.8ml［供试品的规格为 2ml：0.5g。若规格不同，按以下公式计算取样量：取样量＝(1±10%)主药的规定量×每支规定装量/每支的标示量］，置锥形瓶中，加水 15ml 与丙酮 2ml，摇匀，放置 5 分钟。

(2) 加稀醋酸 4ml 与淀粉指示液 1ml，用碘滴定液 (0.05mol/L) 滴定，至溶液显蓝色并持续 30 秒不褪。

(3) 平行测定两份并计算本品含量，应符合规定。两次平行结果的相对偏差不得超过 0.2%，取其算术平均值为测定结果。

(4) 检验过程中及时做好原始记录。

(三) 数据处理与检验报告

按规定要求进行数据处理并书写检验报告书。

五、注意事项

(1) 鉴别试验中试液应逐滴加入，边加边振摇；并注意观察反应现象。

(2) 检查可见异物，实验室检测时应避免引入可见异物，供试品溶液的容器 (如不透明、不规则形状容器等) 不适于检测，需转移至专用玻璃容器中时，均应在 100 级的洁净环境 (如层流净化台) 中操作。灯检法应在避光室内或在暗处进行。

(3) 检查可见异物时，检查人员远距离和近距离视力测验均应为 4.9 或 4.9 以上 (矫正后视力应为 5.0 或 5.0 以上)；应无色盲。

(4) 含量测定时供试品的取样量应不超过规定量的 ±10%，供试品的规格为 2ml：0.5g 时，即供试品的取样量为 0.8×(1±10%)ml，应选用符合国家标准的移液管量取该体积的供试品。

(5) 用碘量法测定本品含量时，由于本品处方中加有稳定剂焦亚硫酸钠，而焦亚硫酸钠易水解生成亚硫酸氢钠，有还原性，对本法有干扰。所以在滴定前需加入丙酮作掩蔽剂，与其生成无还原性的加成产物，以消除其干扰。

(6) 测定本品含量时，加稀醋酸的目的是使滴定在酸性介质中进行，使本品受空气中氧的氧化作用减慢。

(7) 测定本品含量时，加新沸过放冷的水溶解样品是为了减少水中溶解氧的干扰。如有还原性物质存在时，易使结果偏高。

(8) 含量测定记录供试品的取样量 (平行试验 2 份)，简要的操作过程，指示剂的名称，滴定液的名称及其浓度 (mol/L)，消耗滴定液的体积数，计算式与结果。

思考题

1. 若供试品的规格是 1ml：0.25g，检查装量时应如何操作？

2. 灯检法检查本品的可见异物时，对环境、装置和人员有哪些规定？应如何判断结果？

3. 若供试品的规格是 1ml：0.25g，含量测定中规定"精密量取本品适量 (约相当于维生素 C 0.2g) ……"，实际如何操作？

4. 碘量法测定本品含量，干扰结果的因素有哪些，应如何操作才能减少干扰？

综合实训十　布洛芬缓释胶囊的质量检验

一、实训目标

通过本实训，要求学生掌握布洛芬缓释胶囊质量检验的程序、方法与技能，掌握检验结果的处理与判断，能够规范书写检验原始记录及检验报告书。

二、实训资料

（一）检验药品

1. 检验药品的名称：布洛芬缓释胶囊。

2. 检验药品的来源：市场购买或送检样品。

3. 检验药品的规格、批号、包装及数量：根据药品包装或送检单确定，并记录有关情况。

（二）质量标准

以下内容均引自《中华人民共和国药典》。

布洛芬缓释胶囊

Buluofen Huanshi Jiaonang

Ibuprofen Sustained Release Capsules

本品含布洛芬（$C_{13}H_{18}O_2$）应为标示量的 93.0%～107.0%。

【性状】 本品内容物为白色球形小丸。

【鉴别】 在含量测定项下记录的色谱图中，供试品溶液主峰的保留时间应与对照品溶液主峰的保留时间一致。

【检查】释放度 取本品，照释放度测定法（附录Ⅹ D 第一法），采用溶出度测定法第一法装置❶，以磷酸盐缓冲液（取磷酸二氢钾 68.05g，加 1mol/L 氢氧化钠溶液 56ml，用水稀释至 10000ml，摇匀，pH 应为 6.00±0.05）900ml 为释放介质，转速为每分钟 30 转，依法操作，经 1 小时、2 小时、4 小时与 7 小时，各取溶液 5ml，并同时补充相同温度、相同体积的释放介质，滤过，照含量测定项下的色谱条件，精密量取续滤液 20μl，注入液相色谱仪，记录色谱图；另取布洛芬对照品约 15ml，精密称定，置 50ml 量瓶中，加甲醇 2ml 使溶解，用释放介质稀释至刻度，摇匀，同法测定。分别计算每粒在不同时间的释放量。本品每粒在 1 小时、2 小时、4 小时与 7 小时时的释放量应分别相应为标示量的 10%～35%、25%～55%、50%～80% 和 75% 以上，均应符合规定。

其他 应符合胶囊剂项下有关的各项规定（附录Ⅰ E）。

【含量测定】 照高效液相色谱法（附录Ⅴ D）测定。

色谱条件与系统适用性试验 用十八烷基硅烷键合硅胶为填充剂；以醋酸钠缓冲液（取醋酸钠 6.13g，加水 750ml，振摇使溶解，用冰醋酸调节 pH 至 2.5)-乙腈（40：60）为流动

---

❶ 本书附录十三已收载。

相；检测波长为263nm。理论板数按布洛芬峰计算应不低于2500。

测定法　取装量差异项下的内容物，混合均匀，精密称取适量（约相当于布洛芬0.1g），置200ml容量瓶中，加甲醇100ml，振摇30分钟，加水稀释至刻度，摇匀，滤过，取续滤液20μl，注入液相色谱仪，记录色谱图；另取布洛芬对照品25mg，精密称定，置50ml量瓶中，加甲醇2ml使溶解，用水稀释至刻度，摇匀，同法测定。按外标法以峰面积计算，即得。

【**类别**】　同布洛芬。

【**规格**】　0.3g。

【**贮藏**】　密封保存。

三、实训方案

（一）实训形式

8人一组进行试液、缓冲液等的制备，8个同学进行分工合作，制备量按10人次用量计算。其余操作由每个学生独立完成。

（二）实训程序

1. 仪器准备与清洗

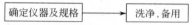

2. 试药的准备与试液、缓冲液的制备

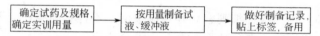

3. 药品的检验

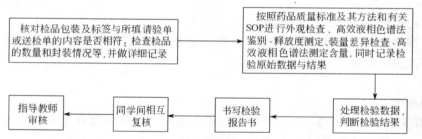

（三）实训时间

实训时间约需11学时（550分钟），数据处理及检验报告书课后完成。具体实训时间安排可参考表3-11。

表3-11　布洛芬缓释胶囊质量检验的实训时间安排

实 训 内 容	实训时间/分钟	备 注
仪器准备与清洗	20	备齐实用用各种仪器,除另有规定外,清洗干净,备用
试药准备及试液、缓冲液制备	30	试药由实训指导教师准备,学生应在实训前检查是否完备,如有缺少应及时补齐。试液和缓冲液等由学生分组制备。与含量测定同时进行
性状	10	学生根据检验内容合理安排实验顺序,可交叉进行
检查	480	
鉴别、含量测定	120	
微生物限度检查	另计	必要时安排
	660	实训总时间

四、实训过程

（一）仪器、试药准备及实训用液的制备

1. 实训用仪器与试药的准备

仪器：高效液相色谱仪、十八烷基硅烷键合硅胶色谱柱、溶出度测定仪、电子或分析天平（感量 0.1mg 和感量 1mg）、超声仪、200ml 量瓶、称量瓶、小烧杯、试管、量杯及玻璃棒。

试药：醋酸钠、冰醋酸、乙腈、甲醇、磷酸二氢钾及氢氧化钠。

对照品：布洛芬对照品。

2. 实训用液的制备

（1）试液的制备　　1mol/L 氢氧化钠溶液：取氢氧化钠 4.0g，加水使溶解成 100ml，即得。

（2）缓冲液的制备

① 醋酸钠缓冲液：取醋酸钠 6.13g，加水 750ml，振摇使溶解，用冰醋酸调节 pH 至 2.5。

② 磷酸盐缓冲液：取磷酸二氢钾 68.05g，加 1mol/L 氢氧化钠溶液 56ml，用水稀释至 10000ml，摇匀，pH 应为 6.00 ± 0.05。

（二）检验过程

1. 外观

取一定量供试品，用肉眼仔细观察。外观应整洁，不得有黏结、变形、渗漏或囊壳破裂现象，并应无异臭，内容物为白色球形小丸，应符合规定。

2. 鉴别

高效液相色谱法。

按本实训"四、（二）4. 含量测定"操作，记录的色谱图中，供试品主峰的保留时间应与对照品溶液主峰的保留时间一致。

3. 检查

（1）释放度

① 采用溶出度测定法第一法——转篮法准备溶出仪。将溶出仪水槽中注入水，至标记的水位，接通电源，选择温度挡为 37℃，并按下加温开关，开始加温。

② 用 1000ml 量筒分别量取 900ml 磷酸盐缓冲液（pH6.8）倒入 6 个溶出杯内，固定在溶出仪水槽的 6 个孔中，盖上杯盖，设定仪器转速为每分钟 30 转。当每个溶出杯内温度均为 37℃时，准备投样检验。

③ 取供试品 6 粒，每一转篮中分别装入 1 粒，将转篮安在篮杆上。启动转速电机，降下一个篮杆，转篮开始旋转，立即开始计时，盖上杯盖。同法投第 2 粒、第 3 粒直至第 6 粒，每投一粒的时间间隔为 2 分钟（时间间隔的长短以取样时所需时间而定）。

④ 取 0.8μm 的微孔滤膜，浸湿后，安装在滤器内，备过滤用。取干燥、干净的 10ml 注射器，将取样针装在注射器上，备取样用。取干燥、干净的 7ml 小瓶 12 个，并用 5ml 刻度吸管分别吸取 5ml 相同温度的磷酸盐缓冲液（pH6.8），备稀释样品用。

⑤ 第 1 粒检验时间到 1 小时，开始取样，吸取溶液 10ml，取下取样针，安上过滤器，过滤，滤液备用，第二粒时间到 30 分钟时，同法操作取第 2 粒，依次取完 6 粒。分别吸取滤液至已装有 5ml 磷酸盐缓冲液（pH6.8）的 6 个瓶中，摇匀，作为供试品溶液备测定用。

⑥ 在 2 小时、4 小时与 7 小时时，进行与第 5 步同样的操作。得到一系列供试品溶液。

⑦ 另取布洛芬对照品 25mg，精密称定，置 50ml 量瓶中，加甲醇 2ml 使溶解，用释放介质溶解并定量稀释至刻度，作为对照溶液。

⑧ 照含量测定项下的色谱条件，注入液相色谱仪，记录色谱图，分别计算出每粒在不同时间的释放量。

⑨ 本品每粒在 1 小时、2 小时、4 小时与 7 小时时的释放量应分别相应为标示量的 10%～35%、25%～55%、50%～80% 和 75% 以上，均应符合规定。

（2）装量差异

① 取供试品 20 粒，分别精密称定重量 m'_1，m'_2，m'_3，…，m'_{20}，倾出内容物（不得损失囊壳），硬胶囊用棉花或小刷擦净内壁，软胶囊用小剪刀开一小口，倾出内容物，将 20 粒胶壳分别剪出标记，分置于 3 个分液漏斗中，用无水乙醇或乙醚适量（约 100 ml），分 3 次洗涤，直至胶壳无油腻感，置通风阴凉处 15 分钟，使溶剂挥尽，按上面称量次序分别称出胶壳重 m''_1，m''_3，m''_3，…，m''_{20}。

胶囊装量 　　　　　　　　　$$m_i = m'_i - m''_i$$

20 粒总装量 　　　　　　　　$$m = m_1 + m_2 + \cdots + m_{20}$$

② 结果计算

按下式计算平均装量及装量差异：

$$\overline{m} = \frac{m}{n}$$

$$重量（装量）差异限度（\%） = \frac{m_i - \overline{m}}{\overline{m}} \times 100$$

式中　m——20 粒供试品的总重量，g；

　　　$\overline{m}$——平均装量，g；

　　　m_i——每粒重，g；

　　　n——供试品粒数。

③ 每单剂量的装量与平均装量比较，超过规定装量差异限度（见表 3-12）的单剂量不得多于 2 个，并不得有一个超出装量差异限度 1 倍。

表 3-12　装量差异限度

平　均　装　量	装　量　差　异　限　度
0.30g 以下	±10%
0.30g 或 0.30g 以上	±7.5%

④ 结果与判定。每粒的装量均未超出允许装量范围（装量差异限度）；或与平均装量相比较，均未超出表 3-12 中的装量差异限度；或超过装量差异限度的不多于 2 粒，并不得有 1 粒超出限度 1 倍；均判为符合规定。

每粒的装量与平均装量相比较，超出装量差异限度的多于 2 粒；或超出装量差异限度的虽不多于 2 粒，但有 1 粒超出限度的 1 倍，均判为不符合规定。

4. 含量测定

高效液相色谱法

（1）操作前的准备

① 流动相的制备：按质量标准制备流动相（醋酸钠缓冲液 40 份，乙腈 60 份，充分混合均匀，即得），制备好的流动相应通过 0.45μm 滤膜滤过，用前脱气。应制备足量的流动相备用。

② 供试品溶液的制备：取装量差异项下的内容物，混合均匀，精密称取适量（约相当于布洛芬 0.1g），置 200ml 容量瓶中，加甲醇 100ml，振摇 30 分钟，加水稀释至刻度，摇匀，滤过，取续滤液即得供试品溶液。制备 2 份。供试品溶液在注入色谱仪前，经 0.45μm 滤膜滤过。

③ 对照品溶液的制备：取布洛芬对照品 25mg，精密称定，置 50ml 量瓶中，加甲醇 2ml 使溶解，用水稀释至刻度，摇匀，滤过，即得对照品溶液。对照品溶液在注入色谱仪前，经 0.45μm 滤膜滤过。

④ 检查上次使用记录和仪器状态：检查仪器是否完好，色谱柱是否适用于本次试验，色谱柱进出口位置是否与流动相的流向一致，原保存溶剂与现用流动相能否互溶，流动相的 pH 与该色谱柱是否相适应等。

（2）操作

① 开机，初始平衡时间一般约需 30 分钟。

② 系统适用性试验：在选定的色谱条件下，取对照溶液 10μl 注入液相色谱仪，记录色谱图。计算理论板数（按布洛芬峰计算），应符合规定。

③ 分别取供试品溶液和对照品溶液 10μl 注入液相色谱仪，记录色谱图。供试品溶液和对照品溶液每份至少注样 2 次，由全部注样结果（$n \geqslant 4$）求得平均值，相对标准偏差（RSD）一般应不大于 1.5%。计算供试品的百分含量，再根据供试品平均囊重、标示量计算其标示百分含量，应符合规定。

同时应符合鉴别项下的规定：供试品溶液主峰的保留时间应与对照品溶液主峰的保留时间一致。

④ 清洗和关机：先关检测器和数据处理机。先用水，然后用甲醇-水冲洗，各种冲洗剂一般冲洗 15～30 分钟，特殊情况应延长冲洗时间。冲洗完毕，逐步降速至 0，关泵，关电源。做好使用登记。

（三）数据处理与检验报告

按规定要求进行数据处理并书写检验报告书。

五、注意事项

（1）转篮旋转时要求摆动幅度不得超过 ±1.0mm，桨叶旋转时摆动幅度不得超过 ±0.5mm。

（2）每只溶出杯里的介质温差不超过 0.5℃。

（3）介质应脱气处理后使用，可采用煮沸后冷却，超声振荡或真空过滤等方法。

（4）应在仪器开启的情况下取样，取样时，自取样至过滤应在 30 秒内完成。

（5）每粒供试品的两次称量中，应注意编号顺序以及囊体和囊帽的对号，不得混淆。

（6）高效液相色谱法操作的注意事项见综合实训三"头孢氨苄的质量检验"相关内容。

思考题

1. 现行版药典中，布洛芬原料药的含量测定采用酸碱滴定法，布洛芬缓释胶囊的含量测定采用高效液相色谱法，为什么？

2. 质量标准中规定用外标法测定主药布洛芬其含量，该法的优缺点是什么？

3. 简述释放度测定的操作步骤。

综合实训十一　丹参片的质量检验

一、实训目标

通过本实训，要求掌握丹参片质量检验的程序、方法与操作技能，掌握检验结果的处理与判断，能够规范书写检验原始记录及检验报告书。

二、实训资料

（一）检验药品

1. 检验药品的名称：丹参片。

2. 检验药品的来源：市场购买或送检样品。

3. 检验药品的规格、批号、包装及数量：根据药品包装确定，并记录有关情况。

（二）质量标准

以下内容均引自《中华人民共和国药典》。

丹　参　片
Danshen Pian

本品为丹参制成的片。

【制法】　取丹参1000g，加90％乙醇回流1.5小时，滤过，滤液回收乙醇至稠膏；药渣加水煎煮1小时，滤过，滤液与上述稠膏合并，减压浓缩至适量，加辅料适量，混匀，干燥，制成颗粒，压制成1000片，包糖衣或薄膜衣，即得。

【性状】　本品为糖衣片或薄膜衣片，除去包衣后显棕色至棕褐色；味微苦、涩。

【鉴别】　取本品10片，除去包衣，研细，加乙醚20ml振摇，放置1小时，滤过，滤液挥干，残渣加乙酸乙酯1ml使溶解，作为供试品溶液。另取丹参对照药材1g，同法制成对照药材溶液。再取丹参酮ⅡA对照品，加乙酸乙酯制成每1ml含2mg的溶液，作为对照品溶液。照薄层色谱法❶（附录ⅤB）试验，吸取上述三种溶液各5μl，分别点于同一硅胶G薄层板上，以环己烷-乙酸乙酯（6∶1）为展开剂，展开，取出，晾干。供试品色谱中，在与对照药材色谱相应的位置上，至少显3个相同颜色的主斑点；在与对照品色谱相应的位置上，显相同的暗红色斑点。

【检查】　应符合片剂项下有关的各项规定（附录ⅠD）。

【含量测定】　照高效液相色谱法（附录ⅤD）测定。

色谱条件与系统适用性试验　以十八烷基硅烷键合硅胶为填充剂；甲醇-乙腈-甲酸-水（30∶10∶1∶59）为流动相；检测波长为286nm。理论板数按丹酚酸B峰计算应不低于2000。

对照品溶液的制备　取丹酚酸B对照品适量，精密称定，加水制成每1ml含10μg的溶液，即得。

供试品溶液的制备　取本品10片，糖衣片除去包衣，精密称定，研细，取约0.2g，精

---

❶　指《中华人民共和国药典》一部附录。本书附录十已收载。其余同。

密称定，置 50ml 容量瓶中，加水适量，超声处理（功率 250W，频率 33kHz）20 分钟，放冷，加水至刻度，摇匀，滤过，精密量取续滤液 1ml，置 25ml 量瓶中，加水至刻度，摇匀，滤过，取续滤液，即得。

测定法   分别精密吸取对照品溶液与供试品溶液各 $20\mu l$，注入液相色谱仪，测定，即得。本品每片含丹参以丹酚酸 B（$C_{36}H_{30}O_{16}$）计，不得少于 11mg。

【功能与主治】   活血化瘀。用于瘀血闭阻所致的胸痹，症见胸部疼痛、痛处固定、舌质紫暗；冠心病心绞痛见上述证候者。

【用法与用量】   口服。一次 3～4 片，一日 3 次。

【贮藏】   密封。

三、实训方案

（一）实训形式

8 人一组进行试液制备，8 个同学分工合作，制备量按 8～10 人次用量计算；本实训中高效液相色谱法的内容 4 人一组，其他检验内容由每个学生独立完成。

（二）实训程序

1. 仪器准备与清洗

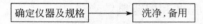

2. 试药的准备与试液的制备

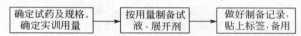

3. 药品的检验

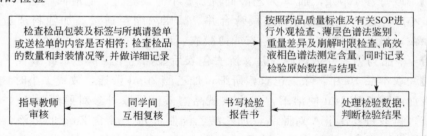

（三）实训时间

实训总时间约需 14 学时（720 分钟），数据处理及检验报告书课后完成，具体实训时间安排可参考表 3-13。

表 3-13   丹参片质量检验的实训时间安排

实训内容	实训时间/分钟	备　　注
自制薄层板	30	按要求提前铺薄层板，室温下晾干，在 110℃ 活化 30 分钟，即置有干燥剂的干燥箱中备用
仪器准备与清洗	20	备齐实训用各种仪器，除另有规定外，清洗干净，备用
试药准备	20	试药由实训老师准备，学生应在实训前检查是否完备，如有缺少应及时补齐
性状	20	学生根据检验内容合理安排检验顺序，可交叉进行
鉴别	170	
检查	40	
含量测定	420	
微生物限度检查	另计	必要时安排
	720	实训总时间

四、实训过程

（一）仪器、试药准备及实训用液的制备

1. 实训用仪器与试药的准备

仪器：液相色谱仪、电子或分析天平（感量 0.1mg）、烘箱、干燥器、超声仪、升降式崩解仪、展开缸、乳钵、点样器、玻璃板（5cm×20cm，10cm×20cm 或 20cm×20cm）、刀片、具塞锥形瓶、漏斗、移液管（1ml、5ml、25ml、其他规格）、称量瓶、量筒、容量瓶（25ml、50ml、其他规格）、小烧杯、胶头滴管及玻璃棒。

试药：硅胶 G、乙醚、乙酸乙酯、环己烷、甲醇（色谱纯）、乙腈（色谱纯）及甲酸（色谱纯）。

对照药材：丹参对照药材。

对照品：丹酚酸 B 对照品。

耗材：滤纸。

2. 实训用液的制备

浓氨试液。

（二）检验过程

1. 外观

取本品，用刀片除去包衣后，仔细观察，色泽应一致，显棕色至棕褐色。应符合规定。

2. 鉴别

薄层色谱法鉴别。

（1）薄层板制备　取硅胶 G 1 份和羧甲基纤维素钠黏合剂（浓度为 0.2%～0.5%）3 份制备。制备方法见本书附录十。

薄层板表面应均匀、平整、光滑，无麻点、无气泡、无破损及污染。

（2）供试品溶液的制备　取本品 10 片，用刀片除去包衣后，置乳钵中研细，转移至具塞的锥形瓶中，加乙醚 20ml 振摇，放置 1 小时，滤过，滤液挥干，残渣加乙酸乙酯 1ml 使溶解，即得。

（3）对照药材溶液的制备　另取丹参对照药材 1g，按供试品溶液的制备法制成，即得。

（4）丹参酮ⅡA 对照品溶液的制备　取丹参酮ⅡA 对照品加乙酸乙酯制成每 1ml 含 2mg 的溶液，作为对照品溶液。

（5）展开剂的制备　按环己烷-乙酸乙酯＝6：1 制备，量取环己烷 30ml、乙酸乙酯 5ml，充分混合均匀，即得。展开剂共 35ml，可供 4 人使用，每人约需 8ml。

（6）点样（吸取上述三种溶液各 5μl）、饱和（预平衡）、展开操作　按综合实训七"四、（二）3.（2）⑤～⑦"方法进行。

（7）直接检视　可见光下，供试品色谱中，在与对照药材色谱相应的位置上，至少应显 3 个相同颜色的主斑点；在与对照品色谱相应的位置上，应显相同的暗红色斑点。

3. 检查

（1）重量差异　按单元实训四"四、（一）重量差异检查法"检查，应符合规定。

（2）崩解时限　按单元实训四"四、（二）崩解时限检查法"检查，崩解时限为 20 分钟，应符合规定。

糖衣片各片均应在 1 小时内全部崩解。如有 1 片不能完全崩解，应另取 6 片复试，均应符合规定。

薄膜衣片可改在盐酸溶液（9→1000）中进行检查，应在 1 小时内全部崩解。如有 1 片不能完全崩解，应另取 6 片复试，均应符合规定。

4. 含量测定

高效液相色谱法。

（1）操作前的准备

① 对照品溶液的制备：取丹酚酸 B 对照品适量，精密称定，加水制成每 1ml 含 10μg 的溶液，即得。制备 2 份。

② 供试品溶液的制备：按质量标准中【含量测定】项下的方法制备供试品溶液。制备 2 份。供试品溶液在注入色谱仪前，一般应经适宜的 $0.45\mu m$ 滤膜滤过。

③ 流动相的制备：量取 30 份甲醇、10 乙腈、1 份甲酸及 59 份水，充分混合均匀，即得。制备好的流动相应通过 $0.45\mu m$ 滤膜滤过，用前脱气。

④ 检查上次使用记录和仪器状态：检查色谱柱是否适用于本次实训，色谱柱进出口位置是否与流动相的流向一致，原保存溶剂与现用流动相能否互溶，流动相的 pH 与该色谱柱是否适用，仪器是否完好，仪器的各开关位置是否处于关断的位置。

（2）操作

在使用具体仪器前，应详细阅读仪器操作说明书。

① 开机，初始平衡时间一般约需 30 分钟。选择紫外检测器，检测波长为 286nm。

② 系统适用性试验：在选定的色谱条件下，取对照溶液 10μl 注入液相色谱仪，记录色谱图。理论板数按丹酚酸 B 峰计算应不低于 2000。

③ 分别取供试品溶液和对照品溶液各 10μl 注入液相色谱仪，记录色谱图。供试品溶液和对照品溶液每份连续进样 5 次，其峰面积测量值的相对标准偏差（RSD）均应不大于 2.0%。

先按下式计算供试品溶液中含丹酚酸 B 的浓度（$C_{供}$）：

$$C_{供} = C_{对} \times \frac{A_{对}}{A_{供}}$$

式中　$C_{对}$——对照品溶液的浓度，$\mu g/ml$；

　　　$A_{对}$——对照品溶液中丹酚酸 B 峰的平均峰面积；

　　　$A_{供}$——供试品溶液中丹酚酸 B 峰的平均峰面积。

再按下式计算本供试品中丹酚酸 B 的含量：

$$供试品含量（mg/片） = \frac{C_{供} \times 10^{-3} \times 50 \times 25}{供试品量} \times 平均片重$$

要求本品每片含丹参以丹酚酸　B（$C_{36}H_{30}O_{16}$）计，不得少于 11mg。

④ 清洗和关机。分析完毕后，先关检测器和数据处理机。先用水，然后用甲醇-水冲洗，各种冲洗剂一般冲洗 15～30 分钟，特殊情况应延长冲洗时间。冲洗完毕，逐步降低流速至 0，关泵，关电源，做好使用登记。

（三）检验记录与检验报告

按规定要求进行数据处理。含量测定的两次平行结果的相对标准偏差不得超过 1.5%，取其算术平均值为含量测定结果。按要求书写检验报告书。

五、注意事项

（1）薄层色谱法鉴别注意事项见"综合实训七"中相关内容。

（2）高效液相色谱法操作注意事项见"综合实训三"中相关内容。

思考题

1. 本品采用何种方法进行鉴别的？简述其鉴别原理及对照物质的设置特点。

2. 本品含量测定是采用外标法还是内标法？如何降低测定误差？

3. 本品"检查"项下应包含哪些常规检查项目？如何操作？

综合实训十二　药材干姜的质量检验

一、实训目标

通过本实训，要求掌握中药材干姜质量检验的程序、方法与操作技能，掌握检验结果的处理与判断，能够规范书写检验原始记录及检验报告书。

二、实训资料

（一）检验药品

1. 检验药品的名称：干姜。

2. 检验药品的来源：市场购买。

3. 检验药品的规格、批号、包装及数量：根据药品包装确定，并记录有关情况。

（二）质量标准

以下内容均引自《中华人民共和国药典》。

干　姜

Ganjiang

ZINGBERIS RHIZOMA

本品为姜科植物姜 *Zingiber officinale Rosc.* 的干燥根茎。冬季采挖，除去须根及泥砂，晒干或低温干燥。趁鲜切片晒干或低温干燥者称为"干姜片"。

【性状】　干姜　呈扁平块状，具指状分枝，长 3～7cm，厚 1～2cm。表面灰黄色或浅灰棕色，粗糙，具纵皱纹及明显的环节。分枝处常有鳞叶残存，分枝顶端有茎痕或芽。质坚实，断面黄白色或灰白色，粉性或颗粒性，内皮层环纹明显，维管束及黄色油点散在。气香、特异，味辛辣。

　　干姜片　为不规则纵切或斜切片，具指状分枝，长 1～6cm，宽 1～2cm，厚 0.2～0.4cm。外皮灰黄色或浅黄棕色，粗糙，具纵皱纹及明显的环节，切面灰黄色或灰白色，略显粉性，可见较多的纵向纤维，有的呈毛状。质坚实，断面纤维性。气香、特异，味辛辣。

【鉴别】　（1）本品粉末淡黄棕色。淀粉粒众多，长卵圆形、三角状卵形、椭圆形、类圆形或不规则形，直径 5～40μm，脐点点状，位于较小端，也有呈裂缝状者，层纹有的明显。油细胞及树脂细胞散于薄壁组织中，内含淡黄色油滴或暗红棕色物质。纤维成束或散离，先端钝尖，少数分叉，有的一边呈波状或锯齿状，直径 15～40μm，壁稍厚，非木化，具斜细纹孔，常可见菲薄的横隔。梯纹导管、螺纹导管及网纹导管多见，少数为环纹导管，直径 15～70μm。导管或纤维旁有时可见内含暗红棕色物的管状细胞，直径 12～20μm。

　　（2）取本品粉末 1g，加乙酸乙酯 20ml，超声处理 10 分钟，滤过，取滤液蒸干，残渣加甲醇 1ml 使溶解，作为供试品溶液。另取干姜对照药材 2g，同法制成对照药材溶液。再取6-姜辣素对照品，加乙酸乙酯制成每 1ml 含 0.5mg 的溶液，作为对照品溶液。照薄层色谱法（附录Ⅵ B）试验，吸取上述两种溶液各 4μl，分别点于同一以羧甲基纤维素钠为黏合剂的硅胶 G 薄层板上，以石油醚（60～90℃）-三氯甲烷-乙酸乙酯（2：1：1）为展开剂，展开，取出，晾干，喷以香草醛硫酸试液，在 110℃加热至斑点显色清晰。供试品色谱中，在与对照药材色谱相应的位置上，显相同颜色的斑点。

【检查】水分　不得过 19.0%（附录Ⅸ H 第二法）。

总灰分　不得过 6.0%（附录Ⅸ K）。

【浸出物】　照水溶性浸出物测定（附录Ⅹ A）项下的热浸法测定。不得少于 22.0%。

【含量测定】挥发油　取本品最粗粉适量，加水 700ml，照挥发油测定法（附录Ⅹ D）测定。

本品含挥发油不得少于 0.8%（ml/g）。

6-姜辣素　照高效液相色谱法（附录Ⅵ D）测定。

色谱条件与系统适用性试验　以十八烷基硅烷键合硅胶为填充剂；乙腈-甲醇-水（40：5：55）为流动相；检测波长为 280nm。理论板数按 6-姜辣素峰计算应不低于 5000。

对照品溶液的制备　取 6-姜辣素对照品适量，精密称定，加甲醇制成每 1ml 含 0.1mg 的溶液，即得。

供试品溶液的制备　取本品粉末（过三号筛）约 0.25g，精密称定，置具塞锥形瓶中，精密加入 75%甲醇 20ml，称定重量，超声处理（功率 100W，频率 40kHz）40 分钟，放冷，再称定重量，用 75%甲醇补足减失的重量，摇匀，滤过，取续滤液，即得。

测定法　分别精密吸取对照品溶液与供试品溶液各 10μl，注入液相色谱仪，测定，即得。

本品按干燥品计算，含 6-姜辣素（$C_{17}H_{26}O_4$）计，不得少于 0.60%。

饮片

【炮制】干姜　除去杂质，略泡，洗净，润透，切厚片或块，干燥。

本品为不规则片块状，厚 0.2～0.4cm。

【鉴别】【检查】【浸出物】【含量测定】　同药材。

姜炭　取干姜块，照炒炭法（附录Ⅱ D）炒至表面黑色、内部棕褐色。

本品形如干姜片块，表面焦黑色、内部棕褐色。体轻，质松脆。味微苦，微辣。

【鉴别】　取本品粉末 2g，加 75%甲醇 40ml，超声处理 20 分钟，滤过，滤液蒸干，残渣加乙酸乙酯 1ml 使溶解，作为供试品溶液。另取 6-姜辣素对照品、姜酮对照品，加乙酸乙酯分别制成每 1ml 各含 0.5mg 的溶液，作为对照品溶液。照薄层色谱法（附录Ⅵ B）试验，吸取供试品溶液和 6-姜辣素对照品溶液各 6μl、姜酮对照品溶液 4μl，分别点于同一硅胶 G 薄层板上，以石油醚（60～90℃）-三氯甲烷-乙酸乙酯（2：1：1）为展开剂，展开，取出，晾干，喷以香草醛硫酸试液，在 105℃加热至斑点显色清晰。供试品色谱中，在与对照品色谱相应的位置上，显相同颜色的斑点。

【浸出物】　同药材，不得少于 26.0%。

【含量测定】　同药材，含 6-姜辣素（$C_{17}H_{26}O_4$）不得少于 0.050%。

【性味与归经】　辛、热。归脾、胃、肾、心、肺经。

【功能与主治】　干姜温中散寒，回阳通脉，燥湿消痰。用于脘腹冷痛，呕吐泄泻，肢冷脉微，痰饮喘咳。

【用法与用量】　3～9g。

【贮藏】　置阴凉干燥处，防蛀。

【制剂】　姜流浸膏。

三、实训方案

（一）实训形式

由每个学生独立完成。

（二）实训程序

1. 仪器准备与清洗

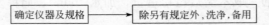

2. 试药的准备与试液的制备

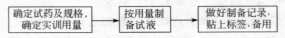

3. 药品的检验

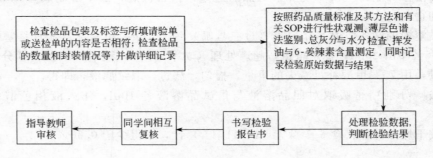

（三）实训时间

实训总时间约需 10 学时（500 分钟），数据处理及检验报告书课后完成，具体实训时间安排可参考表 3-14。

表 3-14　干姜质量检验的实训时间安排

实训内容	实训时间/分钟	备注
自制薄层板	30	按要求提前铺薄层板，室温下晾干，在 110℃活化 30 分钟，即置有干燥剂的干燥箱中备用
仪器准备与清洗	20	备齐实训用玻璃仪器，除另有规定外，清洗干净，备用
性状	450	学生根据检验内容合理安排检验顺序，可交叉进行
鉴别		
检查		
含量测定		
	500	实训总时间

四、实训过程

（一）仪器、试药准备及实训用液的制备

1. 实训用仪器与试药的准备

仪器：高效液相色谱仪、电子或分析天平（感量 0.01mg，0.1mg，1mg）、显微镜、托盘天平、烘箱（控温精度±1℃）、马弗炉、干燥器、超声仪、电热套、涂布器、点样器、挥发油测定器、三号筛、玻璃板（5cm×20cm，10cm×20cm 或 20cm×20cm）、乳钵、坩埚、展开缸、移液管（20ml）、量筒（25ml）、漏斗、玻璃珠、小烧杯、试管、胶头滴管及玻

璃棒。

试药：硅胶 G、稀甘油水合氯醛、乙酸乙酯、三氯甲烷、石油醚（60～90℃）、乙腈、甲醇、乙醚、环己烷、香草醛及硫酸。

对照药材：干姜对照药材。

对照品：6-姜辣素对照品、姜酮对照品。

耗材：滤纸。

2. 实训用液的制备

0.2%羧甲基纤维素钠溶液：称取羧甲基纤维素钠 0.2g，加水 100ml 使溶解，即得（如不溶解，可加热；如不澄清，可过滤）。

香草醛硫酸试液：取香草醛 0.2g，加硫酸 10ml 使溶解，即得。

（二）检验过程

1. 外观

取一块干姜（或一片干姜片），通过眼看、手摸、鼻闻、口尝等，详细记录其形状、颜色以及气味等，应符合规定。

2. 鉴别

（1）显微鉴别　取供试品，研成细粉，取粉末少量，置载玻片上，摊平，选用甘油醋酸试液、水合氯醛试液或其他适当试液处理后观察，应符合规定。

（2）薄层色谱鉴别　取本品，按质量标准鉴别，应符合规定。

① 薄层板制备：用硅胶 G，具体制备方法见本书附录十。

② 供试品溶液的制备：取本品粉末 1g，加乙酸乙酯 20ml，超声处理 10 分钟，滤过，取滤液作为供试品溶液。

③ 对照药材溶液的制备：另取干姜对照药材 1g，按供试品溶液的制备方法制成对照药材溶液。

④ 对照品溶液的制备：取 6-姜辣素对照品 10mg，精密称定，置 20ml 量瓶中，加乙酸乙酯制成每 1ml 含 0.5mg 的溶液。

⑤展开剂的制备：按环己烷-乙醚＝1∶1 制备，量取 20ml 环己烷、20ml 乙醚，混合均匀，即得。展开剂共 40ml，供 5 人使用，每人约需 8ml。

⑥ 点样、饱和（预平衡）、展开操作：按综合实训七"四、（二）3.（2）⑤～⑦"方法进行。点样量各为 6μl。

⑦ 喷雾显色与检视：喷以香草醛硫酸试液，在 105℃加热至斑点显色清晰。供试品色谱中，在与对照药材色谱相应的位置上，显相同颜色的斑点。

3. 检查

水分：略。

总灰分：取供试品，粉碎使能通过二号筛，混合均匀后，取供试品 2～3g，置炽灼至恒重的坩埚中，称定重量（准确至 0.01g），缓缓炽热，注意避免燃烧，至完全炭化时，逐渐升高温度至 500～600℃，使完全灰化并至恒重。根据残渣重量，计算供试品中总灰分的含量（%），不得过 6.0%。

4. 浸出物

略。

5. 含量测定

（1）挥发油　取样品，照质量标准中规定的含量测定法测定，应符合规定。平行测定

2 份。

① 取本品最粗粉适量（相当于含挥发油 0.5～1.0ml），称定重量（准确至 0.01g），置烧瓶中，加水 300～500ml（或适量）与玻璃珠数粒，振摇混合后，连接挥发油测定器与回流冷凝管。

② 自冷凝管上端加水使充满挥发油测定器的刻度部分，并以溢流入烧瓶时为止。

③ 置电热套中或用其他适宜方法缓缓加热至沸，并保持微沸约 5 小时，至测定器中油量不再增加，停止加热，放置片刻，开启测定器下端的活塞，将水缓缓放出，至油层上端到达刻度 0 线上面 5mm 处为止。

④ 放置 1 小时以上，再开启活塞使油层下降至其上端恰与刻度 0 线平齐，读取挥发油量，并计算供试品中挥发油的含量（％）。含挥发油不得少于 0.8％（ml/g）。

（2）6-姜辣素　照高效液相色谱法测定。

① 操作前的准备

a. 对照品溶液的制备：取 6-姜辣素对照品适量，精密称定，加甲醇制成每 1ml 含 0.1mg 的溶液，即得。制备 2 份。

b. 供试品溶液的制备：取供试品粉末（过三号筛）约 0.25g，精密称定，置具塞锥形瓶中，精密加入 75％甲醇 20ml，称定重量，超声处理（功率 100W，频率 40kHz）40 分钟，放冷，再称定重量，用 75％甲醇补足减失的重量，摇匀，滤过，取续滤液，即得。制备 2 份。

c. 流动相的制备：量取 40 份乙腈、5 份甲醇、55 份水，充分混合均匀，即得。

d. 检查上次使用记录和仪器状态：检查色谱柱是否适用于本次实训，色谱柱进出口位置是否与流动相的流向一致，原保存溶剂与现用流动相能否互溶，流动相的 pH 值与该色谱柱是否适用，仪器是否完好，仪器的各开关位置是否处于关断的位置。

② 操作。在使用具体仪器前，应详细阅读仪器操作说明书。

a. 开机，初始平衡时间一般约为 30 分钟。选择紫外检测器，检测波长为 280nm。

b. 系统适用性试验：在选定的色谱条件下，精密吸取对照品溶液 10μl 注入液相色谱仪，记录色谱图，理论板数按 6-姜辣素峰计算应不低于 5000。

c. 分别取供试品溶液和对照品溶液各 10μl 注入液相色谱仪，记录色谱图。供试品溶液和对照品溶液每份连续进样 5 次，其峰面积测量值的相对标准偏差（RSD）均应不大于 2.0％。

按下式计算供试品含量，应符合规定。

$$C_{供} = C_{对} \times \frac{A_{供}}{A_{对}}$$

$$供试品含量（％）= \frac{C_{供} \times 20}{供试品量} \times 100\%$$

式中　$C_{对}$——对照品溶液中 6-姜辣素的浓度，mg/ml；

$\quad\quad C_{供}$——供试品溶液中 6-姜辣素的浓度，mg/ml；

$\quad\quad A_{供}$——供试品溶液中 6-姜辣素的平均峰面积；

$\quad\quad A_{对}$——对照品溶液中 6-姜辣素的浓度，mg/ml。

d. 清洗和关机：分析完毕后，先关检测器和数据处理机，先用水，然后用甲醇-水冲洗，各种冲洗剂一般冲洗 15～30 分钟，特殊情况应延长冲洗时间。冲洗完毕后，逐步降低流速至 0，关泵，关电源，做好使用登记。

（三）检验记录与检验报告

按规定要求进行数据处理并书写检验报告书。

五、注意事项

（1）粉碎用具用毕后，必须处理干净并干燥后才能用于另一种药材的粉碎。

（2）所用盖玻片和载玻片应保持洁净（新片要用洗液浸泡或用肥皂水煮半小时取出，先用流水冲洗后，再用蒸馏水冲洗 1～2 次后，置于 70％～90％乙醇中，备用）。每片取用量宜少不宜多，为使观察全面，可多做些制片。如取量多，显微特征重叠轮廓不清，反而费时，不易得出准确结论。

（3）粉末样品如用水或稀甘油装片时，可先加少量乙醇使其润湿，以避免或减少气泡的形成，或反复将盖玻片沿一侧轻抬，亦可使多数气泡逸出。搅拌时产生的气泡可随时用针将其移出。

（4）装片用的液体如易挥发，装片后应立即观察。用水装片也较易蒸发而干涸，通常滴加少许甘油可延长保存时间。

（5）应先观察淀粉粒等，再观察其他显微特征。一般先以甘油醋酸试液装片观察，然后以水合氯醛试液装片观察，最后加热透化或滴加其他试液进行观察。每步骤观察结果均应做记录。

（6）可借助偏光装置寻找和观察，尤其是淀粉粒、结晶、纤维、石细胞、导管等显微特征。

（7）为提高显微鉴别的正确性，可采用对照药材或已经鉴定品种的药材为对照观察。

（8）记录应详细、清晰、明确、真实。

（9）薄层色谱法鉴别注意事项见"综合实训七"相关内容。

（10）坩埚应洗净，干燥至恒重，供试品炽灼后也应恒重。

（11）移动坩埚应使用坩埚钳或厚纸条，不得徒手操作；称量操作应准确无误，否则影响测定结果。

（12）对马弗炉的使用要严格按操作规程操作。

（13）如供试品不易灰化，可将坩埚放冷，加热水或 10％硝酸铵溶液 2ml，使残渣湿润，然后置水浴上蒸干，残渣照前法炽灼，至坩埚内容物完全灰化。

（14）炽灼操作时，实验人员不得离去，并注意防止供试品燃烧或引起其他事故。

（15）含量测定，全部仪器应充分洗净，并检查接合部分是否严密，以防挥发油逸出。

（16）含量测定中，装置中挥发油测定器的支管分岔处应与基准线平行。

（17）高效液相色谱法操作注意事项见"综合实训三"中相关内容。

思考题

1. 显微鉴别有何特点？在中药制剂分析中，能否用其他方法代替？

2. 挥发油的相对密度大于 1 时，应用什么为溶剂，其中最常用（药典采用）的是什么？

3. 灰分测定，所用坩埚为何要求恒重？

4. 含量测定，烧杯中为何要加玻璃珠数粒？若实验室缺少玻璃珠，可采用什么代替？

综合实训十三　牙痛一粒丸的质量检验

一、实训目标

通过本实训，要求掌握牙痛一粒丸质量检验的程序、方法与操作技能，掌握检验结果的处理与判断，能够规范书写检验原始记录及检验报告书。

二、实训资料

（一）检验药品

1. 检验药品的名称： 牙痛一粒丸。

2. 检验药品的来源： 市场购买或送检样品。

3. 检验药品的规格、批号、包装及数量： 根据药品包装确定，并记录有关情况。

（二）质量标准

以下内容均引自《中华人民共和国药典》。

牙痛一粒丸

Yatong yili Wan

【处方】　蟾酥 240g　　　朱砂 50g
　　　　　雄黄 60g　　　　甘草 240g

【制法】　以上四味，朱砂、雄黄分别水飞成极细粉；蟾酥、甘草分别粉碎成细粉，将上述粉末配研，过筛，混匀，用水泛成小丸，干燥，即得。

【性状】　本品为黄褐色的水丸；气微，味辛、有麻舌感。

【鉴别】　（1）取本品 0.1g，研细，加水湿润后，加氯酸钾饱和的硝酸溶液 2ml，振摇，放冷，离心，取上清液，加氯化钡试液 0.5ml，摇匀，溶液生成白色沉淀，离心，弃去上层酸液，再加水 2ml，振摇，沉淀不溶解。

（2）取本品 0.2g，研碎，加稀乙醇 10ml，加热回流 1 小时，滤过，滤液蒸干，残渣加乙醇 1ml 使溶解，作为供试品溶液。另取甘草对照药材 50mg，同法制成对照药材溶液。照薄层色谱法（附录Ⅵ B）试验，吸取上述两种溶液各 2μl，分别点于同一硅胶 G 薄层板上，以三氯甲烷-甲醇-水（13：7：2）的下层溶液为展开剂，展开，取出，晾干，喷以 10% 硫酸乙醇溶液，在 105℃加热至斑点显色清晰。供试品色谱中，在与对照药材色谱相应的位置上，显相同颜色的斑点。

（3）取本品 0.5g，研碎，置索氏提取器中，加三氯甲烷 70ml，加热回流 2 小时，提取液浓缩至约 1ml，作为供试品溶液。另取脂蟾毒配基对照品，加氯仿制成每 1ml 含 1mg 的溶液，作为对照品溶液。照薄层色谱法（附录Ⅵ B）试验，吸取上述两种溶液各 5～10μl，分别点于同一硅胶 GF$_{254}$ 薄层板上使成条状，以环己烷-三氯甲烷-丙酮（4：3：3）为展开剂，展开，取出，晾干，置紫外光灯（254nm）下检视。供试品色谱中，在与对照品色谱相应的位置上，显相同颜色的条斑。

【检查】　三氧化二砷　取本品适量，研细，精密称取 1.85g，加稀盐酸 20ml，不断搅拌 30 分钟，离心，取上清液，残渣用稀盐酸洗涤 2 次，每次 10ml，搅拌 10 分钟，离心，合并上清液，至 100ml 容量瓶中，加水至刻度，摇匀，精密量取 10ml，置 100ml 量瓶中，加水至刻度。摇匀，精密量取 2ml，加盐酸 5ml 与水 21ml，照砷盐检查法检查❶（附录Ⅸ F 第一法），所显砷斑颜色不得深于标准砷斑。

重量差异　取供试品 125 丸为 1 份，照丸剂重量差异项下第二法（附录Ⅰ A）检查，应符合规定。

其他　应符合丸剂项下有关的各项规定（附录Ⅰ A）。

【含量测定】　照高效液相色谱法（附录Ⅵ D）测定。

色谱条件与系统适用性试验　以十八烷基硅烷键合硅胶为填充剂；乙腈-水（50：50）为流动相；检测波长为 296nm。理论板数按华蟾酥毒基峰计算应不低于 4000。

对照品溶液的制备　取华蟾酥毒基对照品、脂蟾毒配基对照品各适量，精密称定，加甲醇制成每 1ml 含华蟾酥毒基对照品、脂蟾毒配基各 50μg 的混合溶液，即得。

供试品溶液的制备　取本品研细，取约 75mg，精密称定，置具塞锥形瓶中，精密加入甲醇 25ml，密塞，称定重量，超声处理（功率 250W，频率 33kHz）30 分钟，放冷，再称定重量，用甲醇补足减失的重量，摇匀，滤过，取续滤液，即得。

测定法　分别精密吸取对照品溶液与供试品溶液各 10μl，注入液相色谱仪，测定，即得。

本品每 1g 含蟾酥以华蟾酥毒基（$C_{26}H_{34}O_6$）和脂蟾毒配基（$C_{24}H_{32}O_4$）的总量计，不得少于 19.5mg。

【功能与主治】　解毒消肿，杀虫止痛。用于火毒内盛所致的牙龈肿痛，龋齿疼痛。

【用法与用量】　每次取 1～2 丸，填入龋齿洞内或肿痛的齿缝处，外塞一块消毒棉花，防止药丸滑脱。

【注意】　将含药后渗出的唾液吐出，不可咽下。

【规格】　每 125 丸重 0.3g。

【贮藏】　密闭，防潮。

三、实训方案

（一）实训形式

试液制备按 8 人一组，8 个同学分工合作制备，制备量按 8～10 人次用量计算；本实训中高效液相色谱法的内容 4 人一组，其他检验内容由每个学生独立完成。

（二）实训程序

1. 仪器准备与清洗

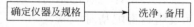

确定仪器及规格　→　洗净，备用

2. 试药的准备与试液、展开剂的制备

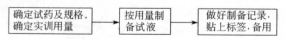

确定试药及规格，确定实训用量　→　按用量制备试液　→　做好制备记录，贴上标签，备用

3. 药品的检验

---

❶　本书附录九已收载。

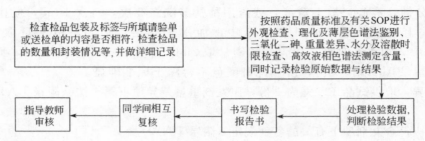

（三）实训时间

实训总时间约需 10 学时（500 分钟），数据处理及检验报告书课后完成，具体实训时间安排可参考表 3-15。

表 3-15 牙痛一粒丸质量检验的实训时间安排

实训内容	实训时间/分钟	备 注
自制薄层板（提前制好）	30	按要求铺薄层板，室温下晾干，在 110℃活化 30 分钟，即置有干燥剂的干燥箱中备用
仪器准备与清洗	20	备齐实训用仪器，除另有规定外，清洗干净，备用
试药准备及试液制备	30	试药、标准砷溶液由实训指导教师准备，学生应在实训前检查是否完备，如有缺少应及时补齐。试液由学生分组制备
性状		
鉴别	420	学生根据检验内容合理安排检验的先后顺序，可交叉进行
检查		
含量测定		
微生物限度检查	另计	必要时安排
	500	实训总时间

四、实训过程

（一）仪器、试药准备及实训用液的制备

1. 实训用仪器与试药的准备

仪器：液相色谱仪、电子或分析天平（感量 1mg，0.1mg）、干燥器（普通）、烘箱（控温精度±1℃）、紫外光灯、超声仪、升降式崩解仪、水浴锅、离心机、检砷装置、索氏提取器、点样器、展开缸、玻璃板（5cm×20cm，10cm×20cm 或 20cm×20cm）、乳钵、扁形称量瓶、离心管、漏斗、量筒、量杯、磨口锥形瓶、小烧杯、移液管（1ml、其他规格）、容量瓶（25ml、50ml、其他规格）、胶头滴管及玻璃棒。

试药：硅胶 G、硅胶 GF_{254}、氯酸钾、硝酸、氯化钡、乙醇、三氯甲烷、甲醇、硫酸、环己烷、丙酮、盐酸、三氧化二砷、碘化钾、氯化亚锡、溴化汞、锌粒及醋酸铅。

对照品：华蟾酥毒基对照品及脂蟾毒配基对照品。

对照药材：甘草对照药材。

耗材：滤纸、脱脂棉及试纸。

2. 实训用液的制备

（1）试液的制备

① 氯酸钾试液：本液为氯酸钾的饱和硝酸溶液。

② 氯化钡试液：取氯化钡的细粉 5g，加水使溶解成 100ml，即得。

③ 稀乙醇：取乙醇 529ml，加水稀释至 1000ml，即得。本液在 20℃时含 C_2H_5OH 应为

49.5％～50.5％（ml/ml）。

④ 乙醇制硫酸试液：取硫酸 57ml，加乙醇稀释至 1000ml，即得。本液含 H_2SO_4 应为 9.5％～10.5％。

⑤ 稀盐酸：取盐酸 234ml，加水稀释至 1000ml，即得。本液含 HCl 应为 9.5％～10.5％。

⑥ 碘化钾试液：取碘化钾 16.5g，加水使溶解成 100ml，即得。本液应临用新制。

⑦ 酸性氯化亚锡试液：取氯化亚锡 20g，加盐酸使溶解成 50ml，滤过，即得。本液配成后 3 个月即不适用。

⑧ 乙醇制溴化汞试液：取溴化汞 2.5g，加乙醇 50ml，微热使溶解，即得。本液应置具塞玻璃瓶内，在暗处保存。

⑨ 溴化汞试纸：溴化汞试纸取质地较疏松的中速定量滤纸条，浸入乙醇制溴化汞试液中，1 小时后取出，在暗处干燥，即得。本试纸宜置具塞棕色磨口玻璃瓶内保存。

⑩ 醋酸铅试液：取醋酸铅 10g，加新沸过的冷水溶解后，滴加醋酸使溶液澄清，再加新沸过的冷水使成 100ml，即得。

⑪ 醋酸铅棉花：取脱脂棉，浸入醋酸铅试液与水的等容混合液中，湿透后，沥去过多的溶液，并使之疏松，在 100℃ 以下干燥后，贮于具塞磨口玻璃瓶中备用。

（2）标准溶液的制备　标准砷溶液：按单元实训二"四、（三）3. 标准砷溶液的制备"方法制备。

（二）检验过程

1. 外观

取本品，仔细观察，外观应圆整均匀，色泽一致为黄褐色。应符合规定。

2. 鉴别

（1）理化鉴别　取本品，按质量标准鉴别，应符合规定。

（2）薄层色谱法鉴别甘草

① 薄层板制备：用硅胶 G，按综合实训七"四、（二）3.（2）①薄层板制备"方法进行。

② 供试品溶液的制备：取本品 0.2g，研细，加稀乙醇 10ml，加热回流 1 小时，滤过，滤液蒸干，残渣加乙醇 1ml 使溶解，作为供试品溶液。

③ 对照药材溶液的制备：另取甘草对照药材 50mg，同法制成对照药材溶液。

④ 展开剂的制备：按三氯甲烷-甲醇-水＝13：7：2 制备，量取 26ml 三氯甲烷、14ml 甲醇、4ml 水置分液漏斗中，混合均匀，静置，分取下层溶液，即得。展开剂共 44ml，供 5 人使用，每人约需 8ml。

⑤ 点样　饱和（预平衡）、展开操作：按综合实训七"四、（二）3.（2）⑤～⑦"方法进行。点样量各为 $2\mu l$。

⑥ 喷雾显色与检视：喷以 10％硫酸乙醇溶液，在 105℃ 加热至斑点显色清晰。供试品色谱中，在与对照药材色谱相应的位置上，显相同颜色的斑点。

（3）薄层色谱鉴别脂蟾毒配基

① 薄层板制备：用硅胶 GF_{254}，具体制备方法见本书附录十。

② 供试品溶液的制备：取本品 0.5g，研碎，置索氏提取器中，加三氯甲烷 70ml，加热回流 2 小时，提取液浓缩至约 1ml，作为供试品溶液。

③ 对照药材溶液的制备：取脂蟾毒配基对照品，加三氯甲烷制成每 1ml 含 1mg 的溶液，作为对照品溶液。

④ 展开剂的制备：按环己烷-三氯甲烷-丙酮＝4∶3∶3 的要求，量取 16ml 环己烷、12ml 三氯甲烷、12ml 丙酮，混合均匀，即得。展开剂共 40ml，供 5 人使用，每人需 8ml。

⑤ 点样、饱和（预平衡）、展开操作：按综合实训七"四、（二）3.（2）⑤～⑦"方法进行。点样量各为 5～10μl。

⑥ 紫外检视：置紫外光灯（254nm）下检视。供试品色谱中，在与对照品色谱相应的位置上，显相同颜色的条斑。

3. 检查

（1）三氧化二砷 精密量取按该品种项下规定方法制成的供试品溶液 2ml，按单元实训二"四、（三）砷盐的检查"检查三氧化二砷的限量，并记录采用的方法、供试品取样量、标准砷溶液取用量、操作过程、使用特殊试剂、试液的名称和用量、实验现象及实验结果等。

（2）重量差异 按质量标准规定的方法检查，应符合规定。

（3）水分 照《中华人民共和国药典》2010 年版一部附录"水分测定法"项下第一法（烘干法）测定。

① 称量瓶恒重：取洁净的称量瓶，置烘箱内 105℃干燥数小时（一般 2 小时以上），取出，置干燥器中室温放置 30 分钟，精密称定重量，再置烘箱内 105℃干燥 1 小时，取出，置干燥器中室温放置 30 分钟，精密称定重量，直至连续两次干燥后称重的差异在 0.3mg 以下为止。

② 称取供试品：将供试品破碎成直径不超过 3mm 的颗粒，取 2～5g，平铺于干燥至恒重的扁形称量瓶中，厚度不超过 5mm，精密称定。

③ 干燥、称重：将称取供试品后的称量瓶置已升温至 105℃的烘箱内，应将瓶盖取下，置称量瓶旁，在 100～105℃干燥 5 小时。盖好瓶盖，取出，移至底层放有干燥剂的干燥器中，室温冷却 30 分钟，精密称定重量。

④ 再干燥、称重：将称量瓶再在上述条件下干燥 1 小时，室温冷却 30 分钟，精密称定重量。至连续两次称重的差异不超过 5mg 为止。

⑤ 记录干燥时的温度、干燥剂的种类，干燥和放冷至室温的时间，称量及恒重数据，计算和结果等。

（4）溶散时限 仪器用升降式崩解仪。

① 操作方法：取供试品 6 丸，选择适当孔径筛网的吊篮（丸剂直径在 2.5mm 以下的用孔径约 0.42mm 的筛网，在 2.5～3.5mm 的用孔径 1.0mm 的筛网，在 3.5mm 以上的用孔径约 2.0mm 的筛网），分别置吊篮的玻璃管中，加挡板，启动崩解仪进行检查。

② 记录：记录丸剂类型、测试条件（如介质名称、温度等）、崩解仪型号、筛网孔径、溶散时间等。如不符合规定，记录不符合规定的丸数及现象。

③ 结果与判定：供试品 6 丸，在 1 小时内均能全部溶散并通过筛网者；或如有细小颗粒状物未通过筛网，但已软化且无硬心者，均判为符合规定。供试品 6 丸，在 1 小时内有 1 丸或 1 丸以上不能完全溶散，并不能通过筛网者，判为不符合规定。

（5）微生物限度检查：按"单元实训七 微生物限度检查法"检查，应符合规定。

4. 含量测定

（1）操作前的准备

① 供试品溶液的制备：按质量标准规定中【含量测定】项下的方法制备供试品溶液。制备 2 份。供试品溶液在注入色谱仪前，一般应经适宜的 0.45μm 滤膜滤过。

② 对照品溶液的制备：取华蟾酥毒基对照品、脂蟾毒配基对照品各约 10mg，精密称定，至 100ml 容量瓶中，加甲醇溶解并稀释至刻度，摇匀，即得（每 1ml 含华蟾酥毒基对照品、脂蟾毒配基各 50μg）。各制备 2 份。

③ 流动相的制备：量取 50 份乙腈和 50 份水，充分混合均匀，即得。制备好的流动相相应通过 0.45μm 滤膜滤过，用前脱气。

④ 检查上次使用记录和仪器状态：检查色谱柱是否适用于本次实训，色谱柱进出口位置是否与流动相的流向一致，原保存溶剂与现有流动相能否互溶，流动相的 pH 与该色谱柱是否适用，仪器是否完好，仪器的各开关位置是否处于关断的位置。

（2）操作　在使用具体仪器前，应详细阅读本仪器操作说明书。

① 开机，初始平衡时间一般约需 30 分钟。

② 系统适用性试验。在选定色谱条件下，取对照溶液 10μl 注入液相色谱仪，记录色谱图。计算理论板数（按华蟾酥毒基峰计），应符合规定。

③ 分别取供试品溶液和对照品溶液各 10μl 注入液相色谱仪，记录色谱图。供试品溶液和对照品溶液每份连续进样 5 次，其峰面积测量值的相对标准偏差均应不大于 2.0%。

先按下式分别计算供试品溶液中含华蟾酥毒基和脂蟾毒配基的含量（$C_供$）：

$$C_供 = C_对 \times \frac{A_供}{A_对}$$

式中　$C_供$——对照品溶液中华蟾酥毒基或脂蟾毒配基的含量，μg/ml；

　　　$A_供$——供试品溶液中华蟾酥毒基或脂蟾毒配基峰的平均峰面积；

　　　$A_对$——对照品溶液中华蟾酥毒基或脂蟾毒配基峰的平均峰面积。

然后，按下式分别计算供试品中含华蟾酥毒基和脂蟾毒配基的含量：

$$供试品含量(mg/g) = \frac{C_供 \times 10^{-3} \times 25}{供试品量} \times 平均丸重$$

最后，计算供试品中含华蟾酥毒基和脂蟾毒配基的总量。

要求本品每 1g 含蟾酥以华蟾酥毒基（$C_{26}H_{34}O_6$）和脂蟾毒配基（$C_{24}H_{32}O_4$）的总量计，不得少于 19.5mg。

④ 清洗和关机：分析完毕后，先关检测器和数据处理机，先用水，然后用甲醇-水冲洗，各种冲洗剂一般冲洗 15～30 分钟，特殊情况应延长冲洗时间。冲洗完毕后，逐步降低流速至 0，关泵，关电源，做好使用登记。

（三）检验记录与检验报告

按规定要求进行数据处理并书写检验报告书。

五、注意事项

（1）薄层色谱法鉴别注意事项见"综合实训七"相关内容。

（2）高效液相色谱法测定含量的注意事项见"综合实训三"相关内容。

（3）检查三氧化二砷所用仪器和试液照规定方法检查，均不应生成砷斑，或经空白试验至多生成仅可辨认的斑痕。

（4）制备标准砷斑或标准砷对照溶液，应与供试品检查同时进行。因砷斑不稳定，反应中应保持干燥及避光，并立即比较。标准砷溶液应于实验当天制备，标准砷贮备液存放时间一般不宜超过一年。

（5）药品中存在的微量砷常以三价的亚砷酸盐或五价的砷酸盐存在，五价状态的砷生成砷化氢比三价砷慢，故先加入碘化钾和氯化亚锡为还原剂，使五价砷还原为三价砷。

（6）供试品和锌粒中可能含有少量硫化物，在酸性溶液中产生砷化氢气体，干扰实验，故用醋酸铅棉花吸收除去砷化氢，因此，导气管中的醋酸铅棉花，要保持疏松、干燥，不要塞入近下端。

（7）制备溴化汞试纸所用滤纸的质量，对生成砷斑的色泽有影响。用定性滤纸，所显砷斑色调较暗，深浅梯度无规律；用定量滤纸质地疏松者，所显砷斑色调鲜明，梯度规律，因此必须选用质量较好，组织疏松的中速定量滤纸；溴化汞试纸一般宜新鲜制备。

（8）锌粒大小影响反应速率。为使反应速率及产生砷化氢气体适宜，需选用粒径为 2mm 左右的锌粒。反应温度一般控制在 30℃ 左右，冬季可置温水浴中。如反应太快，宜适当降低反应温度，使砷化氢气体能被均匀吸收。

思考题

1. 为什么要检查砷盐？请根据标准砷溶液的浓度和体积及供试品取样量计算其限量。
2. 化学鉴别法是鉴别处方中何种成分？简述其鉴别原理。
3. 简述高效液相色谱法测定含量的原理。

附 录

附录一 检验标准操作规程示例

水质检测取样标准操作规程

文件编号：　　　　　　　　　总页数：

制（修）订人：　　　　　　　制（修）订日期：

审核人：　　　　　　　　　　审核日期：

批准日期：　　　　　　　　　执行日期：

分发部门：车间化验室、中心化验室及质量管理部。

目的：建立一个水质取样标准操作规程。

范围：工艺用水。

责任：取样员。

内容：

1. 质量管理部授权的人员负责取样。

2. 按标准规程进行取样。

3. 按规定频次、规定时间取样。

4. 带上取样工具和盛装样品的无菌碘量瓶，按无菌操作的基本要求到指定地点取样，并保证在运送过程中不受污染。

（1）取微生物检验用的水样时，先用消毒酒精棉球将水龙头擦拭 3 次。

（2）将水龙头完全打开，放水 5～10 分钟，以排除管道里积存的死水。

（3）用消毒酒精棉球擦拭手指和碘量瓶外壁。

（4）打开瓶盖，将瓶口对准管口，使水流直接落入瓶内，立即盖紧瓶塞，关上水龙头。

（5）填写标签，内容包括：水样名称、取样地点、取样时间、取样人、检验项目。

5. 从取样到检验原则上不应超过 2 小时，不能及时检验时，应冷藏保存，但时间不能超过 6 小时。

6. 取样容器应按规定方法洗涤、烘干、灭菌与存放。

附录二 药品检验所药品检验原始记录示例

编号：

药品检验所检验原始记录

检品编号：——   检验日期：

药品名称：对乙酰氨基酚片   原始记录共 5 页

生产国别，厂牌：——

药品剂型：片剂

药品规格：0.5g

药品批号：101012

检验依据：《中华人民共和国药典》2010 年版二部

检验记录：

[性状] 本品为白色片

结论：□ 符合规定   □ 不符合规定

（规定：应为白色片、薄膜衣或明胶包衣片，除去包衣后显白色）

检验者：   复核者：   第 1 页

编号：

药品检验所检验原始记录

检品名称：对乙酰氨基酚片　　　　检品编号：——　　　　检验日期：
批号：101012　　　　　　　　　规格：0.5g　　　　　　　2010 年 11 月 8 日

【鉴别】

取本品，研细，称取细粉 __0.6g__ （约相当于对乙酰氨基酚 0.5g），用乙醇 20ml 分次研磨使对乙酰氨基酚溶解，滤过，合并滤液，蒸干，残渣照对乙酰氨基酚项下的鉴别（1）、（2）项试验，显相同的反应。

（1）本品的水溶液加三氯化铁试液，即 __显蓝紫色__ （规定：应显蓝紫色）。

结果：□　呈正反应　　　　□　不呈正反应

结论：□　符合规定　　　　□　不符合规定

（2）本品约 0.1g，加稀盐酸 5ml，置水浴中加热 40 分钟，放冷；取 0.5ml，滴加亚硝酸钠试液 5 滴，摇匀，用水 3ml 稀释后，加碱性 β-萘酚试液 2ml，振摇，即 __显红色__ （规定：应显红色）。

结果：□　呈正反应　　　　□　不呈正反应

结论：□　符合规定　　　　□　不符合规定

检验者：　　　　　　　　复核者：　　　　　　　　第 2 页

编号：

药品检验所检验原始记录

检品名称：对乙酰氨基酚片   检品编号：——   检验日期：

批号：101012   规格：0.5g   2010 年 11 月 8 日

对氨基酚

天平：天平 AL104（C0803）

高效液相色谱仪：HP1100

填充剂：辛烷基硅烷键合硅胶

流动相：磷酸盐缓冲液（取磷酸氢二钠 8.95g，磷酸二氢钠 3.9g，加水溶解至 1000ml，加 10％四丁基氢氧化铵溶液 12ml）-甲醇（90∶10）

检测波长：254nm

柱温：40℃

检查法：临用新制。精密称取本品细粉 2.4975g，置 10ml 量瓶中，加溶剂［甲醇-水（4∶6）］适量，振摇使对乙酰氨基酚溶解，加溶剂稀释至刻度，摇匀，滤过，取续滤液作为供试品溶液；另精密称取对氨基酚对照品 1mg 和对乙酰氨基酚对照品 1mg，置 50ml 量瓶中，加上述溶液溶解并稀释至刻度，摇匀，作为对照品溶液。精密量取供试品溶液和对照品溶液各 20µl，分别注入液相色谱仪，记录色谱图至主成分峰保留时间的 4 倍。

结果：理论板数按对乙酰氨基酚峰计算为 5000。

对氨基酚峰与对乙酰氨基酚峰的分离度为 1.98。

供试品溶液色谱图中无与对照品溶液中对氨基酚保留时间一致的色谱峰。

结论：符合规定

（规定：供试品溶液色谱图中如有与对照品溶液中对氨基酚保留时间一致的色谱峰，按外标法以峰面积计算，含对氨基酚不得过标示量的 0.1％）

检验者：   复核者：

编号：

药品检验所检验原始记录

检品名称：对乙酰氨基酚片　　检品编号：——　　检验日期：

批号：101012　　　　　　　规格：0.5g　　　　　2010 年 11 月 8 日

重量差异

天平：天平 AL104(C0803)

检查法：取药片 20 片，精密称定总重量，求得平均片重后，再分别精密称定各片的重量，每片重量与平均片重相比较（凡无含量测定的片剂，每片重量应与标示片重比较）。

每片重量：

0.607g、0.603g、0.608g、0.597g、0.601g

0.576g、0.573g、0.613g、0.600g、0.611g

0.563g、0.593g、0.597g、0.606g、0.603g

0.578g、0.581g、0.582g、0.596g、0.600g

20 片重：11.888g

平均片重：0.594g

限度：　　☐ ±5％（0.30g 或 0.30g 以上）　　　☐ ±7.5％（0.30g 以下）

限度范围：0.564～0.624g

结果：20 片中 1 片超出限度。

结论：　　☐　符合规定　　　☐　不符合规定

［规定：超出重量差异限度的药片不得多于 2 片，并不得有 1 片超出限度 1 倍］

编号：

药品检验所检验原始记录

检品名称：对乙酰氨基酚片　　　　检品编号：——　检验日期：

批号：101012　　　　　　　　　规格：0.5g　　2010 年 11 月 8 日

【检查】　溶出度　避光操作

照溶出度测定法（《中华人民共和国药典》2010 年版二部附录 Ⅹ C）第　一　法依法测定。

溶出仪：JRS-8G（C0530）

转速：每分钟 100 转

介质名称及用量：稀盐酸 24ml 加水至 1000ml

介质温度：37℃

取样时间：30 分钟

供试品溶液：依法操作，经 30 分钟时，取溶液 5ml，滤过，精密量取续滤液 1ml，加 0.04％氧氧化钠溶液稀释至 50ml，摇匀，照紫外-可见分光光度法（附录 Ⅳ A），在 257nm 的波长处测定吸光度，按 $C_8H_9NO_2$ 的吸收系数（$E_{1cm}^{1\%}$）为 715 计算每片的溶出量。

紫外-可见分光光度计：岛津 UV-2450（C0630）

结果：

$A_{样}$	溶出量/％	平均溶出量/％
0.613	85.7	
0.593	82.9	
0.617	86.3	
0.594	83.1	84.7
0.593	82.9	
0.625	87.4	

结论：符合规定

［限度为标示量的 80％］

检验者：　　　　　　　　　复核者：　　　　　　　第 5 页

编号：

药品检验所检验原始记录

检品名称：对乙酰氨基酚片　　　检品编号：——　检验日期：

批号：101012　　　　　　　　规格：0.5g　　2010 年 11 月 8 日

　　【含量测定】　取本品 20 片，精密称定 12.4872g，研细，精密称取 _____（约相当于对乙酰氨基酚 40mg），置 250ml 容量瓶中，加 0.4％氧氧化钠溶液 50ml 及水 50ml，振摇 15 分钟，加水至刻度，摇匀，滤过，精密量取续滤液 5ml，置 100ml 容量瓶中，加 0.4％氢氧化钠溶液 10ml，加水至刻度，摇匀，照紫外-可见分光光度法（附录 IV A），在 257nm 的波长处测定吸光度，按 $C_8H_9NO_2$ 的吸收系数（$E_{1cm}^{1\%}$）为 715 计算，即得。

　　．仪器：天平 AL104（C0803）。

　　紫外-可见分光光度计：岛津 UV-2450（C0630）

　　结果：

$W_样$/g	$A_样$	标示百分含量/％	平均含量/％	相对平均偏差/％
0.0512	0.592	100.97	100.9	0.03
0.0502	0.580	100.89		

　　结论：□　符合规定　　　　□　不符合规定

　　［规定：含对乙酰氨基酚（$C_8H_9NO_2$）应为标示量的 95.0％～105.0％］

检验者：　　　　　　　　　复核者：　　　　　　　　第 6 页

附录三　药品检验所药品检验报告书示例

编号：

药品检验所药品检验报告书

检品名称	对乙酰氨基酚片	检品编号	
批　号	050812	规　格	0.5g
效　期	——	包　装	——
生产单位	——	检品数量	——
供样单位	——	报验数量	——
检验目的	抽检	收检日期	2010 年 10 月 24 日
检验项目	全检	报告日期	2010 年 11 月 18 日

检验依据　《中华人民共和国药典》2010 年版二部

检验项目	标准规定	检验结果
【性状】	应为白色片、薄膜衣或明胶包衣片，除去包衣后显白色	符合规定
【鉴别】		
（1）化学反应	应呈正反应	呈正反应
（2）化学反应	应呈正反应	呈正反应
【检查】		
对氨基酚	含对氨基酚不得过标示量的 0.1%	符合规定
重量差异	限度为 ±5%	符合规定
溶出度	限度为标示量的 80%	符合规定
【含量测定】	本品含 $C_8H_9NO_2$ 应为标示量的 95.0%～105.0%	99.9%

结论：本品按《中华人民共和国药典》2010 年版二部检验，结果符合规定。

负责人：　　　　　　复核人：　　　　　　检验人：

附录四 药品生产企业成品检验原始记录示例

×××制药厂成品检验原始记录

编号：

品名：阿司匹林	规格：25kg/袋	取样日期：
批号：101012	效期：——	2010 年 10 月 13 日
批量：25×40＝1000kg	检验目的：——	报告日期：
检验依据：《中华人民共和国药典》2005 年版二部		2010 年 10 月 18 日

【性状】 本品为白色结晶性粉末。符合规定。

【鉴别】

（1）取本品约 0.1g，加水 10ml，煮沸，放冷，加三氯化铁试液 1 滴，即显紫堇色。

结果：呈正反应

结论：符合规定

（2）取本品约 0.5g，加碳酸钠试液 10ml，煮沸 2 分钟后，放冷，加过量的稀硫酸，即析出白色沉淀，并发出醋酸的臭气。

结果：呈正反应

结论：符合规定

（3）本品的红外光吸收图谱应与对照的图谱（光谱集 209 图）一致。

仪器：PE-1650 型红外分光光度计（C0450）

温度：25℃

相对湿度：55％

对照图谱：光谱集 209 图

结果：本品的红外光吸收图谱与对照图谱一致

结论：符合规定

×××制药厂成品检验原始记录

编号：

品名：阿司匹林	规格：25kg/袋	取样日期：	
批号：050912	效期：	2005 年 10 月 13 日	
批量：25×40＝1000kg	检验目的：	报告日期：	
检验依据：《中华人民共和国药典》2005 年版二部		2005 年 10 月 18 日	

【检查】　**溶液的澄清度**：取本品 0.50g，加温热至约 45℃ 的碳酸钠试液 10ml 溶解后，溶液应澄清。

濁度标准液：0.5 号

结果：供试品溶液的乳色不超过浊度标准液

结论：符合规定

（规定：供试品溶液的澄清度与所用溶剂相同，或不超过 0.5 号浊度标准液的浊度）

易炭化物　取本品 0.5g，依法检查（附录 Ⅷ O），与对照溶液（取比色用氯化钴液 0.25ml、比色用重铬酸钾液 0.25ml、比色用硫酸铜液 0.40ml，加水使成 5ml）比较，不得更深。

结果：供试品溶液的颜色不超过对照溶液

结论：符合规定

（规定：不得比对照溶液深）

炽灼残渣　取本品 1g，依法检查（附录 Ⅷ N）。

炽灼温度：700～800℃

结果：炽灼残渣（％）＝$\dfrac{35.4387-35.4379}{36.4389-35.4379}×100\%＝0.08\%$

结论：符合规定

（规定：不得过 0.1％）

重金属　取本品 1.0g，加乙醇 23ml 溶解后，加醋酸盐缓冲液（pH3.5）2ml，依法检查（附录 Ⅷ H 第一法），含重金属不得过百万分之十。

标准铅溶液（每 1ml 相当于 10μg 的 Pb）：1.0ml。

结果：供试品溶液的颜色不超过对照溶液

结论：符合规定

（规定：含重金属不得过百万分之十）

×××制药厂成品检验原始记录

编号：

品名：阿司匹林	规格：25kg/袋	取样日期：
批号：101012	效期：	2010 年 10 月 13 日
批量：25×40＝1000kg	检验目的：	报告日期：
检验依据：《中华人民共和国药典》2010 年版二部		2010 年 10 月 18 日

游离水杨酸

天平：天平 AL104（C0803）

高效液相色谱仪：HP1100

填充剂：十八烷基硅烷键合硅胶

流动相：乙腈-四氢呋喃-冰醋酸-水（20：5：5：70）

检测波长：303nm

检查法：取本品约 0.1g，精密称定，置 10ml 量瓶中，加 1％冰醋酸甲醇溶液适量，振摇使溶解，并稀释至刻度，摇匀，作为供试品溶液（临用新制）；取水杨酸对照品约 10mg，精密称定，置 100ml 量瓶中，加 1％冰醋酸甲醇溶液适量使溶解并稀释至刻度，摇匀，精密量取 5ml，置 50ml 量瓶中，用 1％冰醋酸甲醇溶液稀释至刻度，摇匀，作为对照品溶液。立即精密量取供试品溶液、对照品溶液各 10μl，分别注入液相色谱仪，记录色谱图。

结果：理论板数按水杨酸峰计算为 14300。

阿司匹林峰与水杨酸峰的分离度为 2.08。

供试品溶液色谱图中无与水杨酸峰保留时间一致的色谱峰。

结论：符合规定

（规定：供试品溶液色谱图中如有与水杨酸峰保留时间一致的色谱峰，按外标法以峰面积计算，不得过 0.1％）

复核人：　　　　　　　　　　检验人：　　　　　　　　第 3 页

×××制药厂成品检验原始记录

编号：

品名：阿司匹林	规格：25kg/袋	取样日期：
批号：101012	效期：	2010 年 10 月 13 日
批量：25×40＝1000kg	检验目的：	报告日期：
检验依据：《中华人民共和国药典》2010 年版二部		2010 年 10 月 18 日

有关物质

天平：天平 AL104（C0803）

高效液相色谱仪：HP1100

填充剂：十八烷基硅烷键合硅胶

检测波长：276nm

流动相 A：乙腈-四氢呋喃-冰醋酸-水（20∶5∶5∶70）

流动相 B：乙腈

按下表进行梯度洗脱

时间/分钟	流动相 A/％	流动相 B/％
0	100	0
60	20	80

检查法：取本品约 0.1g，置 10ml 量瓶中，加 1％冰醋酸甲醇溶液适量，振摇使溶解，并稀释至刻度，摇匀，作为供试品溶液（临用新制）；精密量取 1ml，置 200ml 量瓶中，加 1％冰醋酸甲醇溶液稀释至刻度，摇匀，作为对照溶液。精密量取对照溶液 1ml，置 10ml 量瓶中，用 1％冰醋酸甲醇溶液稀释至刻度，摇匀，作为灵敏度试验溶液。分别精密量取供试品溶液、对照溶液、灵敏度试验溶液及水杨酸检查项下的水杨酸对照溶液各 10μl，注入液相色谱仪，记录色谱图。

结果：理论板数按阿司匹林峰计算为 16500。

阿司匹林峰与水杨酸峰的分离度为 2.08。

供试品溶液色谱图中，除水杨酸峰外，其他各杂质峰面积的和不大于对照溶液主峰面积。

结论：符合规定

[规定：供试品溶液色谱图中如有杂质峰，除水杨酸峰外，其他各杂质峰面积的和不大于对照溶液主峰面积（0.5％）。供试品溶液色谱图中任何小于灵敏度试验溶液主峰面积的峰可忽略不计]

×××制药厂成品检验原始记录

编号：

品名：阿司匹林	规格：25kg/袋	取样日期：
批号：101012	效期：——	2010 年 10 月 13 日
批量：25×40＝1000kg	检验目的：——	报告日期：
检验依据：《中华人民共和国药典》2010 年版二部		2010 年 10 月 18 日

干燥失重　取本品，置五氧化二磷为干燥剂的干燥器中，在 60℃减压干燥至恒重，减失重量不得过 0.5%（附录Ⅷ L）

天平型号：天平 AL104（C0803）

干燥条件：五氧化二磷为干燥剂，60℃减压干燥

取洗净的扁形称量瓶一只，连同敞开的瓶盖置五氧化二磷为干燥剂的干燥器中，在 60℃减压干燥 4 小时后，冷却 30 分钟，精密称定其重量。用同样方法继续干燥 1 小时后，冷却 30 分钟，精密称定其重量。

称量瓶重/g

第一次干燥	17.5638
第二次干燥	17.5635
相差（≤0.3mg）	0.0003

称取阿司匹林 1.0g，平铺在干燥至恒重的扁形称量瓶中，精密称定其重量。置五氧化二磷为干燥剂的干燥器中，在 60℃减压干燥 4 小时后，冷却 30 分钟，精密称定其重量。用同样方法继续干燥 1 小时后，冷却 30 分钟，精密称定其重量。

称量瓶及样品重/g

干燥前	18.5695
第一次干燥	18.5656
第二次干燥	18.5655
相差（≤0.3mg）	0.0001

结果计算：

$$干燥失重(\%)=\frac{18.5695-18.5655}{18.5695-17.5635}\times100\%=0.4\%$$

结论：符合规定

（规定：不得过 0.5%）

复核人：　　　　　　　　　　检验人：

×××制药厂成品检验原始记录

编号：

品名：阿司匹林	规格：25kg/袋	取样日期：
批号：101012	效期：——	2010 年 10 月 13 日
批量：25×40＝1000kg	检验目的：——	报告日期：
检验依据：《中华人民共和国药典》2010 年版二部		2010 年 10 月 18 日

【含量测定】 取本品约 0.4g，精密称定，加中性乙醇（对酚酞指示液显中性）20ml 溶解后，加酚酞指示液 3 滴，用氢氧化钠滴定液（0.1mol/L）滴定。每 1ml 氢氧化钠滴定液（0.1mol/L）相当于 18.02mg 的 $C_9H_8O_4$。

仪器：天平 AL104（C0803）

结果：

$W_样$/g	含量/%	$V_样$/ml	平均含量/%	相对平均偏差/%
0.4011	99.86	21.75		
			99.9	0.05
0.3998	99.96	21.70		

结论：符合规定

［规定：本品含阿司匹林（$C_9H_6O_4$）不得少于 99.5％］

结论：本品按《中华人民共和国药典》2010 年版二部检验，结果符合规定。

附录五 药品生产企业药品检验报告书示例

×××制药厂成品检验报告书

编号：20100189

品名:阿司匹林	规格:25kg/袋	取样日期:
批号:101012	效期:——	2010 年 10 月 13 日
批量：25×40＝1000kg	检验项目：——	报告日期:
检验依据:《中华人民共和国药典》2010 年版二部		2010 年 10 月 18 日

检验项目	标准规定	检验结果
【性状】		符合规定
【鉴别】		
(1)化学反应	应呈正反应	呈正反应
(2)化学反应	应呈正反应	呈正反应
(3)红外光谱	应与对照的图谱(光谱集 209 图)一致	符合规定
【检查】		
溶液的澄清度	溶液应澄清	符合规定
易炭化物	与对照溶液比较,不得更深	符合规定
炽灼残渣	不得过 0.1%	0.08%
重金属	含重金属不得过百万分之十	符合规定
游离水杨酸	不得过 0.1%	符合规定
有关物质	除水杨酸峰外,其他各杂质峰面积的和 不大于对照溶液主峰面积(0.5%)	符合规定
干燥失重	不得过 0.5%	0.4%
【含量测定】		
	本品含 $C_9H_8O_4$ 不得少于 99.5%	99.9%

结论:本品按《中华人民共和国药典》2010 版二部检验,结果符合规定。

负责人：　　　　　　　　复核人：　　　　　　　　检验人：

附录六　滴定液制备与标定记录示例

编号：

滴定液配制及标定记录

滴定液名称：硫代硫酸钠滴定液（0.1mol/L）　　配制数量：1000ml　　配制日期：2010 年 10 月 10 日

基准试剂名称：重铬酸钾（批号：2010.05 定值　来源：国家标准物质研究中心）

标定温度：25℃　标定日期：2010 年 10 月 12 日

标定指示剂名称：淀粉指示液　复标温度：25℃　复标日期：2010 年 10 月 12 日

配制方法：

　　取硫代硫酸钠 26g 与无水碳酸钠 0.20g，加新沸过的冷水适量使溶解并稀释至 1000ml，摇匀，放置 1 个月后滤过。

标定记录：

　　取在 120℃干燥至恒重的基准重铬酸钾 0.15g，精密称定，置碘量瓶中，加水 50ml 使溶解，加碘化钾 2.0g，轻轻振摇使溶解，加稀硫酸 40ml，摇匀，密塞；在暗处放置 10 分钟后，加水 250ml 稀释，用本液滴定至近终点时，加淀粉指示液 3ml，继续滴定至蓝色消失而显亮绿色，并将滴定的结果用空白试验校正。每 1ml 硫代硫酸钠滴定液（0.1mol/L）相当于 4.903mg 的重铬酸钾。根据本液的消耗量与重铬酸钾的取用量，算出本液的浓度，即得。

　　仪器：天平 AL104（C0803）

空白 1：0.00ml

空白 2：0.00ml　　　　　　　　空白平均：0.00ml

称样量 /g	消耗体积 /ml	c/(mol/L)	平均值 /(mol/L)	相对标准偏差 /%	双人平均值 /(mol/L)	双人相对标准偏差 /%
0.1167	23.20	0.10259				
0.1200	23.85	0.10262	0.10259	0.02		
0.1118	22.23	0.10257				
					0.1026	0.015
0.1153	22.93	0.10256				
0.1165	23.16	0.10259	0.10256	0.02		
0.1189	23.65	0.10253				

结论：硫代硫酸钠滴定液的浓度为 0.1026mol/L。

标定者：　　　　　　　　　　　　　复核者：

附录七　一般杂质检查法（一）

以下内容均摘自《中华人民共和国药典》。

一、澄清度检查法

本法系在室温条件下，将用水稀释至一定浓度的供试品溶液与等量的浊度标准液分别置于配对的比浊用玻璃管（内径 15～16mm，平底，具塞，以无色、透明、中性硬质玻璃制成）中，在浊度标准液制备 5 分钟后，在暗室内垂直同置于伞棚灯下。照度为 1000lx，从水平方向观察、比较；用以检查溶液的澄清度或其浑浊程度。除另有规定外，供试品溶解后应立即检视。

品种项下规定的"澄清"。系指供试品溶液的澄清度相同于所用溶剂，或不超过 0.5 号浊度标准液的浊度。"几乎澄清"，系指供试品溶液的浊度介于 0.5 号至 1 号浊度标准液的浊度之间。

浊度标准贮备液的制备　称取于 105℃干燥至恒重的硫酸肼 1.00g，置 100ml 容量瓶中，加水适量使溶解，必要时可在 40℃的水浴中温热溶解，并用水稀释至刻度，摇匀，放置 4～6 小时；取此溶液与等容量的 10%乌洛托品溶液混合，摇匀，于 25℃避光静置 24 小时，即得。该溶液置冷处避光保存，可在 2 个月内使用，用前摇匀。

浊度标准原液的制备　取浊度标准贮备液 15.0ml，置 1000ml 容量瓶中，加水稀释至刻度，摇匀，取适量，置 1cm 吸收池中，照紫外-可见分光光度法（附录Ⅳ A），在 550nm 的波长处测定，其吸光度应在 0.12～0.15 范围内。该溶液应在 48 小时内使用，用前摇匀。

浊度标准液的制备　取浊度标准原液与水，按下表配制，即得。该溶液应临用时制备。使用前摇匀。

级　号	0.5	1	2	3	4
浊度标准原液/ml	2.50	5.0	10.0	30.0	50.0
水/ml	97.50	95.0	90.0	70.0	50.0

二、溶液颜色检查法

药物溶液的颜色及其与规定颜色的差异能在一定程度上反映药物的纯度。本法系将药物溶液的颜色与规定的标准比色液相比较，或在规定的波长处测定其吸光度，以检查其颜色。

品种项下规定的"无色或几乎无色"，其"无色"系指供试品溶液的颜色与所用溶剂相同，"几乎无色"系指浅于用水稀释 1 倍后的相应色调 1 号标准比色液。

第一法

除另有规定外，取各品种项下规定量的供试品，加水溶解，置于 25ml 的纳氏比色管中，加水稀释至 10ml。另取规定色调和色号的标准比色液 10ml，置于另一 25ml 的纳氏比色管中，两管同置白色背景上，自上向下透视，或同置白色背景前，平视观察；供试品管呈现的颜色与对照管比较，不得更深。如供试品管呈现的颜色与对照管的颜色深浅非常接近或色调不尽一致，使目视观察无法辨别二者的深浅时，应改用第三法（色差计法）测定，并将其测定结果作为判定依据。

比色用重铬酸钾液　精密称取在 120℃ 干燥至恒重的基准重铬酸钾 0.4000g。置 500ml 容量瓶中，加适量水溶解并稀释至刻度，摇匀，即得。每 1ml 溶液中含 0.800mg 的 $K_2Cr_2O_7$。

比色用硫酸铜液　取硫酸铜约 32.5g，加适量的盐酸溶液（1→40）使溶解成 500ml，精密量取 10ml，置碘量瓶中，加水 50ml、醋酸 4ml 与碘化钾 2g，用硫代硫酸钠滴定液（0.1mol/L）滴定，至近终点时，加淀粉指示液 2ml，继续滴定至蓝色消失。每 1ml 硫代硫酸钠滴定液（0.1mol/L）相当于 24.97mg 的 $CuSO_4 \cdot 5H_2O$。根据上述测定结果，在剩余的原溶液中加适量的盐酸溶液（1→40），使每 1ml 溶液中含 62.4mg 的 $CuSO_4 \cdot 5H_2O$，即得。

比色用氯化钴液　取氯化钴约 32.5g，加适量的盐酸溶液（1→40）使溶解成 500ml，精密量取 2ml，置锥形瓶中，加水 200ml，摇匀，加氨试液至溶液由浅红色转变至绿色后，加醋酸-醋酸钠缓冲液（pH6.0）10ml，加热至 60℃，再加二甲酚橙指示液 5 滴。用乙二胺四醋酸二钠滴定液（0.05mol/L）滴定至溶液显黄色。每 1ml 乙二胺四醋酸二钠滴定液（0.05mol/L）相当于 11.90mg 的 $CoCl_2 \cdot 6H_2O$。根据上述测定结果，在剩余的原溶液中加适量的盐酸溶液（1→40），使每 1ml 溶液中含 59.5mg 的 $CoCl_2 \cdot 6H_2O$，即得。

各种色调标准贮备液的制备　按下表量取比色用氯化钴液、比色用重铬酸钾液、比色用硫酸铜液与水，摇匀，即得。

各种色调标准贮备液的配制表

色调	比色用氯化钴液/ml	比色用重铬酸钾液/ml	比色用硫酸铜液/ml	水/ml
黄绿色	1.2	22.8	7.2	68.8
黄　色	4.0	23.3	0	72.7
橙黄色	10.6	19.0	4.0	66.4
橙红色	12.0	20.0	0	68.0
棕红色	22.5	12.5	20.0	45.0

各种色调色号标准比色液的制备　按下表量取各色调色号标准贮备液与水，摇匀，即得。

各种色调色号标准比色液的配制表

色　号	1	2	3	4	5	6	7	8	9	10
贮备液/ml	0.5	1.0	1.5	2.0	2.5	3.0	4.5	6.0	7.5	10.0
加水量/ml	9.5	9.0	8.5	8.0	7.5	7.0	5.5	4.0	2.5	0

第二法

略。

第三法（色差计法）

略。

三、氯化物检查法

除另有规定外，取各品种项下规定量的供试品，加水溶解使成 25ml（溶液如显碱性。可滴加硝酸使成中性），再加稀硝酸 10ml；溶液如不澄清，应滤过；置 50ml 纳氏比色管中，加水使成约 40ml，摇匀，即得供试品溶液。另取该品种项下规定量的标准氯化钠溶液，置 50ml 纳氏比色管中，加稀硝酸 10ml，加水使成 40ml，摇匀，即得对照溶液。于供试品溶液与对照溶液中，分别加入硝酸银试液 1.0ml，用水稀释使成 50ml，摇匀。在暗处放置 5 分钟，同置黑色背景上，从比色管上方向下观察、比较，即得。

供试溶液如带颜色，除另有规定外，可取供试溶液两份，分置 50ml 纳氏比色管中，一份中加硝酸银试液 1.0ml，摇匀，放置 10 分钟，如显浑浊，可反复滤过，至滤液完全澄清，再加规定量的标准氯化钠溶液与水适量使成 50ml，摇匀。在暗处放置 5 分钟，作为对照溶液；另一份中加硝酸银试液 1.0ml 与水适量使成 50ml，摇匀，在暗处放置 5 分钟，按上述方法与对照溶液比较，即得。

标准氯化钠溶液的制备　称取氯化钠 0.165g，置 1000ml 容量瓶中，加水适量使溶解并稀释至刻度，摇匀，作为贮备液。

临用前，精密量取贮备液 10ml，置 100ml 容量瓶中，加水稀释至刻度，摇匀，即得（每 1ml 相当于 $10\mu g$ 的 Cl）。

【附注】　用滤纸滤过时，滤纸中如含有氯化物，可预先用含有硝酸的水溶液洗净后使用。

四、硫酸盐检查法

除另有规定外，取各品种项下规定量的供试品，加水溶解使成约 40ml（溶液如显碱性，可滴加盐酸使成中性）；溶液如不澄清，应滤过；置 50ml 纳氏比色管中，加稀盐酸 2ml，摇匀，即得供试品溶液。另取该品种项下规定量的标准硫酸钾溶液，置 50ml 纳氏比色管中，加水使成约 40ml，加稀盐酸 2ml，摇匀，即得对照溶液。于供试品溶液与对照溶液中，分别加入 25％氯化钡溶液 5ml，用水稀释至 50ml，充分摇匀，放置 10 分钟，同置黑色背景上，从比色管上方向下观察、比较，即得。

供试溶液如带颜色，除另有规定外，可取供试品溶液两份，分置 50ml 纳氏比色管中，一份中加 25％氯化钡溶液 5ml，摇匀，放置 10 分钟，如显浑浊，可反复滤过，至滤液完全澄清，再加规定量的标准硫酸钾溶液与水适量使成 50ml，摇匀，放置 10 分钟，作为对照溶液；另一份中加 25％氯化钡溶液 5ml 与水适量使成 50ml，摇匀。放置 10 分钟，按上述方法与对照溶液比较，即得。

标准硫酸钾溶液的制备　称取硫酸钾 0.181g，置 1000ml 容量瓶中，加水适量使溶解并稀释至刻度，摇匀，即得（每 1ml 相当于 $100\mu g$ 的 SO_4）。

五、铁盐检查法

除另有规定外，取各品种项下规定量的供试品。加水溶解使成 25ml，移置 50ml 纳氏比色管中，加稀盐酸 4ml 与过硫酸铵 50mg，用水稀释使成 35ml 后，加 30％硫氰酸铵溶液 3ml，再加水适量稀释成 50ml，摇匀；如显色，立即与标准铁溶液一定量制成的对照溶液（取该品种项下规定量的标准铁溶液，置 50ml 纳氏比色管中，加水使成 25ml，加稀盐酸 4ml 与过硫酸铵 50mg，用水稀释使成 35ml，加 30％硫氰酸铵溶液 3ml，再加水适量稀释成 50ml，摇匀）比较，即得。

如供试管与对照管色调不一致时，可分别移至分液漏斗中，各加正丁醇 20ml 提取，待分层后，将正丁醇层移至 50ml 纳氏比色管中，再用正丁醇稀释至 25ml，比较，即得。

标准铁溶液的制备　称取硫酸铁铵 $[FeNH_4(SO_4)_2 \cdot 12H_2O]$ 0.863g，置 1000ml 容量瓶中，加水溶解后，加硫酸 2.5ml，用水稀释至刻度，摇匀，作为贮备液。

临用前，精密量取贮备液 10ml，置 100ml 容量瓶中，加水稀释至刻度，摇匀，即得（每 1ml 相当于 $10\mu g$ 的 Fe）。

六、重金属检查法

本法所指的重金属系指在规定实验条件下能与硫代乙酰胺或硫化钠作用显色的金属杂质。

标准铅溶液的制备　称取硝酸铅 0.1599g，置 1000ml 量瓶中，加硝酸 5ml 与水 50ml 溶解后，用水稀释至刻度，摇匀，作为贮备液。

精密量取贮备液 10ml，置 100ml 量瓶中，加水稀释至刻度，摇匀，即得（每 1ml 相当于 10μg 的 Pb）。本液仅供当日使用。

配制与贮存用的玻璃容器均不得含铅。

第一法

除另有规定外，取 25ml 纳氏比色管三支，甲管中加标准铅溶液一定量与醋酸盐缓冲液（pH 3.5）2ml 后，加水或各品种项下规定的溶剂稀释成 25ml，乙管中加入按该品种项下规定的方法制成的供试品溶液 25ml，丙管中加入与乙管相同量的供试品，加配制供试品溶液的溶剂适量使溶解，再加与甲管相同量的标准铅溶液与醋酸盐缓冲液（pH3.5）2ml 后，用溶剂稀释成 25ml；若供试品溶液带颜色，可在甲管中滴加少量的稀焦糖溶液或其他无干扰的有色溶液。使之与乙管、丙管一致；再在甲、乙、丙三管中分别加硫代乙酰胺试液各 2ml，摇匀，放置 2 分钟，同置白纸上，自上向下透视，当丙管中显出的颜色不浅于甲管时，乙管中显示的颜色与甲管比较，不得更深。如丙管中显出的颜色浅于甲管，应取样按第二法重新检查。

如在甲管中滴加稀焦糖溶液或其他无干扰的有色溶液，仍不能使颜色一致时，应取样按第二法检查。

供试品如含高铁盐影响重金属检查时，可在甲、乙、丙三管中分别加入相同量的维生素 C 0.5~1.0g，再照上述方法检查。

配制供试品溶液时，如使用的盐酸超过 1ml，氨试液超过 2ml，或加入其他试剂进行处理者，除另有规定外，甲管溶液应取同样同量的试剂置瓷皿中蒸干后，加醋酸盐缓冲液（pH3.5）2ml 与水 15ml，微热溶解后，移置纳氏比色管中，加标准铅溶液一定量，再用水或各品种项下规定的溶剂稀释成 25ml。

第二法

略。

第三法

略。

附录八　一般杂质检查法（二）

以下内容均摘自《中华人民共和国药典》。

七、干燥失重测定法

取供试品，混合均匀（如为较大的结晶，应先迅速捣碎使成 2mm 以下的小粒），取约 1g 或各品种项下规定的重量，置于供试品相同条件下干燥至恒重的扁形称量瓶中，精密称定，除另有规定外，在 105℃ 干燥至恒重。由减失的重量和取样量计算供试品的干燥失重。

供试品干燥时，应平铺在扁形称量瓶中，厚度不可超过 5mm，如为疏松物质，厚度不可超过 10mm。放入烘箱或干燥器进行干燥时，应将瓶盖取下，置称量瓶旁，或将瓶盖半开进行干燥；取出时，需将称量瓶盖好。置烘箱内干燥的供试品，应在干燥后取出置干燥器中放冷，然后称定重量。

供试品如未达规定的干燥温度即融化时，应先将供试品在低于熔点 5~10℃ 的温度下干燥至大部分水分除去后，再按规定条件干燥。

当用减压干燥器（通常为室温）或恒湿干燥减压干燥器（温度应按各品种项下的规定设置）时，除另有规定外，压力应在 2.67kPa（20mmHg）以下；干燥器中常用的干燥剂为无水氯化钙、硅胶或五氧化二磷，恒温减压干燥器中常用的干燥剂为五氧化二磷，除另有规定外，室温为 60℃。干燥剂应保持在有效状态。

八、炽灼残渣检查法

取供试品 1.0~2.0g 或各品种项下规定的重量，置已炽灼至恒重的坩埚（如供试品分子中含有碱金属或氟元素，则应使用铂坩埚）中，精密称定，缓缓炽灼至完全炭化，放冷；除另有规定外，加硫酸 0.5~1ml 使湿润，低温加热至硫酸蒸气除尽后，在 700~800℃ 炽灼使完全灰化，移至干燥器内，放冷，精密称定后，再在 700~800℃ 炽灼至恒重，即得。

如需将残渣留作重金属检查，则炽灼温度必须控制在 500~600℃。

九、砷盐检查法

标准砷溶液的制备　称取三氧化二砷 0.132g，置 1000ml 容量瓶中，加 20% 氢氧化钠溶液 5ml 溶解后，用适量的稀硫酸中和，再加稀硫酸 10ml，用水稀释至刻度，摇匀，作为贮备液。

临用前，精密量取贮备液 10ml，置 1000ml 容量瓶中，加稀硫酸 10ml，用水稀释至刻度，摇匀，即得（每 1ml 相当于 1μg 的 As）。

第一法（古蔡氏法）

仪器装置　如图 1，A 为 100ml 标准磨口锥形瓶；B 为中空的标准磨口塞，上连导气管 C（外径 8.0mm，内径 6.0mm），全长约 180mm；D 为具孔的有机玻璃旋塞，其上部为圆形平面，中央有一圆孔，孔径与导气管 C 的内径一致，其下部孔径与导气管 C 的外径相适应，将导气管 C 的顶端套入旋塞下部孔内，并使管壁与旋塞的圆孔适相吻合，黏合固定；E 为中央具有圆孔（孔径 6.0mm）的有机玻璃旋塞盖，与 D 紧密吻合。

测试时，于导气管 C 中装入醋酸铅棉花 60mg（装管高度为 60～80mm），再于旋塞 D 的顶端平面上放一片溴化汞试纸（试纸大小以能覆盖孔径而不露出平面外为宜），盖上旋塞盖 E 并旋紧，即得。

标准砷斑的制备　精密量取标准砷溶液 2ml，置 A 瓶中，加盐酸 5ml 与水 21ml，再加碘化钾试液 5ml 与酸性氯化亚锡试液 5 滴，在室温放置 10 分钟后，加锌粒 2g，立即将照上法装妥的导气管 C 密塞于 A 瓶上，并将 A 瓶置 25～40℃水浴中，反应 45 分钟，取出溴化汞纸试，即得。

若供试品需经有机破坏后再行检砷，则应取标准砷溶液代替供试品，照该品种项下规定的方法同法处理后，依法制备标准砷斑。

检查法　取按各品种项下规定方法制成的供试品溶液，置 A 瓶中，照标准砷斑的制备，自"再加碘化钾试液 5ml"起，依法操作。将生成的砷斑与标准砷斑比较，不得更深。

第二法　（二乙基二硫代氨基甲酸银法）
略。

【附注】　（1）所用仪器和试液等照本法检查，均不应生成砷斑，或至多生成仅可辨认的斑痕。

（2）制备标准砷斑或标准砷对照溶液，应与供试品检查同时进行。

（3）本法所用锌粒应无砷，以能通过一号筛的细粒为宜，如使用的锌粒较大时，用量应酌情增加，反应时间亦应延长为 1 小时。

（4）醋酸铅棉花系取脱脂棉 1.0g，浸入醋酸铅试液与水的等容混合液 12ml 中，湿透后，挤压除去过多的溶液，并使之疏松，在 100℃以下干燥后，贮于玻璃塞瓶中备用。

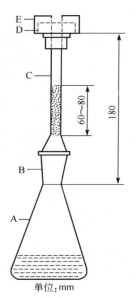

单位：mm

图 1　砷盐检查装置

十、pH 值测定法

溶液的 pH 值使用酸度计测定。水溶液的 pH 值通常以玻璃电极为指示电极、饱和甘汞电极为参比电极的酸度计进行测定。酸度计应定期进行计量检定，并符合国家有关规定。测定前，应采用下列标准缓冲液校正仪器，也可用国家标准物质管理部门发放的标示 pH 值准确至 0.01pH 单位的各种标准缓冲液校正仪器。

1. 仪器校正用的标准缓冲液

（1）草酸盐标准缓冲液　精密称取在 54℃±3℃干燥 4～5 小时的草酸三氢钾 12.71g，加水使溶解并稀释至 1000ml。

（2）苯二甲酸盐标准缓冲液　精密称取在 115℃±5℃干燥 2～3 小时的邻苯二甲酸氢钾 10.21g，加水使溶解并稀释至 1000ml。

（3）磷酸盐标准缓冲液　精密称取在 115℃±5℃干燥 2～3 小时的无水磷酸氢二钠 3.55g 与磷酸二氢钾 3.40g，加水使溶解并稀释至 1000ml。

（4）硼砂标准缓冲液　精密称取硼砂 3.81g（注意避免风化），加水使溶解并稀释至 1000ml，置聚乙烯塑料瓶中，密塞，避免空气中二氧化碳进入。

（5）氢氧化钙标准缓冲液　于 25℃，用无二氧化碳的水和适量的氢氧化钙经充分振摇制成饱和溶液，取上清液使用。存放时应防止空气中二氧化碳进入。一旦出现浑浊，应弃去重配。

上述标准缓冲溶液必须用 pH 基准试剂配制。不同温度时各种标准缓冲液的 pH 见下表。

温度 /℃	草酸盐 标准缓冲液	苯二甲酸盐 标准缓冲液	磷酸盐 标准缓冲液	硼砂 标准缓冲液	氢氧化钙 标准缓冲液（25℃）
0	1.67	4.01	6.98	9.64	13.43
5	1.67	4.00	6.95	9.40	13.21
10	1.67	4.00	6.92	9.33	13.00
15	1.67	4.00	6.90	9.28	12.81
20	1.68	4.00	6.88	9.23	12.63
25	1.68	4.01	6.86	9.18	12.45
30	1.68	4.02	6.85	9.14	12.29
35	1.69	4.02	6.84	9.10	12.13
40	1.69	4.04	6.84	9.07	11.98
45	1.70	4.05	6.83	9.04	11.84
50	1.71	4.06	6.83	9.01	11.71
55	1.72	4.08	6.83	8.99	11.57
60	1.72	4.09	6.84	8.96	11.45

2. 注意事项

测定 pH 值时，应严格按仪器的使用说明书操作，并注意下列事项。

（1）测定前，按各品种项下的规定，选择二种 pH 值约相差 3 个 pH 单位的标准缓冲液，并使供试品溶液的 pH 值处于二者之间。

（2）取与供试品溶液 pH 值较接近的第一种标准缓冲液对仪器进行校正（定位），使仪器示值与表列数值一致。

（3）仪器定位后，再用第二种标准缓冲液核对仪器示值，误差应不大于±0.02pH 单位。若大于此偏差，则应小心调节斜率，使示值与第二种标准缓冲液的表列数值相符。重复上述定位与斜率调节操作，至仪器示值与标准缓冲液的规定数值相差不大于 0.02pH 单位。否则，需检查仪器或更换电极后，再行校正至符合要求。

（4）每次更换标准缓冲液或供试品溶液前，应用纯化水充分洗涤电极，然后将水吸尽，也可用所换的标准缓冲液或供试品溶液洗涤。

（5）在测定高 pH 值的供试品和标准缓冲液时，应注意碱误差的问题，必要时选用适当的玻璃电极测定。

（6）对弱缓冲液（如水）的 pH 值测定，先用苯二甲酸盐标准缓冲液校正仪器后测定供试品溶液，并重取供试品溶液再测，直至 pH 值的读数在 1 分钟内改变不超过±0.05 为止；然后再用硼砂标准缓冲液校正仪器，再如上法测定；二次 pH 的读数相差应不超过 0.1，取二次读数的平均值为其 pH 值。

（7）配制标准缓冲液与溶解供试品的水，应是新沸过并放冷的纯化水，其 pH 值应为 5.5～7.0。

（8）标准缓冲液一般可保存 2～3 个月，但发现有浑浊、发霉或沉淀等现象时，不能继续使用。

附录九 薄层色谱法

以下内容均摘自《中华人民共和国药典》。

薄层色谱法系将供试品溶液点样于薄层板上，经展开、检视后所得的色谱图，与适宜的对照物按同法所得的色谱图作对比，用于药品的鉴别或杂质检查的方法。

1. 仪器与材料

（1）**薄层板** 自制薄层板 除另有规定外，玻璃板要求光滑、平整，洗净后不附水珠，晾干。最常用的固定相有硅胶 G、硅胶 GF$_{254}$、硅胶 H 和硅胶 HF$_{254}$，其次有硅藻土、硅藻土 G、氧化铝、氧化铝 G、微晶纤维素、微晶纤维素 F$_{254}$ 等。其颗粒大小，一般要求粒径为 $5\sim40\mu m$。

薄层涂布，一般可分为无黏合剂和含黏合剂两种。前者系将固定相直接涂布于玻璃板上，后者系在固定相中加入一定量的黏合剂，一般常用 $10\%\sim15\%$ 煅石膏（CaSO$_4$ · 2H$_2$O 在 140℃加热 4 小时），混匀后加水适量使用，或用羧甲基纤维素钠水溶液（$0.2\%\sim0.5\%$）适量调成糊状，均匀涂布于玻璃板上。使用涂布器涂布应能使固定相在玻璃板上涂成一层符合厚度要求的均匀薄层。

市售薄层板 分普通薄层板和高效薄层板，如硅胶薄层板、硅胶 GF$_{254}$ 薄层板、聚酰胺薄膜和铝基片薄层板等。高效薄层板的粒径一般为 $5\sim7\mu m$。

（2）**点样器** 同纸色谱法项下。

（3）**展开容器** 应使用适合薄层板大小的玻璃制薄层色谱展开缸，并有严密的盖子，底部应平整光滑，或有双槽。

（4）**显色剂** 见各品种项下的规定。可采用喷雾显色、浸渍显色或置适宜试剂的蒸气中熏蒸显色，用以检出斑点。

（5）**显色装置** 喷雾显色要求用压缩气体使显色剂呈均匀细雾状喷出；浸渍显色可用专用玻璃器皿或用适宜的玻璃缸代替；蒸气熏蒸显色可用双槽玻璃缸或适宜大小的干燥器代替。

（6）**检视装置** 为装有可见光、短波紫外光（254nm）、长波紫外光（365nm）光源及相应滤片的暗箱，可附加摄像设备供拍摄色谱用，暗箱内光源应有足够的光照度。

2. 操作方法

（1）**薄层板制备**

① 自制薄层板。除另有规定外，将 1 份固定相和 3 份水在研钵中按同一方向研磨混合，去除表面的气泡后，倒入涂布器中，在玻璃板上平稳地移动涂布器进行涂布（厚度为 0.2～0.3mm），取下涂好薄层的玻璃板，置水平台上于室温下晾干后，在 110℃活化 30 分钟，即置有干燥剂的干燥箱中备用。使用前检查其均匀度（可通过透射光和反射光检视）。

② 市售薄层板。临用前一般应在 110℃活化 30 分钟。聚酰胺薄膜不需活化。铝基片薄层板可根据需要剪裁，但须注意剪裁后的薄层板底边的硅胶层不得有破损，如在贮放期间被空气中杂质污染，使用前可用适宜的溶剂在展开容器中上行展开预洗，110℃活化后，放干燥器中备用。

（2）**点样** 除另有规定外，用点样器点样于薄层板上，一般为圆点，点样基线距底边

2.0cm，样点直径为 2～4mm，高效薄层板为 1～2mm，点间距离可视斑点扩散情况以不影响检出为宜，一般为1.0～2.0cm，高效薄层板可不少于 5mm，点样时必须注意勿损伤薄层板表面。

（3）**展开**　展开缸如需预先用展开剂饱和，可在缸中加入足够量的展开剂，必要时壁上贴两条与缸一样高、宽的滤纸条，一端浸入展开剂中，密封顶盖，使系统平衡或按各品种项下的规定操作。

将点好供试品的薄层板放入展开缸中，浸入展开剂的深度为距薄层板底边 0.5～1.0cm（切勿将样点浸入展开剂中），密封顶盖，待展开至规定距离（如 20cm 的薄层板，展距一般为 10～15cm；10cm 的高效薄层板一般为 5cm 左右），取出薄层板，晾干，按各品种项下的规定检测。

展开可以单向展开，即向一个方向进行；也可以进行双向展开，即先向一个方向展开，取出，待展开剂完全挥发后，将薄层板转动 90°，再用原展开剂或另一种展开剂进行展开；亦可多次展开。

（4）**显色与检视**　荧光薄层板可用荧光猝灭法；普通薄层板，有色物质可直接检视，无色物质可用物理或化学方法检视。物理方法是检出斑点的荧光颜色及强度；化学方法一般用化学试剂显色后，立即覆盖同样大小的玻璃板，检视。

3. 系统适用性试验

略。

4. 测定法

（1）**鉴别**　可采用与同浓度的对照品溶液，在同一块薄层板上点样、展开与检视，供试品溶液所显主斑点的颜色（或荧光）与位置（R_f）应与对照品溶液的主斑点一致，而且主斑点的大小与颜色的深浅也应大致相同。或采用供试品溶液与对照品溶液等体积混合，应显示单一、紧密的斑点；或选用与供试品化学结构相似的药物对照品与供试品溶液的主斑点比较，两者 R_f 应不同，或将上述两种溶液等体积混合，应显示两个清晰分离的斑点。

（2）**杂质检查**　可采用杂质对照品法、供试品溶液的自身稀释对照法或两法并用。供试品溶液除主斑点外的其他斑点应与相应的杂质对照品溶液或系列浓度杂质对照品溶液的相应主斑点比较，或与供试品溶液的自身稀释对照品溶液或系列自身稀释对照溶液的相应主斑点比较，不得更深。

通常应规定杂质的斑点数和单一杂质量，当采用系列自身稀释对照溶液时，也可规定估计的杂质总量。

附录十 紫外-可见分光光度法

以下内容均摘自《中华人民共和国药典》。

一、仪器的校正和检定

1. 波长

由于环境因素对机械部分的影响，仪器的波长经常会略有变动，因此除应定期对所用的仪器进行全面校正检定外，还应于测定前校正测定波长。常用汞灯中的较强谱线237.83nm，253.65nm，275.28nm，296.73nm，313.16nm，334.15nm，365.02nm，404.66nm，435.83nm，546.07nm 与 576.96nm，或用仪器中氘灯的 486.02nm 与656.10nm 谱线进行校正，钬玻璃在波长 279.4nm，287.5nm，333.7nm，360.9nm，418.5nm，460.0nm，484.5nm，536.2nm 与637.5nm 处有尖锐吸收峰，也可作波长校正用，但因来源不同或随着时间的推移会有微小的变化，使用时应注意。近年来，常使用高氯酸溶液校正双光束仪器，以 10%高氯酸溶液为溶剂，配制含氧化钬溶液校正双光束仪器，10%高氯酸溶液为溶剂，配制含氧化钬（HO_2O_3）40%的溶液，该溶液的吸收峰波长为241.13nm，278.10nm，287.18nm，333.44nm，345.47nm，361.31nm，416.28nm，451.30nm，485.29nm，536.64nm 和 640.52nm。

仪器波长的允许误差为：紫外光区±1nm，500nm 附近±2nm。

2. 吸光度的准确度

可用重铬酸钾的硫酸溶液检定。取在 120℃干燥至恒重的基准重铬酸钾约 60mg，精密称定，用 0.005mol/L 硫酸溶液溶解并稀释至 1000ml，在规定的波长处测定并计算其吸收系数，并与规定的吸收系数比较，应符合表中的规定。

波　　长/nm	235(最小)	257(最大)	313(最小)	350(最大)
吸收系数($E_{1cm}^{1\%}$)的规定值	124.5	144.0	48.6	106.6
吸收系数($E_{1cm}^{1\%}$)的许可范围	123.0～126.0	142.8～146.2	47.0～50.3	105.5～108.5

3. 杂散光的检查

可按下表的试剂和浓度，配制成水溶液，置 1cm 石英吸收池中，在规定的波长处测定透光率，应符合表中的规定。

试　　　剂	浓度/%(w/v)	测定用波长/nm	透光率/%
碘化钠	1.00	220	<0.8
亚硝酸钠	5.00	340	<0.8

二、对溶剂的要求

含有杂原子的有机溶剂，通常均具有很强的末端吸收。因此，当作溶剂使用时，它们的使用范围均不能小于截止使用波长。例如甲醇、乙醇的截止使用波长为 205nm。另外，当溶剂不纯时，也可能增加干扰吸收。因此，在测定供试品前，应先检查所用的溶剂在供试品所用的波长附近是否符合要求，即将溶剂置 1cm 石英吸收池中，以空气为空白（即空白光路中不置任何物质）测定其吸光度。溶剂和吸收池的吸光度，在220～240nm范围内不得超过0.40，在241～250nm范围内不得超过0.20，在251～300nm范围内不得超过0.10，在300nm以上时不得超过0.05。

三、测定法

测定时，除另有规定外，应以配制供试品溶液的同批溶剂为空白对照，采用1cm的石英吸收池，在规定的吸收峰波长±2nm以内测试几个点的吸光度，或由仪器在规定波长附近自动扫描测定，以核对供试品的吸收峰波长位置是否正确。除另有规定外，吸收峰波长应在该品种项下规定的波长±2nm以内，并以吸光度最大的波长作为测定波长。一般供试品溶液的吸光度读数，以在0.3～0.7之间的误差较小。仪器的狭缝波带宽度应小于供试品吸收带的半宽度的十分之一，否则测得的吸光度会偏低。狭缝宽度的选择，应以减小狭缝宽度时供试品的吸光度不再增大为准。由于吸收池和溶剂本身可能有空白吸收，因此测定供试品的吸光度后应减去空白读数，或由仪器自动扣除空白读数后再计算含量。

当溶液的pH值对测定结果有影响时，应将供试品溶液的pH值和对照品溶液的pH调成一致。

1. 鉴别和检查

分别按各品种项下规定的方法进行。

2. 含量测定

一般有以下几种。

（1）**对照品比较法** 按各品种项下的方法，分别配制供试品溶液和对照品溶液，对照品溶液中所含被测成分的量应为供试品溶液中被测成分规定量的100%±10%，所用溶剂也应完全一致，在规定的波长处测定供试品溶液和对照品溶液的吸光度后，按下式计算供试品中被测溶液的浓度：

$$c_X = (A_X/A_R)c_R$$

式中　　c_X——供试品溶液的浓度；

A_X——供试品溶液的吸光度；

c_R——对照品溶液的浓度；

A_R——对照品溶液的吸光度。

（2）**吸收系数法** 按各品种项下的方法配制供试品溶液，在规定的波长处测定其吸光度，再以该品种在规定条件下的吸收系数计算含量。用本法测定时，吸收系数通常应大于100，并注意仪器的校正和检定。

（3）**计算分光光度法** 计算分光光度法有多种，使用时均应按各品种项下规定的方法进行。当吸光度处在吸收曲线的陡然上升或下降的部位测定时，波长的微小变化可能对测定结果造成显著影响，故对照品和供试品的测试条件应尽可能一致。计算分光光度法一般不宜用作含量测定。

（4）**比色法** 供试品本身在紫外-可见区没有强吸收，或在紫外区虽有吸收但为了避免干扰或提高灵敏度，可加入适当的显色剂使反应产物的最大吸收移至可见光区，这种方法为比色法。

用比色法测定时，由于显色时影响显色深浅的因素较多，应取供试品与对照品或标准品同时操作。除另有规定外，比色法所用的空白试剂系指用同体积的溶剂代替对照品或供试品溶液，然后依次加入等量的相应试剂，并用同样方法处理。在规定的波长处测定对照品和供试品溶液的吸光度后，按上述（1）法计算供试品浓度。

　　当吸光度和浓度关系不呈良好线性时，应取数份梯度量的对照品溶液，用溶剂补充至同一体积，显色后测定各份溶液的吸光度，然后以吸光度与相应的浓度绘制标准曲线，再根据供试品的吸光度在标准曲线上查得其相应的浓度，并求出其含量。

附录十一　重量差异与崩解时限检查法

以下内容均摘自《中华人民共和国药典》。

一、重量差异检查法

（一）片剂

【重量差异】 照下述方法检查，应符合规定。

检查法 取供试品 20 片，精密称定总重量，求得平均片重后，再分别精密称定每片的重量，每片重量与平均片重相比较（凡无含量测定的片剂，每片重量应与标示片重比较），按表中的规定，超出重量差异限度的不得多于 2 片，并不得有 1 片超出限度 1 倍。

平均片重或标示片重	重量差异限度
0.30g 以下	±7.5%
0.30g 及 0.30g 以上	±5%

糖衣片的片心应检查重量差异并符合规定，包糖衣后不再检查重量差异。薄膜衣片应在包薄膜衣后检查重量差异并符合规定。

凡规定检查含量均匀度的片剂，一般不再进行重量差异检查。

（二）丸剂等

略。

二、崩解时限检查法

本法系用于检查口服固体制剂在规定条件下的崩解情况。

崩解系指口服固体制剂在规定条件下全部崩解溶散或成碎粒，除不溶性包衣材料或破碎的胶囊壳外，应全部通过筛网。如有少量不能通过筛网，但已软化或轻质上漂且无硬心者，可作符合规定论。

凡规定检查溶出度、释放度、融变时限或分散均匀性的制剂，不再进行崩解时限检查。

（一）片剂

仪器装置 采用升降式崩解仪，主要结构为一能升降的金属支架与下端镶有筛网的吊篮，并附有挡板。

升降的金属支架上下移动距离为 55mm±2mm，往返频率为每分钟 30～32 次。

吊篮 玻璃管 6 根，管长 77.5mm±2.5mm，内径 21.5mm，壁厚 2mm；透明塑料板 2 块，直径 90mm，厚 6mm，板面有 6 个孔，孔径 26mm；不锈钢板 1 块（放在上面一块塑料板上），直径 90mm，厚 1mm，板面有 6 个孔，孔径 22mm；不锈钢丝筛网 1 张（放在下面一块塑料板下），直径 90mm，筛孔内径 2.0mm；以及不锈钢轴 1 根（固定在上面一块塑料板与不锈钢板上），长 80mm。将上述玻璃管 6 根垂直置于 2 块塑料板的孔中，并用 3 只螺丝将不锈钢板、塑料板和不锈钢丝筛网固定，即得。

挡板 为一平整光滑的透明塑料块，相对密度 1.18～1.20，直径 20.70mm±0.15mm，厚 9.50mm±0.15mm；挡板共有 5 个孔，孔径 2mm，中央 1 个孔，其余 4 个孔距中心

6mm，各孔间距相等；挡板侧边有 4 个等距离的 V 形槽，V 形槽上端宽 9.5mm，深 2.55mm，底部开口处的宽与深度均为 1.6mm。

检查法　将吊篮通过上端的不锈钢轴悬挂于金属支架上，浸入 1000ml 烧杯中，并调节吊篮位置使其下降时筛网距烧杯底部 25mm，烧杯内盛有温度为 37℃±1℃ 的水，调节水位高度使吊篮上升时筛网在水面下 15mm 处。

除另有规定外，取供试品 6 片，分别置上述吊篮的玻璃管中，启动崩解仪进行检查，各片均应在 15 分钟内全部崩解。如有 1 片不能完全崩解，应另取 6 片复试，均应符合规定。

薄膜衣片，接上述装置与方法检查，并可改在盐酸溶液（9→1000）中进行检查，应在 30 分钟内全部崩解。如有 1 片不能完全崩解，应另取 6 片复试，均应符合规定。

糖衣片，按上述装置与方法检查，应在 1 小时内全部崩解。如有 1 片不能完全崩解。应另取 6 片复试，均应符合规定。

肠溶衣片，按上述装置与方法，先在盐酸溶液（9→1000）中检查 2 小时，每片均不得有裂缝、崩解或软化现象；将吊篮取出，用少量水洗涤后，每管加入挡板 1 块，再按上述方法在磷酸盐缓冲液（pH6.8）中进行检查。1 小时内应全部崩解。如有 1 片不能完全崩解，应另取 6 片复试，均应符合规定。

含片，除另有规定外，按上述装置和方法检查，各片均应在 30 分钟内全部崩解或溶化。如有 1 片不能完全崩解，应另取 6 片复试，均应符合规定。

舌下片，除另有规定外，按上述装置和方法检查，各片均应在 5 分钟内全部崩解并溶化。如有 1 片不能完全崩解，应另取 6 片复试，均应符合规定。

可溶片，除另有规定外，水温为 15～25℃，按上述装置和方法检查，各片均应在 3 分钟内全部崩解并溶化。如有 1 片不能完全崩解，应另取 6 片复试，均应符合规定。

结肠定位肠溶片，除另有规定外，按上述装置照品种项下规定检查，各片在盐酸溶液（9→1000）及 pH6.8 以下的磷酸盐缓冲液中均应不释放或不崩解。而在 pH7.8～8.0 的磷酸盐缓冲液中 1 小时内应全部释放或崩解，片心亦应崩解。如有 1 片不能完全崩解，应另取 6 片复试，均应符合规定。

泡腾片，取 1 片，置 250ml 烧杯中，烧杯内盛有 200ml 水，水温为 15～25℃，有许多气泡放出，当片剂或碎片周围的气体停止逸出时，片剂应溶解或分散在水中，无聚集的颗粒剩下。除另有规定外，同法检查 6 片，各片均应在 5 分钟内崩解。如有 1 片不能完全崩解，应另取 6 片复试，均应符合规定。

（二）胶囊剂等

略。

【附注】　人工胃液　取稀盐酸 16.4ml，加水约 800ml 与胃蛋白酶 10g，摇匀后，加水稀释成 1000ml，即得。

人工肠液　即磷酸盐缓冲液（含胰酶）（pH6.8）。

附录十二　溶出度测定法

以下内容均摘自《中华人民共和国药典》。

溶出度系指活性药物从片剂、胶囊剂或颗粒剂等制剂在规定条件下溶出的速率和程度。凡检查溶出度的制剂，不再进行崩解时限的检查。

第一法

仪器装置

（1）转篮　分篮体与篮轴两部分，均为不锈钢金属材料（所用材料不应有吸附反应或干扰试验中供试品有效成分的测定）制成，其形状尺寸如图1与图2所示。篮体A由不锈钢丝编织的方孔筛网（丝径0.25mm，网孔0.40mm）焊接而成，呈圆柱形，转篮内径为20.2mm±1.0mm，上下两端都有金属封边。篮轴B的直径为9.75mm±0.35mm。轴的末端连一金属片，作为转篮的盖，盖上有一通气孔（孔径2.0mm），盖边系两层，上层直径与转篮外径相同，下层直径与转篮内径相同；盖上的三个弹簧片与中心呈120°角。

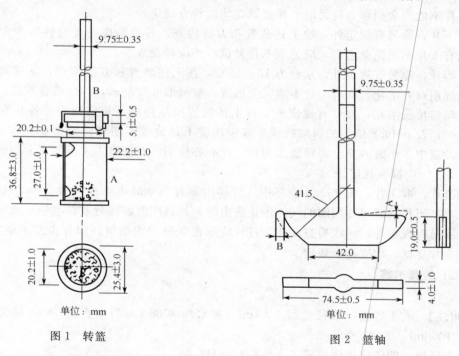

单位：mm

图1　转篮　　　　　　　　　图2　篮轴

（2）溶出杯　由硬质玻璃或其他惰性材料制成的透明或棕色的、底部为半球形的1000ml杯状容器，内径为102mm±4mm，高为168mm±8mm。溶出杯配有适宜的盖子，防止溶液蒸发，盖上有适当的孔，中心孔为篮轴的位置，其他孔供取样或测量温度用。溶出杯置适当的恒温水浴中。

（3）篮轴与电动机相连，由速度调节装置控制电动机的转速，使篮轴的转速在各品种项下规定转速的±4%范围之内。运转时整套装置应保持平衡，均不能产生明显的晃动或振动（包括装置所处的环境）。转篮旋转时与溶出杯的垂直轴在任一点的偏离均不得大于2mm，且摆动幅度不得偏离轴心 1.0mm。

（4）仪器一般配有 6 套以上测定装置。

测定法　　测定前，应对仪器装置进行必要的调试，使转篮底部距溶出杯的内底部 25nm±2nm。分别量取经脱气处理的溶出介质，置各溶出杯内，实际量取的体积与规定体积的偏差应不超过±1%，待溶出介质温度恒定在 37.0℃±0.5℃，取供试品 6 片（粒、袋），分别投入 6 个干燥的转篮内，将转篮降入溶出杯中，注意供试品表面上不要有气泡，按照各品种项下的规定转速启动仪器，计时；至规定的取样时间（实际取样时间与规定时间的差异不得超过±2%），吸取溶出液适量（取样位置应在转篮顶端至液面的中点，距溶出杯内壁不小于 10mm 处；须多次取样时，所量取溶出介质的体积之和应在溶出溶质的 1% 之内，如超出总体积的 1% 时，应及时补充相同体积的温度为 37.0℃±0.5℃ 的溶出介质，或在计算时加以校正），立即用适当的微孔滤膜滤过，自取样至滤过应在 30 秒内完成。取澄清滤液，照该品种项下规定的方法测定，计算每片（粒、袋）的溶出量。

结果判断　　符合下述条件之一者，可判为符合规定。

（1）6 片（粒、袋）中，每片（粒、袋）的溶出量按标示量计算，均不低于规定限度（Q）。

（2）6 片（粒、袋）中，如有 1~2 片（粒、袋）低于 Q，但不低于 $Q-10\%$，且其平均溶出量不低于 Q。

（3）6 片（粒、袋）中，有 1~2 片（粒、袋）低于 Q，其中仅有 1 片（粒、袋）低于 $Q-10\%$，但不低于 $Q-20\%$，且其平均溶出量不低于 Q 时，应另取 6 片（粒、袋）复试；初、复试的 12 片（粒、袋）中有 1~3 片（粒、袋）低于 Q，其中仅有 1 片（粒、袋）低于 $Q-10\%$，但不低于 $Q-20\%$，且其平均溶出量不低于 Q。

以上结果判断中所示的 10%、20% 是指相对于标示量的百分率。

第二法

略。

附录十三 释放度测定法

以下内容均摘自《中华人民共和国药典》。

释放度系指药物从缓释制剂、控释制剂、肠溶制剂及透皮贴剂等在规定条件下释放的速率和程度。凡检查释放度的制剂，不再进行崩解时限的检查。

缓释、控释、肠溶制剂的分类照缓释、控释和迟释制剂指导原则（附录XIX D）的规定。

仪器装置 除另有规定处，照溶出度测定法（附录X C）项下所示。

第一法 用于缓释制剂或控释制剂

略。

第二法 用于肠溶制剂

方法1 酸中释放量 除另有规定外，量取 0.1mol/L 盐酸溶液 750ml，注入每个溶出杯，实际量取的体积与规定体积的偏差应不超过±1%，待溶出介质温度恒定在 37.0℃±0.5℃，取 6 片（粒）分别投入转篮或溶出杯中（当品种项下规定需要使用沉降装置时，可将片剂或胶囊剂先装入规定的沉降装置内），注意供试品表面不要有气泡，按各品种项下规定的转速启动仪器，2 小时后在规定取样点吸取溶液适量，滤过，自取样至滤过应在 30 秒完成，按各品种项下规定的方法测定，计算每片（粒）的酸中释放量。

缓冲液中释放量 上述酸液中加入温度为 37.0℃±0.5℃ 的 0.2mol/L 磷酸钠溶液 250ml（必要时用 2mol/L 盐酸溶液或 2mol/L 氢氧化钠溶液调节 pH 值至 6.8），继续运转 45 分钟，或按各品种项下规定的时间，在规定取样点吸取溶液适量，滤过，自取样至滤过应在 30 秒内完成。按各品种项下规定的方法测定，计算每片（粒）的缓冲液中释放量。

方法2 酸中释放量 除另有规定外，量取 0.1mol/L 盐酸溶液 900ml，注入每个溶出杯中，照方法 1 酸中释放量项下进行测定。

缓冲液中释放量 弃去上述各溶出杯中酸液，立即加入温度为 37.0℃±0.5℃ 的磷酸盐缓冲液（pH6.8）（取 0.1mol/L 盐酸溶液和 0.2mol/L 磷酸钠溶液，按 3：1 混合均匀，必要时用 2mol/L 盐酸溶液或 2mol/L 氢氧化钠溶液调节 pH 值至 6.8）900ml，或将每片（粒）转移入另一盛有温度为 37.0℃±0.5℃ 的磷酸盐缓冲液（pH6.8）900ml 的溶出杯中，照方法 1 缓冲液中释放量项下进行测定。

结果判断 除另有规定外，符合下列条件之一者，可判为符合规定。

酸中释放量

（1）6 片（粒）中，每片（粒）释放量均不大于标示量的 10%。

（2）6 片（粒）中，有 1～2 片（粒）大于 10%，但其平均释放量不大于 10%。

缓冲液中释放量

（1）6 片（粒）中，每片（粒）的释放量按标示量计算均不低于规定限度（Q）；除另有规定外，Q 应为标示量的 70%。

（2）6 片（粒）中仅有 1～2 片（粒）低于 Q，但不低于 Q−10%，且其平均释放量不低于规定限量。

（3）6 片（粒）中如有 1～2 片（粒）低于 Q，其中仅有 1 片（粒）低于 Q−10%，但不

低于 $Q-20\%$，且其平均释放量不低于规定限量 Q 时，应另取 6 片（粒）复试；初、复试的 12 片（粒）中有 $1\sim3$ 片（粒）低于规定限量 Q，其中仅有 1 片（粒）低于 $Q-10\%$，但不低于 $Q-20\%$，且其平均释放量不低于规定限量。

以上结果判断中所示的 10%、20% 是指相对于标示量的百分率。

第三法　用于透皮贴剂

略。

附录十四　微生物限度检查原始记录示例

编号：

×××制药厂微生物限度检查原始记录

室温：　　　　　湿度：　　　　　检验日期：　　　　　报告日期：

检品名称：　　　　　批号：　　　　　规格：

检验依据：《中华人民共和国药典》2010 年版二部附录 ⅩⅠ J 微生物限度检查法，试验结果应符合规定。

供试品溶液制备：常规平板法　供试品＿＿＿＿＿＿ g（ml）加 pH7.0 无菌氯化钠-蛋白胨缓冲液至＿＿＿＿＿＿ ml。

1. 细菌总数　30～35℃　3 天　　　　霉菌（酵母数）总数　　　23～28℃ 5 天

稀释级	10^{-1}	10^{-2}	10^{-3}	阴性对照	10^{-1}	10^{-2}	10^{-3}	阴性对照
1								
2								
平均								
结果	cfu/g(ml)				cfu/g(ml)			

2. 大肠埃希菌检查　　　30～35℃　　　阴性对照：EMB 平板生长情况：

项目	供试品	阳性对照
MUG-靛基质		
EMB 或 MacC		
革兰染色、镜检		
乳糖发酵		
IMViC 试验		
结果：	□未检出/g(ml)	□检出/g(ml)

结论：本品按《中华人民共和国药典》2010 年版二部附录 ⅩⅠ J 微生物限度检查法检查，结果：

检验者：　　　　　复核者：　　　　　　　　　　第　　页

附录十五　微生物限度标准

以下内容均摘自《中华人民共和国药典》。

非无菌药品的微生物限度标准是基于药品的给药途径及对患者健康潜在的危害而制订的。药品的生产、贮存、销售过程中的检验，原料及辅料的检验，新药标准制订，进口标准复核，考察药品质量及仲裁等，除另有规定外，其微生物限度均以本标准为依据。

（1）制剂通则、品种项下要求无菌的制剂及标示无菌的制剂，应符合无菌检查法规定。

（2）其余非无菌药品的微生物限度标准见表1。

表 1　微生物限度标准

给药途径	细菌数	霉菌和酵母数（每 1g、1ml 或 10cm²）	大肠埃希菌（每 1g、1ml 或 10cm²）	金黄色葡萄球菌（每 1g、1ml 或 10cm²）	铜绿假单胞菌（每 1g、1ml 或 10cm²）	沙门菌（每 10g 或 10ml）	霉变、长螨
口服给药制剂	每 1g 不得过 1000 个。每 1ml 不得过 100 个	不得过 100 个	不得检出	—	—	含动物组织（包括提取物）的口服制剂，不得检出	不合格
耳、鼻及呼吸道吸入给药制剂	每 1g、1ml 或 10cm² 不得过 100 个	不得过 10 个	鼻及呼吸道给药的制剂，不得检出	不得检出	不得检出	—	
阴道、尿道给药制剂	每 1g 或 1ml 不得过 100 个	应小于 10 个	—	不得检出	不得检出	—	
直肠给药制剂	每 1g 不得过 1000 个，每 1ml 不得过 100 个	不得过 100 个	不得检出	不得检出	不得检出	—	
其他局部给药制剂	每 1g、1ml 或 10cm² 不得过 100 个	不得过 100 个	—	不得检出	不得检出	—	
有兼用途径的制剂	应符合各给药途径的标准						
原料及辅料	参照相应制剂的微生物限度标准执行						

附录十六　微生物限度检查中部分试液、稀释液及培养基的制备方法[1]

1. 试液

（1）碘试液：取碘化钾 2.0g，加水 3～5ml 溶解，加入碘片 1.0g，全部溶解后，加水稀释至 300ml，置密闭棕色瓶中贮存。

（2）1％中性红指示液：取中性红 1.0g，研细，加 95％的乙醇 60ml 溶解，再加水至 100ml。

（3）草酸铵试液：取草酸铵 1.0g，加水使溶解成 100ml。

（4）结晶紫染液：取结晶紫 1.0g，加 95％乙醇 20ml 使溶解，加 1％草酸铵溶液 80ml，混匀，静置 48 小时后使用，置密闭棕色瓶中贮存。

（5）沙黄染液：取沙黄 0.25g，加 95％的乙醇 10ml，使完全溶解后，加水至 100ml。

（6）酸性品红指示液：取酸性品红 0.5g，加水 100ml 溶解，再逐渐加 1mol/L 氢氧化钠溶液 16ml，每加 1 滴需将溶液充分摇匀后再加第二滴，直至溶液呈草黄色；于沸水内保持 15 分钟，静置 2 小时后，滤过，即得。

（7）溴麝香草酚蓝指示液：取溴麝香草酚蓝 0.4g，加 1mol/L 氢氧化钠溶液 0.64ml 溶解，再加水至 100ml。变色范围 pH6.0～7.6（黄色→蓝色）。

（8）甲基红指示液：取甲基红 0.1g，95％乙醇 300ml，蒸馏水适量，溶解后，加水至 500ml。

（9）溴甲酚紫指示液：取溴甲酚紫 1.6g，加 95％乙醇使溶解成 100ml。

（10）α-萘酚乙醇液：取 α-萘酚 6.0g，加无水乙醇溶解成 100ml。

（11）40％氢氧化钾溶液：取氢氧化钾 40.0g，加水使溶解成 100ml。

2. 稀释液

0.9％无菌氯化钠溶液：取氯化钠 9.0g，加水溶解使成 1000ml，121℃灭菌 20 分钟。

3. 培养基

（1）麦康凯琼脂培养基（MacC）

蛋白胨 20.0g　乳糖 10.0g　牛胆盐 5.0g　氯化钠 5.0g　1％中性红指示液 3ml　琼脂 14.0g　水 1000ml

除乳糖、牛胆盐、1％中性红指示液、琼脂外，取上述成分，混合，微温溶解，调 pH 使灭菌后为 7.2±0.2，加入琼脂，加热溶化后，再加入其余成分，摇匀，分装，灭菌，冷却至 60℃，倾注平板。

（2）乳糖发酵培养基

蛋白胨 20.0g　氯化钠 5.0g　乳糖 10.0g　0.04％溴甲酚紫指示液 25ml　水 1000ml

除指示液外，取上述成分加至水中，微温溶解，调节 pH 使灭菌后为 7.2～7.4，加入

---

[1] "单元实训七"中未安排学生实训但要用到的试液、稀释液及培养基的配制方法。

指示剂，分装于带倒管的小试管中，每管 3ml，115℃灭菌 30 分钟。

（3）磷酸盐葡萄糖蛋白胨水培养基

蛋白胨 7.0g　葡萄糖 5.0g　磷酸氢二钾 3.8g　水 1000ml

取上述成分混合，微温溶解，调节 pH 使灭菌后为 7.3±0.1，分装于小试管，灭菌。

（4）蛋白胨水培养基

蛋白胨 10.0g　氯化钠 5.0g　水 1000ml

取上述成分混合，微温溶解，调节 pH 使灭菌后为 7.3±0.1，分装于试管中，灭菌。

（5）枸橼酸盐培养基

枸橼酸钠（无水）2.0g　氯化钠 5.0g　硫酸镁（含结晶水）0.2g　磷酸氢二钾 1.0g 磷酸二氢铵 1.0g　溴麝香草酚蓝指示液 20ml　琼脂 14.0g　水 1000ml

除琼脂和指示液外，取上述成分混合，微温溶解，调节 pH 使灭菌后为 6.9±0.1，加入琼脂，加热溶化，加入指示液，混匀，分装于小试管中，灭菌，制成斜面。

（6）改良马丁培养基

蛋白胨 5.0g　磷酸氢二钾 1.0g　酵母浸出粉 2.0g　硫酸镁 0.5g　葡萄糖 20.0g 水 1000ml

除葡萄糖外，取上述成分混合，微温溶解，调节 pH 约为 6.8，煮沸，加入葡萄糖溶解后，摇匀，滤清，调 pH 使灭菌后为 6.4±0.2，分装，灭菌。

附录十七 无菌检查原始记录示例

编号：

×××制药厂无菌检查原始记录

室温：　　　　　湿度：　　　　　　检验日期：　　　　报告日期：

检品名称：　　　　批号：　　　　　　规格：

检验依据：《中华人民共和国药典》2010 年版二部附录 XI H 无菌检查法，试验结果符合规定。

检查法：直接接种法 取本品＿＿＿＿＿＿＿支，吸取规定接种量，即每管＿＿＿＿＿＿ml 培养基加入＿＿＿＿＿＿ml 供试品，依法检查。

好氧、厌氧菌培养温度：30～35℃。真菌培养温度：23～28℃。

阳性对照管菌液配制（金黄色葡萄球菌）：按《中华人民共和国药典》2010 年版二部附录 XI H 无菌检查法中的菌液制备法制成每毫升中小于 100 个活菌，取 1ml 加入阳性对照管。阴性对照管为空白培养液，未加其他成分。

培养时间/天		1	2	3	4	5	6	7	8	9	10	11	12	13	14
好氧菌、厌氧菌培养	阳性管														
	阴性管														
	1														
	2														
	3														
	4														
	5														
	6														
	7														
	8														
	9														
	10														
真菌培养	阴性管														
	1														
	2														
	3														
	4														
	5														
	6														
	7														
	8														
	9														
	10														

结论：本品按《中华人民共和国药典》2010 年版二部附录 XI H 无菌检查法检查，结果：

□符合规定　　　　　□不符合规定　　　　□复试

检验者：　　　　　　复核者：　　　　　　　　第　　页

附录十八 热原检查原始记录示例

编号：

×××制药厂热原检查原始记录

检品名称：							检品分类：	
供样单位：							规格：	
生产单位：							包装：	
批号：							检品数量：	
室温：　　　　　℃							湿度：	
收检日期：							检验日期：	
检验依据：							报告日期：	

供试品溶液配制方法:取本品　　　　ml(mg)加　　　　　　ml 剂量　　　　　ml/kg

家兔编号	来源	性别	体重/kg	给药前体温/℃			给药后体温/℃	体温升降/℃
				第1次	第2次	平均		
1								
2								
3								

结论：

备注：

检验人：　　　　　　　复核人：

附录十九 热原检查兔史记录卡示例

×××制药厂热原检查兔史记录卡

兔号：   编号：

试验次数	使用日期	室温/℃	新兔体温/℃	体重/kg	检品名称	批号	注射前平均体温/℃	升降温/℃	检验结论	备注

检验人：   复核人：

附录二十　降压物质检查原始记录示例

编号：

×××制药厂降压物质检查原始记录

检品名称：			检品分类：		
供样单位：			规格：		
生产单位：			包装：		
批号：			检品数量：		
室温：　　　℃			湿度：		
检验日期：			报告日期：		
检验依据：					
对照品溶液	浓度：　　　μg/ml			剂量：　　　/kg	
供试品溶液	配制方法：取本品　　　　　ml(mg)加　　　ml				
	浓度：　　　/ml			剂量：　　　/kg	
动物		来源		性别	体重/kg
给药情况		d_S	d_T	d_T	d_S
降低血压幅度(mmHg 或 kPa)					
结论：					
备注：					

检验人：　　　　　　　复核人：

附录二十一 异常毒性检查原始记录示例

编号：

×××制药厂异常毒性检查原始记录

检品名称：		检品分类：	
供样单位：		规格：	
生产单位：		包装：	
批号：		检品数量：	
室温： ℃		湿度：	
检验日期：		报告日期：	
检验依据：			

供试品溶液	配制方法:取本品 ml(mg)加		ml
	浓度： /ml	剂量：	ml/只
小鼠来源		数目	体重/kg

给药途径：

结果：

结论：

备注：

检验人：　　　　　复核人：

附录二十二　英文缩写对照表

英文缩写	英文全称	中文全称
QA	Quality Assurance	质量保证
QC	Quality Control	质量控制
GMP	Good Manufacturing Practice	药品生产质量管理规范
SOP	Standard Operating Procedure	标准操作规程
GR	Guaranteed Reagent	优级纯
AR	Analytical Reagent	分析纯
CP	Chemical Pure	化学纯
HPLC	High Performance Liquid Chromatography	高效液相色谱法
I	Indole Test	靛基质试验(或吲哚试验)
M(MR)	Methyl Red Test	甲基红试验
V-P	Voges-Proskauer Test	乙酰甲基甲醇生成试验
C	Citrate Utilization Test	柠檬酸盐利用试验(或枸橼酸盐利用试验)
IMViC	Indole Test、Methyl Red Test、Voges-Proskauer Test、Citrate Utilization Test	靛基质试验(或吲哚试验)、甲基红试验、乙酰甲基甲醇生成试验、柠檬酸盐利用试验(或枸橼酸盐利用试验)
EMB	Eosin Methylene Blue	伊红美蓝琼脂(曙红亚甲基蓝琼脂)
MacC	Mac Conkry's	麦康凯琼脂培养基
MUG	4-Methylumbelliferyl-β-D-Glucuronide hydrate	4-甲基伞形酮-D-葡萄糖醛酸苷
BL	Bile Salt Lactose	胆盐乳糖培养基
cfu	Colony Forming Unit	菌落形成单位
RSD	Relative Standard Deviation	相对标准偏差

参 考 文 献

[1] 国家药典委员会编. 中华人民共和国药典（2010 年版）一部. 北京：中国医药科技出版社，2010.

[2] 国家药典委员会编. 中华人民共和国药典（2010 年版）二部. 北京：中国医药科技出版社，2010.

[3] 中国药品生物制品检定所编. 2005 年（版）中国药品检验标准操作规范与药品检验仪器操作规程. 北京：中国医药科技电子出版社，2005.

[4] 国家药品监督管理局. 药品检验所实验室质量管理规范（试行）. 2000.

[5] 姜榕. 药品生产质量管理规范实施指南. 北京：化学工业出版社，2001.

[6] 刘文英主编. 药物分析. 第 6 版. 北京：人民卫生出版社，2007.

[7] 苏勤主编. 药物质量检验技术. 北京：中国医药科技出版社，2003.

[8] 马绪荣，苏德模主编. 药品微生物学检验手册. 北京：科学出版社，2000.

[9] 李榆梅主编. 药学微生物基础技术. 北京：化学工业出版社，2004.

[10] 毛季琨主编. 微生物学实验. 北京：中国医药科技出版社，2002.